病理診断を極める60のクルー

編著 清水道生
埼玉医科大学
国際医療センター教授

Kinpodo

はじめに

　日本における病理学の流れをみると，1990年代前半まではどちらかというと実験病理が主体で，surgical pathology（外科病理）は欧米に比べると劣っている感がありました．しかしながら，2000年に入りその傾向も次第に変わり，診断病理が見直される時代になってきました．特に2008年4月に「病理診断科」が新しい標榜診療科の一つとして認められ，広告可能な標榜科名となったことにより，一般の方々にも"病理診断"，そして"病理医"の重要性が認識されるようになってきました．また，この10年の間に若い病理医のみならずベテラン病理医のニーズに合うような病理診断に関するセミナーや講習会が，日本各地で開かれるようになってきました．

　本書のもとになった内容は，ある雑誌の企画です．それは1990年の後半に企画されたものです．当時，私はsurgical pathologistの育成にあたり，病理医が知っておくべき事項を臓器別に整理していました．そのうちに病理診断に直結する所見という観点から病理診断を見直してみる必要性を感じるようになりました．外科病理の診断には膨大な知識と経験が必要とされますが，疾患によっては診断のポイントとなる所見を知っていれば比較的容易に診断に到達できることがあります．このポイントとなるのが診断クルー（diagnostic clue）と呼ばれるもので，いわゆる診断の手がかりとなる所見です．そこで，これまで経験した症例を様々な方向から検討し，できるだけ診断に役立つという観点で，「知っていると役立つ外科病理の診断クルー」という連載を始めました．

　その連載は，2000年7月から2004年9月までの50回にわたり続きました．この本のベースとなる内容の多くはその連載にありますが，連載終了から10年近くが経過しており，内容的にも変更が必要な項目もあったため，今回書籍化にあたり形式も一新し，大幅に加筆・修正しました．また，ピットフォールやメモランダムの項目を新しく設けて，より実践的な内容にまとめました．病理を学び始めたばかりの医師のみならず，病理専門医を目指している方，すでに病理専門医を取得している方にとっても有用な内容が盛り込まれています．

　本のタイトルを「病理診断を究める60のクルー」とせずに，あえて「極める」という漢字を使用したのには理由があります．それは，病理医が自ら身に付けた熟練した診断技術によって病理診断が下されるという職人的なニュアンスを伝えたかったからです．

　雑誌での連載開始から14年近くの歳月を経てようやく本書を出版することができましたが，その間には数多くの苦労がありました．本書の出版を快く引き受けてくれた金芳堂には深謝致します．特に，編集に直接携わってくださった金芳堂の黒澤健さんの協力と叱咤激励がなければ本書は生まれなかったといっても過言ではありません．また，埼玉医科大学・病理学，埼玉医科大学病院・病理診断科および埼玉医科大学国際医療センター・病理診断科の皆さんの協力にも感謝致します．

なお，本書の執筆者に関しては各項目2名までとし，最終原稿に携わったものを執筆者としています．このため，雑誌での連載時の執筆者が必ずしも本書の執筆者となっていないことがあるかもしれませんが，ご容赦いただきたいと思います．

この本を手元において何度も辞書のように活用することにより，読者の皆さんは新しい診断病理の世界を目の当たりにすることができるものと信じています．この本により診断病理に関する読者の理解がさらに深まれば幸いです．そして，病理医のみならず，臨床医，研修医，医学生，コ・メディカルの方々にも本書が愛読されることを願ってやみません．

2014年4月

清水道生

執筆者一覧

編著

清水道生　埼玉医科大学国際医療センター病理診断科

著（五十音順）

新井栄一	埼玉医科大学総合医療センター病理部
伊藤智雄	神戸大学医学部附属病院病理部
茅野秀一	埼玉医科大学病理学・大学病院中央病理診断部
清水禎彦	埼玉県立循環器・呼吸器病センター病理診断科
永田耕治	埼玉医科大学国際医療センター病理診断科
伴　慎一	済生会川口総合病院病理診断科
廣瀬隆則	兵庫県立がんセンター病理診断科
三橋智子	北海道大学病院病理部
村田晋一	和歌山県立医科大学人体病理学教室
安田政実	埼玉医科大学国際医療センター病理診断科

本書の内容と活用法

　本書では，日常の病理診断において知っておくべき疾患を中心に，その診断の手がかりとなる所見（診断クルー）に着目して説明が進められています．取り扱っている臓器は皮膚，骨軟部，乳腺，中枢神経，甲状腺，造血器，唾液腺，肺，消化管，肝胆膵，泌尿器，婦人科と，ほぼ全臓器にわたりますが，その中には日常よく遭遇する疾患のみならず，稀にしか経験する機会がないものも含まれています．いずれの疾患も，その診断クルーとなる所見を押さえておくことにより，正しい病理診断を導き出すことが可能です．

　本書は大きく3つのパートからなります．まず，**診断クルー**，ついで**ピットフォール**，そして**メモランダム**の3つです．そのうち診断クルーは60項目，メモランダムは80項目にわたる幅広い内容です．

診断クルー diagnostic clue

　診断クルーのパートでは，1つの診断クルーが見開きページの形で構成されています．最初のページでは，文頭に診断クルー（diagnostic clue）が英語と日本語で記載されています．その下に図1と図2の2枚のカラー写真が提示されています．おもに組織像ですが，内容によっては肉眼像や細胞像が提示されています．この2枚の写真には診断クルーが提示されているので，読者はまずこの2枚の写真をみて，ポイントを読み取り，自分で病理診断をつけてください．それから次のページの文頭に書かれている疾患名をみてください．ここには疾患（disease），すなわち診断名が日本語と英語で記載されています．つぎにその疾患の概念，臨床像，病理所見，鑑別診断などが順次解説されています．そして最後に「着眼ポイント」として

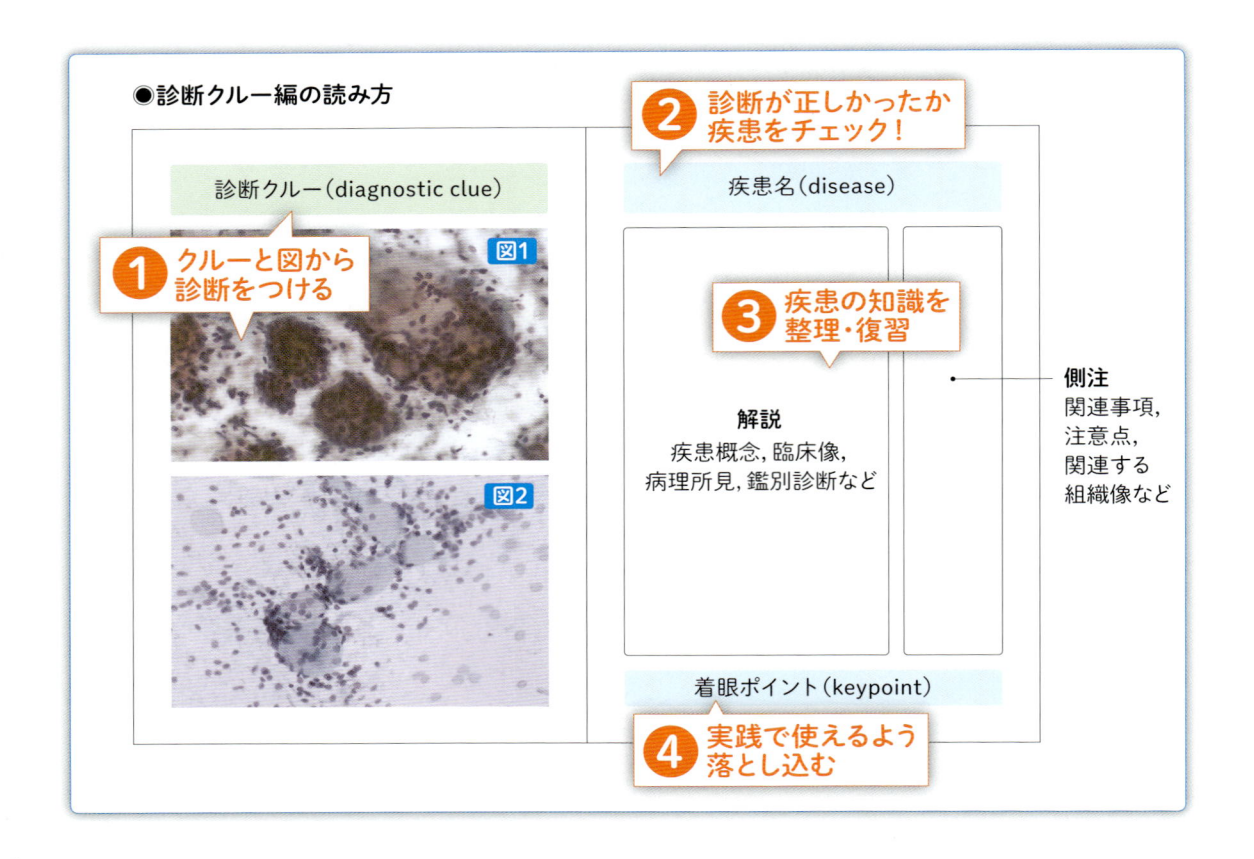

●診断クルー編の読み方

診断クルー（diagnostic clue）
図1
図2

❶ クルーと図から診断をつける

❷ 診断が正しかったか疾患をチェック！

疾患名（disease）

❸ 疾患の知識を整理・復習

解説
疾患概念，臨床像，
病理所見，鑑別診断など

側注
関連事項，
注意点，
関連する
組織像など

着眼ポイント（keypoint）

❹ 実践で使えるよう落とし込む

診断クルーに関するまとめ，あるいはその疾患に関する注意点が2行ほどの文章で簡潔にまとめられています．また，右側の側注には関連事項や注意点，あるいは関連する組織像などが補足的に記載されています．

見開きで一つのテーマが完結する形式になっています．内容的にはきわめて実践的ですが，おそらく初学者にとっては1度読んだだけでは十分に理解できず，日常診断においてうまく使いこなすことができないかもしれません．少なくとも著者の経験からいえることは，この本を何度も辞書代わりに読み返すことにより，その知識が必ず身につき実践で使用できるようになるということです．

ピットフォール
pitfall

2つ目のピットフォールのパートでは，これまで著者が経験したことだけでなく，先人のエピソードを簡潔にまとめて，種々の注意点を喚起しました．ぜひ一読してください．この内容が記憶の片隅に残っているだけで，いつかそれを思い出し実践で役立てる機会が訪れることでしょう．

メモランダム
memorandum

最後のメモランダムは日常診断で何度も経験することや，知っているだけで鑑別が容易になるものなど，非常に有用な内容を盛り込んでいます．この部分も辞書代わりに何度も使用していくことにより，病理診断の知識がさらに深まっていくことでしょう．

病理診断の精度を上げるには，本を読んで自分で勉強することはもちろんですが，やはり先輩などから教わる耳学問も大切な要素です．そして，聞いて学んだことをまた本を読んで検証してみること，これも大切な作業です．それ以外に，ある一定数の症例をある一定期間に集中的に経験することも大切ではないかと考えています．

本書のような内容を取り上げた病理診断の本はこれまでにはなかったのではないかと思いますが，ぜひこの診断クルー，ピットフォール，メモランダムを十分に活用して，病理診断レベルをアップさせてください．そして，自分の病理診断のスタイルを確立してください．本書はきっとあなたの病理診断力を向上させるものと信じています．

Let's try !

●**本書で使用しているアイコンについて**

- Memo 00　関連するメモランダムの番号です．メモランダム編では，奇数頁の右側に番号を強調表示しています．メモランダムを探すときに参考にしてください．
- ▶　本文で下線（点線）が引かれている語の補足説明
- Note　関連事項
- Pitfall　そのクルーに関連したピットフォール
- Word　用語に関係した補足説明

目次

診断クルー diagnostic clue　　**ピットフォール** pitfall

clue	1	皮膚	嚢腫壁は顆粒層を欠き，腔内に好酸性・無構造物質を容れる嚢胞	清水道生・伊藤智雄	10
clue	2	皮膚	炎状構造（好酸球に囲まれた変性膠原線維束）	清水道生・新井栄一	12
clue	3	皮膚	いわゆる汚い指	新井栄一・清水道生	14
clue	4	皮膚	著明な形質細胞浸潤がみられる乳頭状突起	新井栄一・清水道生	16
clue	5	皮膚	淡紅色の無構造物質（Kamino 小体）	新井栄一・清水道生	18
clue	6	皮膚	腫瘍胞巣辺縁部における核の柵状配列と裂隙形成	清水道生・伊藤智雄	20
clue	7	皮膚	墓石様外観	新井栄一・清水道生	22
clue	8	皮膚	（異型リンパ球の）基底層に沿った真珠の首飾り様の分布	新井栄一・清水道生	24
clue	9	皮膚	明瞭な花むしろ状増殖と蜂巣状外観	三橋智子・清水道生	26
clue	10	骨軟部	脂肪性腫瘍におけるフィブリン血栓	清水道生・伊藤智雄	28
clue	11	骨軟部	不規則な形状を示す骨梁	新井栄一・清水道生	30
clue	12	骨軟部	神経節細胞類似の大型細胞	清水道生・廣瀬隆則	32
clue	13	骨軟部	裂隙様腔	新井栄一・清水道生	34
clue	14	骨軟部 造血器	エンペリポレーシスを伴う泡沫状組織球	清水道生・三橋智子	36
clue	15	骨軟部	線維粘液性腫瘍における巨大膠原ロゼット	廣瀬隆則・清水道生	38
pitfall	❶		Pagetoid spread を呈する皮膚腫瘍	清水道生	40
clue	16	乳腺	ケロイド様の線維化に伴う乳管周囲のリンパ球浸潤	清水道生・伊藤智雄	42
clue	17	乳腺	良性の乳管周囲を同心円状に取り巻く小型腫瘍細胞	三橋智子・清水道生	44
clue	18	中枢神経	ローゼンタール線維（棍棒状の好酸性無構造物）	清水道生・伊藤智雄	46
clue	19	中枢神経	特異グリア神経細胞要素（乏突起膠細胞に似た腫瘍細胞と粘液に浮かぶ神経細胞から成る結節状の組織構築）	廣瀬隆則・清水道生	48
clue	20	甲状腺	甲状腺濾胞組織における核内細胞質封入体（偽封入体）	伊藤智雄・清水道生	50
clue	21	甲状腺	濾胞性腫瘍における被膜を貫通するキノコ状の腫瘍突出像	清水道生・村田晋一	52
clue	22	造血器	好酸性骨髄球を伴う小円形細胞性腫瘍	茅野秀一・清水道生	54
clue	23	造血器	骨梁を取り囲むリンパ腫様細胞の帯状浸潤	茅野秀一・清水道生	56
clue	24	造血器	リンパ節における淡明細胞	茅野秀一・清水道生	58
clue	25	造血器	リンパ節における星芒状肉芽腫	茅野秀一・清水道生	60
clue	26	造血器	リンパ腺小体	茅野秀一・清水道生	62
clue	27	造血器	リンパ節における好中球を伴わない核破砕物	茅野秀一・清水道生	64
clue	28	造血器	免疫組織化学にて濾胞間に B 細胞のびまん性シート状の増殖	伊藤智雄・清水道生	66
clue	29	造血器	胚中心における核片貪食マクロファージの欠如	伊藤智雄・清水道生	68
pitfall	❷		小円形細胞腫瘍	清水道生・永田耕治	70
clue	30	唾液腺	唾液腺腫瘍における形質細胞様細胞	清水禎彦・清水道生	72
clue	31	唾液腺	粘液球・硝子球（穿刺吸引細胞診）	清水禎彦・清水道生	74
clue	32	唾液腺	唾液腺腫瘍にみられる空胞細胞	村田晋一・清水道生	76

clue	33	肺	胸膜弯入	清水道生・伊藤智雄	78
clue	34	肺	間質性肺炎における多数の線維芽細胞巣	伊藤智雄・清水道生	80
clue	35	肺	星芒状の線維性結節	清水道生・清水禎彦	82
clue	36	肺	つぶれたピンポン玉様の微生物	三橋智子・清水道生	84
clue	37	消化管	食道生検における上皮内好酸球浸潤	清水道生・伊藤智雄	86
clue	38	消化管	食道生検における粘膜表層の小乳頭状突出像	清水道生・伴 慎一	88
pitfall	3		偽癌性過形成	清水道生	90
clue	39	消化管	胃における著明な lymphoepithelial lesion	清水道生・伊藤智雄	92
clue	40	消化管	腺管内壊死性物質	清水道生・伊藤智雄	94
clue	41	消化管	胃生検でみられる不整な癒合（WHYX状）腺管	伴 慎一・清水道生	96
clue	42	消化管	虫垂内腔の閉塞所見	清水道生・伊藤智雄	98
clue	43	消化管	大腸生検における上皮直下のコラーゲン層の肥厚	清水道生・三橋智子	100
clue	44	消化管	フィブリン様・硝子様間質にみられる萎縮した陰窩	伴 慎一・清水道生	102
clue	45	消化管	表層上皮の壊死・壊死物質の噴火口状放出像	伴 慎一・清水道生	104
clue	46	消化管	結腸・直腸の陰窩上皮にみられるアポトーシス	清水道生・伊藤智雄	106
pitfall	4		印環細胞癌を模倣する組織像	清水道生	108
clue	47	肝胆膵	1つ1つの肝細胞を取り囲むような線維化	清水道生・清水禎彦	110
clue	48	肝胆膵	細胞質空胞	清水道生・永田耕治	112
clue	49	肝胆膵	移植肝における静脈内皮下リンパ球浸潤に伴う内皮細胞の内腔側への挙上（静脈の血管内皮炎）	清水道生・伊藤智雄	114
clue	50	肝胆膵	苺（イチゴ）胆嚢	伊藤智雄・清水道生	116
clue	51	肝胆膵	膵臓における中心性星芒状瘢痕を伴う蜂巣状の割面像	清水道生・伊藤智雄	118
clue	52	肝胆膵	卵巣様間質	清水道生・村田晋一	120
clue	53	泌尿器	好酸性で顆粒状の細胞質内に，同心円状の封入体を有する組織球の集簇	清水道生・伊藤智雄	122
clue	54	泌尿器	いわゆる剥離性膀胱炎	村田晋一・清水道生	124
clue	55	泌尿器	腎腫瘍におけるコイロサイトーシス様の細胞所見	清水道生・清水禎彦	126
clue	56	泌尿器	前立腺の腺腔内にみられるクリスタロイド	伊藤智雄・清水道生	128
clue	57	婦人科	卵巣腫瘍におけるスリット状の腺腔様空隙	清水道生・安田政実	130
clue	58	婦人科	子宮内膜症性嚢胞にみられる異型上皮	安田政実・清水道生	132
clue	59	婦人科	卵巣腫瘍でみられる甲状腺組織	安田政実・清水道生	134
clue	60	婦人科	脱落膜内における中間型栄養膜細胞（複数の切れ込みを有する核）	清水道生・安田政実	136
pitfall	5		頸部リンパ節の術中迅速診断	清水道生・永田耕治	138

目次

メモランダム memorandum

Memo	分類	タイトル	頁
Memo 1	皮膚	真皮内にみられる cyst の鑑別診断	140
Memo 2	皮膚	Eosinophilic spongiosis を示す皮膚疾患	140
Memo 3	皮膚	Interstitial eosinophils を示す皮膚疾患	141
Memo 4	皮膚	皮膚線維腫，隆起性皮膚線維肉腫，異型線維黄色腫，未分化多形肉腫の組織学的鑑別	141
Memo 5	皮膚	形質細胞浸潤を伴う皮膚疾患	142
Memo 6	皮膚	形質細胞浸潤がみられる皮膚腫瘍	142
Memo 7	皮膚	先天性母斑細胞母斑を示唆する3つの所見	142
Memo 8	皮膚	後天性母斑細胞母斑：Ackerman の組織構築（シルエット）による分類	143
Memo 9	皮膚	スピッツ母斑と悪性黒色腫の組織学的鑑別点	143
Memo 10	皮膚	基底細胞癌の組織亜型	144
Memo 11	皮膚	墓石様外観を呈する皮膚疾患	144
Memo 12	皮膚	尋常性天疱瘡の鑑別診断	145
Memo 13	皮膚	痛みが参考となる皮膚疾患	145
Memo 14	皮膚	角層内に好中球浸潤を認めた際の鑑別診断	146
Memo 15	皮膚	炎症性皮膚疾患の生検標本で臨床診断と病理診断が合致しない場合に考慮すべきこと	146
Memo 16	皮膚　骨軟部	花むしろ状パターンを呈する皮膚・骨軟部腫瘍	146
Memo 17	皮膚　骨軟部	腱鞘線維腫と鑑別すべき疾患	147
Memo 18	皮膚　骨軟部	線維腫の名称がつく主な疾患とその特徴	147
Memo 19	皮膚　骨軟部	小円形細胞性腫瘍の特徴的な組織細胞所見	148
Memo 20	骨軟部	痛みを伴う軟部腫瘍	148
Memo 21	骨軟部	Ganglion cells や ganglion-like cells が認められる疾患	148
Memo 22	骨軟部	結節性筋膜炎，増殖性筋膜炎および増殖性筋炎の鑑別	149
Memo 23	骨軟部	結節性筋膜炎の特殊型・類縁疾患	149
Memo 24	骨軟部	神経節神経腫と神経節を巻き込んだ神経線維腫との鑑別	149
Memo 25	乳腺	浸潤性小葉癌と硬癌の線状配列	149
Memo 26	乳腺	浸潤性小葉癌の組織亜型	150
Memo 27	中枢神経	種々のロゼット構造	150
Memo 28	中枢神経	ローゼンタール線維を認める病変	150
Memo 29	中枢神経	好発年齢からみた代表的脳腫瘍とその好発部位	151
Memo 30	中枢神経	Oligodendroglia-like cell からなる脳腫瘍の鑑別診断	152
Memo 31	甲状腺	甲状腺腫瘍における核内細胞質封入体の同定基準	152
Memo 32	甲状腺	すりガラス状核	153
Memo 33	甲状腺	甲状腺被包型濾胞性病変の病理診断におけるサンプリングのフローチャート	153
Memo 34	造血器	壊死を伴うリンパ節病変とその鑑別ポイント	154
Memo 35	造血器	B細胞性リンパ腫における CD5 あるいは CD43 の coexpression	155
Memo 36	造血器	濾胞性リンパ腫の grading および reporting of pattern	155
Memo 37	造血器	濾胞の反応性過形成と濾胞性リンパ腫の鑑別点	156
Memo 38	造血器	免疫組織化学における light chain restriction の判定	156
Memo 39	造血器	結節様構造を呈する悪性リンパ腫	156
Memo 40	造血器	びまん性大細胞型B細胞リンパ腫における GCB type と non-GCB type の鑑別アルゴリズム	157
Memo 41	造血器	悪性リンパ腫：1% の法則	157

Memo 42	造血器	多数の形質細胞を伴う濾胞の反応性過形成病変：リンパ節における鑑別疾患		157
Memo 43	唾液腺	筋上皮細胞の形態変化およびその免疫組織化学		157
Memo 44	唾液腺	腺様嚢胞癌の組織亜型		158
Memo 45	肺	特発性間質性肺炎の分類		158
Memo 46	肺	通常型間質性肺炎と非特異型間質性肺炎の鑑別表		158
Memo 47	消化管	逆流性食道炎の病理組織所見		159
Memo 48	消化管	胃の MALT リンパ腫における除菌前後の生検組織評価		159
Memo 49	消化管	消化管上皮性腫瘍におけるウィーン分類		160
Memo 50	消化管	コラーゲン大腸炎の主要な鑑別診断		160
Memo 51	消化管	偽膜の形成を呈する主要な腸病変		161
Memo 52	消化管	消化管でアポトーシスを認める病態・疾患		161
Memo 53	消化管	消化管生検における急性移植片対宿主病の grading system		161
Memo 54	消化管	大腸生検（非腫瘍性内科的疾患）における病理診断プロセス		162
Memo 55	消化管	実践的な大腸炎の組織学的分類		162
Memo 56	消化管	潰瘍性大腸炎の活動度：Matts の生検組織分類		162
Memo 57	消化管	Gastrointestinal stromal tumor（GIST）のリスク分類		163
Memo 58	肝胆膵	Pericellular and perivenular fibrosis を示す肝疾患		163
Memo 59	肝胆膵	好中球浸潤を認める主な肝疾患		163
Memo 60	肝胆膵	急性拒絶反応の Banff 基準（肝移植）		164
Memo 61	肝胆膵	門脈域に好酸球を認める疾患		164
Memo 62	肝胆膵	胆嚢良性ポリープの肉眼的鑑別		164
Memo 63	肝胆膵	膵臓の漿液性腫瘍：その分類の変遷		165
Memo 64	肝胆膵	膵臓の粘液性嚢胞腫瘍と膵管内乳頭粘液性腫瘍の臨床病理学的相違点		165
Memo 65	肝胆膵	膵管内乳頭粘液性腫瘍：その亜型と病理学的特徴		165
Memo 66	肝胆膵	膵管内乳頭粘液性腫瘍：gastric type と intestinal type の鑑別点		166
Memo 67	泌尿器	細胞質が顆粒状を呈する腎腫瘍		166
Memo 68	泌尿器	肉腫様増殖を示す腎臓の上皮性腫瘍		166
Memo 69	婦人科	栄養膜細胞の形態学的特徴		167
Memo 70	婦人科	卵巣の卵胞性嚢胞		167
Memo 71	婦人科	卵巣の黄体嚢胞		167
Memo 72	その他	播種性血管内凝固症候群の剖検症例でフィブリン血栓を認めやすい臓器		167
Memo 73	その他	核内細胞質封入体がみられる主な腫瘍		168
Memo 74	その他	Chicken wire pattern を呈する疾患		168
Memo 75	その他	真珠腫でみられる 3 つの成分		168
Memo 76	その他	奇形腫を診断する際のチェックポイント		169
Memo 77	その他	割面にて出血・壊死が目立つ腫瘍		169
Memo 78	その他	術中迅速診断の手術室（執刀医）への返事の仕方		169
Memo 79	その他	日常の病理診断における大きさ，細胞数の同定（簡便法）		170
Memo 80	その他	"断端" について：margin vs. stump		170

索引 ………… 171

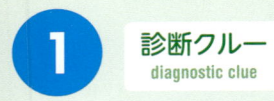

1 診断クルー diagnostic clue ▶ 嚢腫壁は顆粒層を欠き，腔内に好酸性・無構造物質を容れる嚢胞
Homogeneous, eosinophilic amorphous material in cutaneous cyst with no granular layer

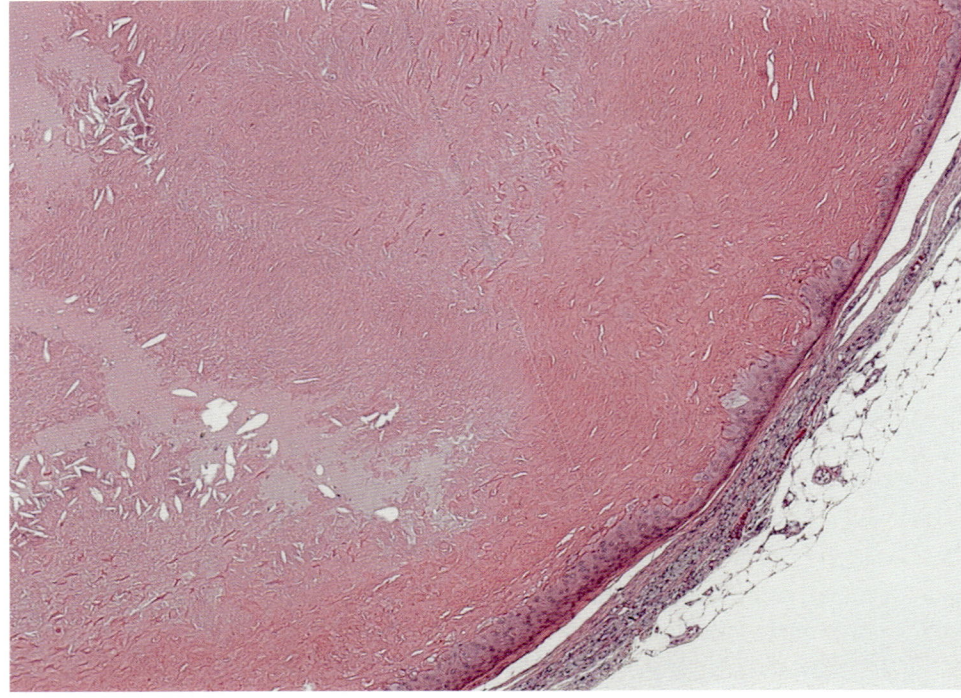

▲図1 嚢腫内容は，均質で好酸性の無構造物質である．

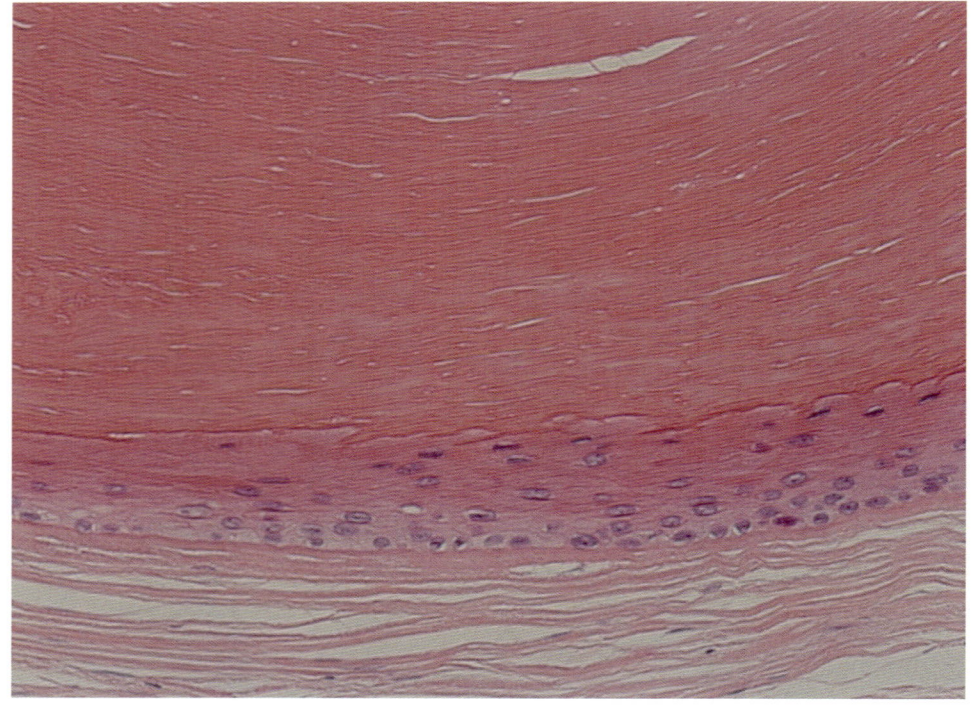

▲図2 嚢腫壁を構成する細胞には明瞭な細胞間橋はみられない．また，嚢腫壁の最内層には顆粒層は認められず，波形の縁飾り様の形態を呈している．

疾患 disease
外毛根鞘嚢腫
Trichilemmal cyst

疾患概念
- 嚢腫壁（cyst wall）を構成する細胞が毛包の狭部に由来するもので，女性に多く，90％は頭部に発生する．
- 表皮嚢腫（epidermal cyst）と対をなす疾患で，毛髪嚢腫（pilar cyst），外毛根鞘嚢腫（trichilemmal cyst）とも呼ばれるが，その発生母地を考慮すれば follicular cyst of isthmus-catagen type と呼称すべきであろう．

病理所見
- 嚢腫壁を構成する細胞には明瞭な細胞間橋はみられない．また，顆粒層は認められず（= trichilemmal keratinization：ケラトヒアリン顆粒をつくらずに角化），波形の縁飾り様（"scalloped-like" lining）の形態を呈している（図2）．
- 嚢胞内容は，均質，好酸性の無構造物（compact orthokeratosis）である．

鑑別診断（Memo 1 参照）
- 表皮嚢腫は，epidermal inclusion cyst, epidermoid cyst（類上皮嚢腫），atheroma（粉瘤）などとも呼ばれることがあるが，その発生母地を考慮すれば，infundibular cyst あるいは follicular cyst of infundibular type と呼称すべきであろう．
- 表皮嚢腫の嚢腫内容は，層状，好酸性角化物（basket-woven orthokeratosis）で，嚢腫壁を構成する上皮に顆粒層がみられる．すなわち，嚢腫壁細胞にケラトヒアリン顆粒を伴い，epidermal keratinization を示す（図3）．
- 脂腺嚢腫（steatocystoma）では壁の内腔面が波状の凹凸を示し，壁内もしくは壁に接して脂腺が認められるのが特徴である（図4）．
- 皮様嚢腫（dermoid cyst）はやや深在性，すなわち皮下にみられ，嚢腫壁に連続して毛包，皮脂腺，汗腺などが認められる．また，顔（特に眼外角や前頸・頸部正中線部）が好発部であり，生下時より認められることが多い．
- 発疹性毳毛嚢腫（eruptive vellus hair cyst）は単に毳毛嚢腫（vellus hair cyst）とも呼ばれるが，表皮嚢腫同様，嚢腫内に層状の好酸性角化物がみられるが，同時に多数の small hair を認めることで epidermal cyst と鑑別可能である（図5）．
- ガングリオン（Ganglion）は25～45歳の，特に女性の手首背側に好発し，嚢胞壁は線維性組織からなる．通常，嚢胞壁を裏打ちする上皮はみられず，しばしば関節包や腱鞘に付着している．また，嚢腫の内容は透明なゼリー状の，粘稠な液状物である．

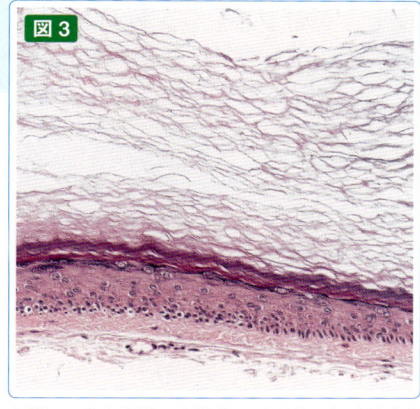

▲図3 表皮嚢腫．嚢腫内には層状の好酸性角化物を認める．また，嚢腫壁は正常の表皮で構成されており，顆粒層を認める．

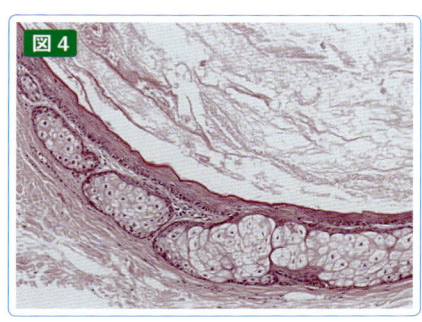

▲図4 脂腺嚢腫．壁の内腔面では顆粒層を欠き，波状の凹凸を示す好酸性角質がみられる．また，壁に接して脂腺が認められる．

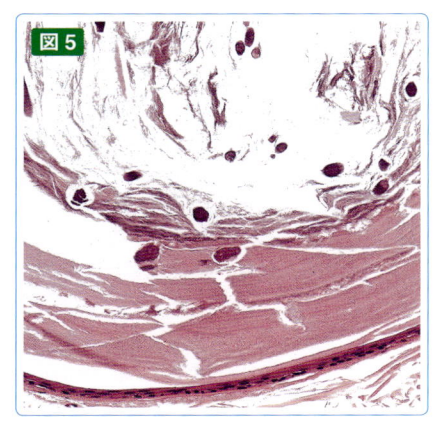

▲図5 発疹性毳毛嚢腫．嚢腫内に層状の好酸性角化物がみられるとともに，多数の small hair も認められる．

Note **Hybrid cyst**
Trichilemmal cyst と epidermal cyst の2つの形態が，1つの嚢腫内で認められる場合は，hybrid cyst と呼ばれることがある．

着眼ポイント keypoint
皮膚の真皮内にみられる嚢腫の診断にあたっては，嚢腫内容の性状，嚢腫壁の構造（顆粒層の有無，付着する付属器など）に着目することが大切である．

2 診断クルー diagnostic clue ▶ 炎状構造（好酸球に囲まれた変性膠原線維束）
Flame figures (degenerated collagen bundles surrounded by eosinophils)

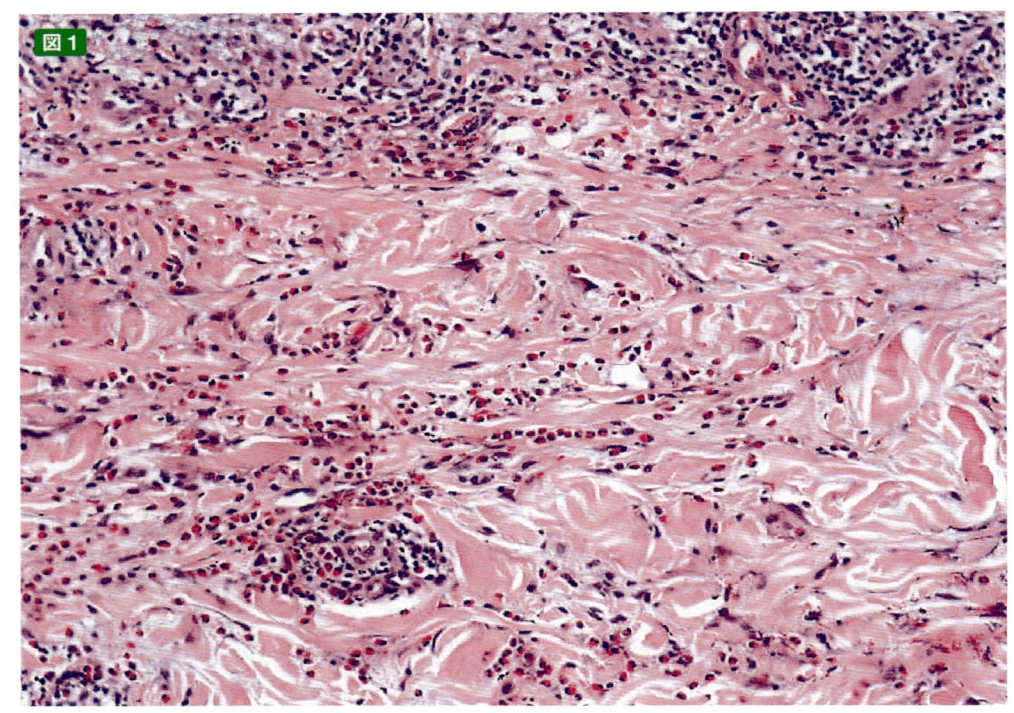

▲図1 間質に著明な好酸球浸潤がみられ，血管周囲にも好酸球浸潤を認める．間質に好酸球浸潤がみられる interstitial eosinophilia の像である．

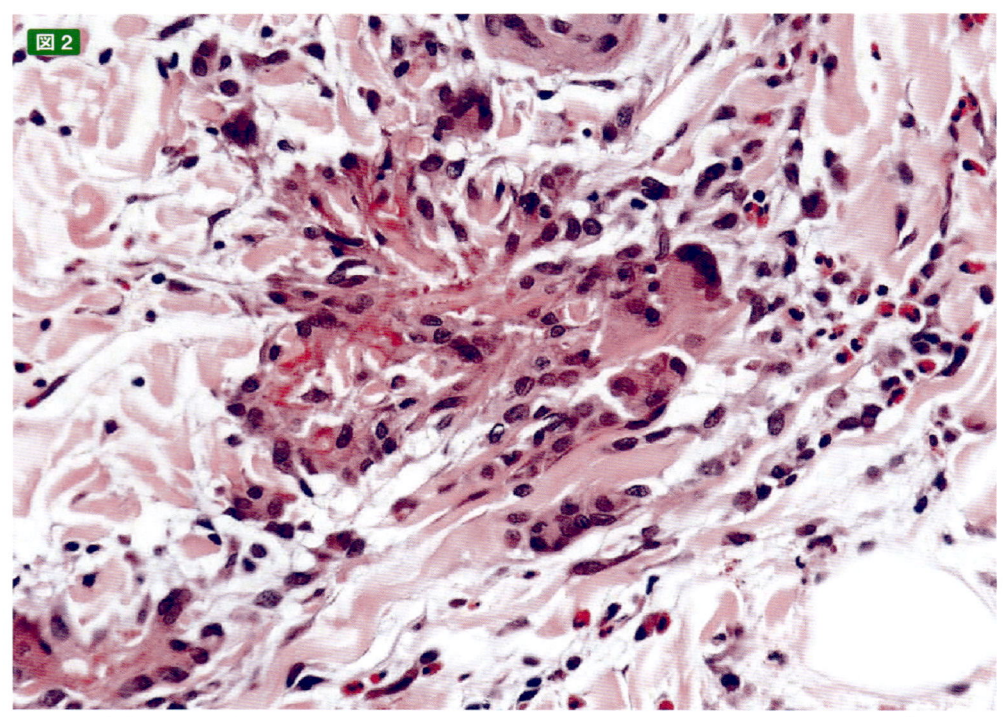

▲図2 変性した膠原線維を取り巻くようにして，組織球，好酸球，好酸性の顆粒状物質がみられる．いわゆる炎状構造の像である．

疾患 disease

ウェルズ症候群（好酸球性蜂巣炎）
Wells' syndrome（eosinophilic cellulitis）

疾患概念
- 好酸球性蜂巣炎（eosinophilic cellulitis）が同義語である．
- 病因は不明で，臨床的には蜂巣炎（cellulitis）に類似する．
- 四肢や体幹に好発し，4〜8週間で消退するが，再発しやすい．
- しばしば末梢血で好酸球増加がみられる．

病理所見
- 表皮には著変はみられず，真皮内に著明な好酸球浸潤や浮腫とともに今回の診断クルーである炎状構造（flame figures）を認める．
- 炎状構造とは好酸球，好酸性の顆粒状物質，組織球によって取り囲まれた変性した膠原線維の巣状病変で，真皮内に認められる（図2）．火炎状を呈することから炎状構造と呼称される．
- 炎症細胞浸潤は皮下脂肪に広がることもある．
- 炎状構造は Wells' syndrome の組織像の特徴の1つではあるが，その他にも虫刺症（arthropod bites）や水疱性類天疱瘡（bullous pemphigoid），好酸球増加症候群（hypereosinophilic syndrome）などの疾患でもみられることがある．
- 時に炎状構造が Splendore-Hoeppli phenomenon[1] に似た像を示すことがある．

好酸球浸潤が目立つ疾患
①好酸球性膿疱性毛包炎（eosinophilic pustular folliculitis, Ofuji's disease）
- 20〜40代男性に好発し，顔面，胸背部などの毛包漏斗部を中心に脂腺内や脂腺導管部に多数の好酸球浸潤を認め，膿疱を形成する．
- 原因は不明で，再燃と寛解を繰り返し，慢性に経過する．

②好酸球性筋膜炎（eosinophilic fasciitis）
- 過度な運動や労働の後，急速に四肢などに疼痛を伴う限局性筋膜炎を認める．
- 強皮症（scleroderma）の亜型とも考えられ，好酸球増多を伴う．
- 皮下組織から筋膜に及ぶ炎症細胞浸潤と線維化がみられる．

- その他，好酸球を伴う海綿状態を示す疾患を Memo 2 に，また，間質に好酸球浸潤がみられる疾患を Memo 3 に示したので参考にされたい．

> **Word** 有名な英語の皮膚病理の教科書においても Well's syndrome と誤記しているものがあるので，Well ではなく，Wells が正確なスペリングであることをここで改めて喚起したい．

> ▶1：Splendore-Hoeppli phenomenon
> 放線菌症（actinomycosis）などで菌塊外層を好酸性の棍棒状物質が密に取り囲む状態を言い，菊花状を呈する（図3）．局所性の抗原抗体反応と考えられ，真菌，寄生虫などの周囲においても同様の像を認めることがある．

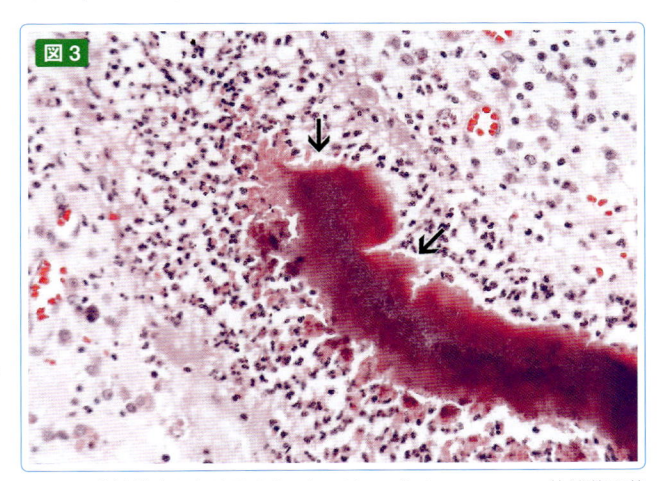

▲図3 放線菌症における Splendore-Hoeppli phenomenon．放線菌の菌塊がみられる．菌塊の周囲は好酸性で，棍棒状にみえる（矢印）．これは Splendore-Hoeppli phenomenon と呼ばれる所見で，抗体が付着した状態と考えられている．

着眼ポイント keypoint　好酸球に囲まれた変性膠原線維束である炎状構造を認めた場合は，第一に Wells' syndrome を鑑別に挙げる．

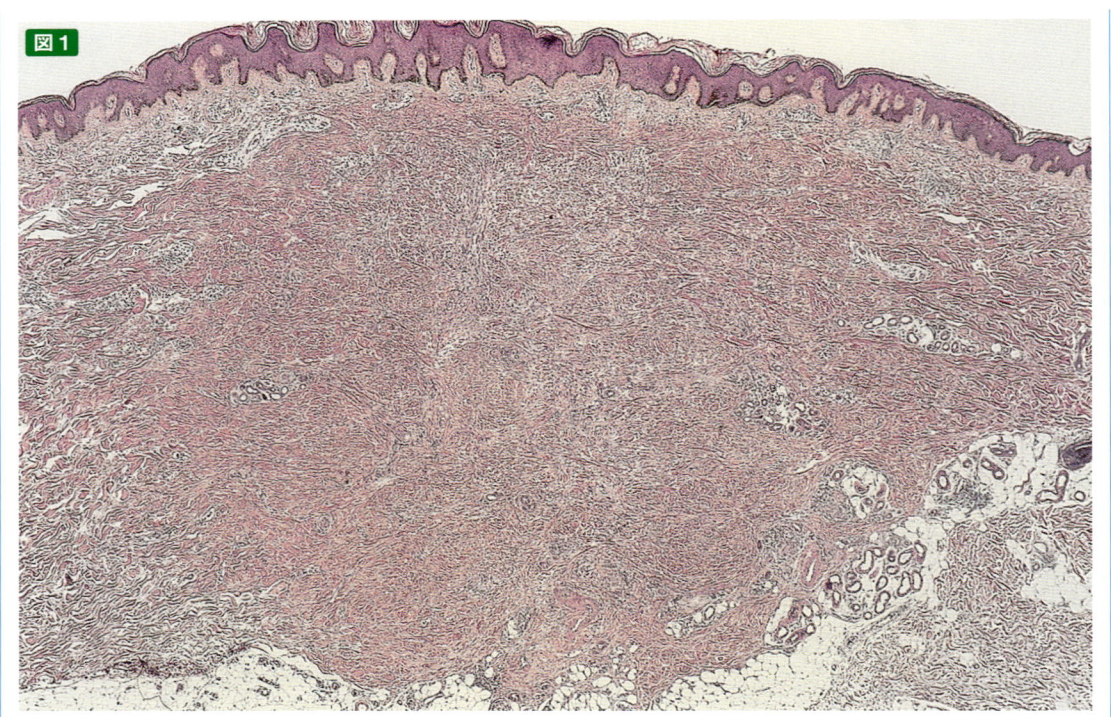

3 診断クルー diagnostic clue ▶ いわゆる汚い指
So-called dirty fingers

▲図1 表皮に dirty fingers の所見がみられ，真皮上層には Grenz zone を認める．真皮から皮下脂肪織にかけて花むしろ状パターンを示す線維性増生が認められる．

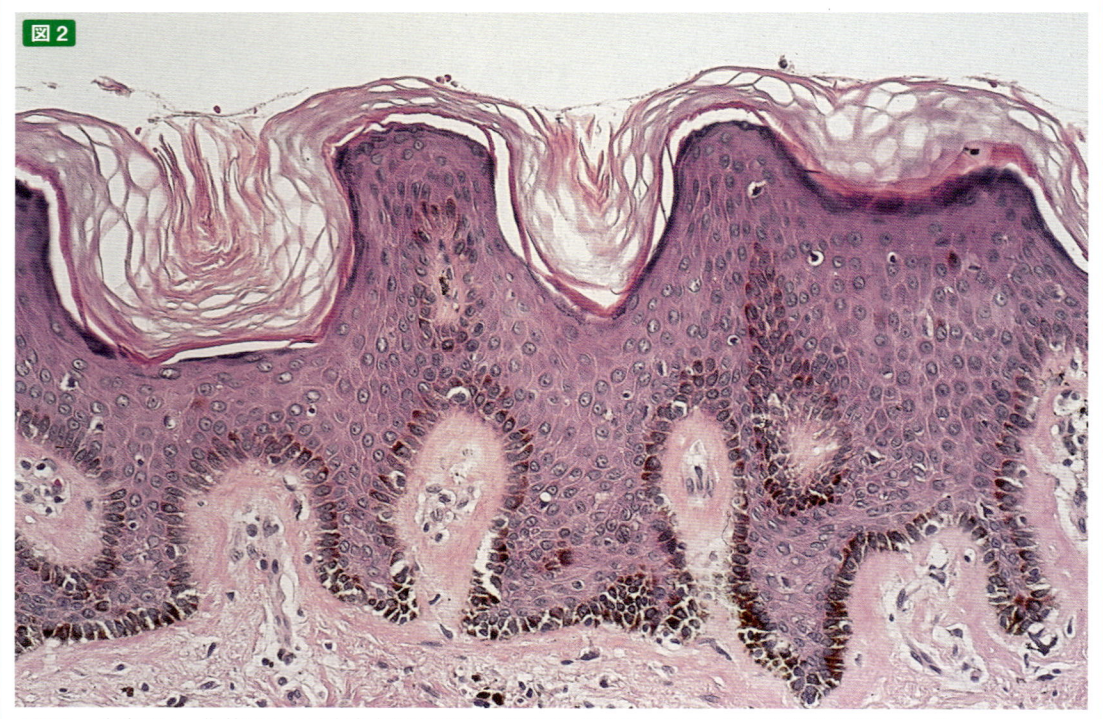

▲図2 表皮では，指状にみえる表皮突起の延長と基底層におけるメラニン色素の増量が認められる．

疾患 disease ▶ 皮膚線維腫
Dermatofibroma

疾患概念

- 直径数mm〜2cmぐらいまでの小型半球状に隆起した硬い小結節ないし皮内結節として認められ，四肢に好発する．

- 単発性であることが多く，表面は正常皮膚色から黒褐色となることが多い．

- 主な組織学的構成成分は線維，組織球，血管であり，それぞれが目立つ症例に対し，狭義の皮膚線維腫（dermatofibroma，DF），皮膚線維性組織球腫（cutaneous fibrous histiocytoma），硬化性血管腫（sclerosing hemangioma）などと呼称されてきた．現在は主として前二者の診断名が使用されている．

- Dirty fingers は，ある意味差別的な用語なので使用されなくなりつつあるのかもしれないが，所見としては有用である．

病理所見

- 真皮全層に膠原線維と紡錘形細胞が交叉錯綜し，増生（いわゆる，花むしろ状パターン，storiform pattern）する fibrous type は臨床的にも黒褐色調が強く，臨床的に悪性黒色腫（malignant melanoma）との鑑別を要することがある．この type は病変が浅く表在性線維性組織球腫（superficial fibrous histiocytoma）とも呼ばれている．

- 一方，真皮より皮下にかけ，明るい細胞質を有する組織球様細胞のほうが目立ち，時に多核巨細胞を混じるものが cellular type である．臨床的に正常皮膚色から帯紅色調で，隆起も大きくやや軟らかく，通常，この type が良性線維性組織球腫（benign fibrous histiocytoma）と呼ばれている．

- 今回の診断クルーである病変部の被覆表皮の示す"so-called dirty fingers"とは，正確に言えば dirty fingers pointing toward the lesion のことである．すなわち，表皮突起が延長し，基底層のメラニン色素が増加し（hyperplastic pigmented rete ridges），あたかも汚い指が病変部（DF）を指すようにみえることから命名されたものである（図1）．

- "dirty"との呼称をもたらした基底層のメラニン色素の増加（図2）によって，臨床的に悪性黒色腫との鑑別が必要な肉眼像が生じたと言える．

- 表皮突起が延長し，表皮が肥厚する所見は，DFの少なくとも90％に認められる．同じ間葉系で組織学的に鑑別が必要となる悪性腫瘍の異型線維黄色腫（atypical fibroxanthoma，AFX），undifferentiated pleomorphic sarcoma（UPS）では認められない．また，隆起性皮膚線維肉腫（dermatofibrosarcoma protuberans，DFSP）では被覆表皮が時に軽度の過形成をみることがあるが，DFほど目立つ所見は呈してこない．すなわち，so-called dirty fingers はこれらの腫瘍との鑑別にも有用な所見と言える．

▶1：Grenz zone

DFの病変の本体と表皮の間には連続性はなく，正常真皮が帯状に存在している．このように表皮と，真皮内の細胞浸潤や病変を分離している narrow clear space を Grenz zone と呼ぶ．Grenz zone は皮膚リンパ腫において最も汎用される用語で，皮膚原発のB細胞リンパ腫では Grenz zone を認めることが多いが，皮膚原発のT細胞性リンパ腫の代表である菌状息肉症（mycosis fungoides）では腫瘍期の末期以外には認められない．Grenz zone を認める主な疾患を表1に示したので参考にされたい．

表1　Grenz zone を認める主な疾患

- 顔面肉芽腫（granuloma faciale）
- らい腫型らい（lepromatous leprosy）
- 慢性萎縮性肢端皮膚炎
  （acrodermatitis chronica atrophicans）
- 皮膚線維腫（dermatofibroma）
- 皮膚白血病（leukemia cutis）
- 悪性リンパ腫（B細胞型）
  〔malignant lymphoma（B-cell type）〕

➡ DFの鑑別診断を Memo 4 に記したので参考にされたい．

着眼ポイント keypoint
弱拡大で，表皮突起が延長し，基底層のメラニン色素が増加し，あたかも汚い指が病変部を指すようにみえたら（dirty fingers），鑑別診断として皮膚線維腫をまず念頭に置く必要がある．

参考文献　1）永田耕治，清水道生：Grenz zone（境界帯）．病理と臨床（臨時増刊号）2010, 28：400-401.

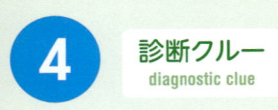

4 診断クルー diagnostic clue ▶ 著明な形質細胞浸潤がみられる乳頭状突起
Papillary projections containing numerous plasma cells

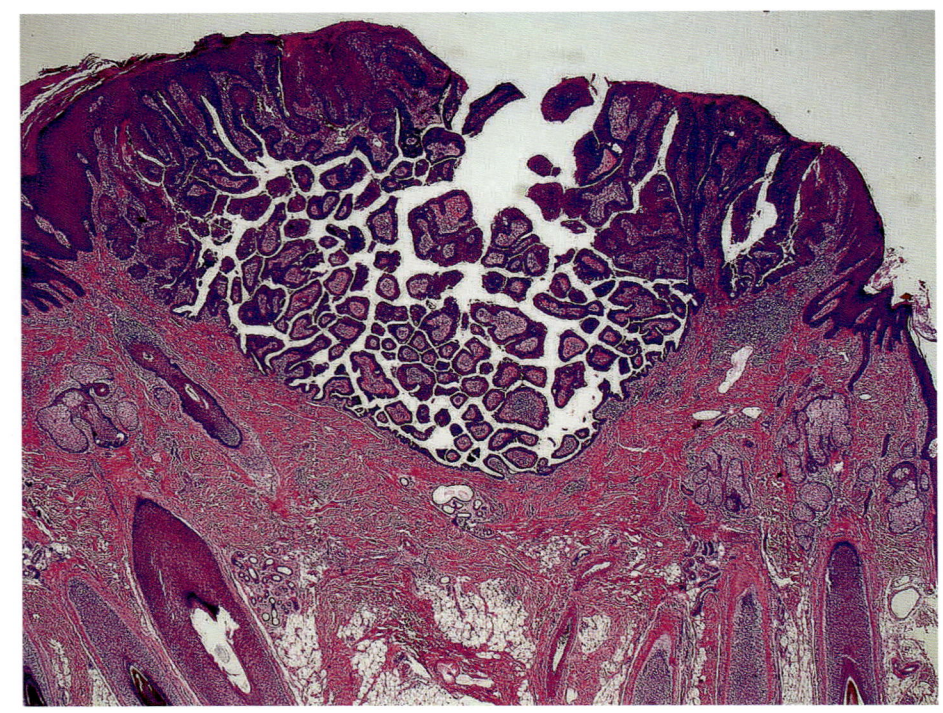

▲図1 表皮から囊胞状の陥入が認められ，多数の乳頭状突起が囊胞内に張り出すように，一見ジグソーパズル様の増生を示している．

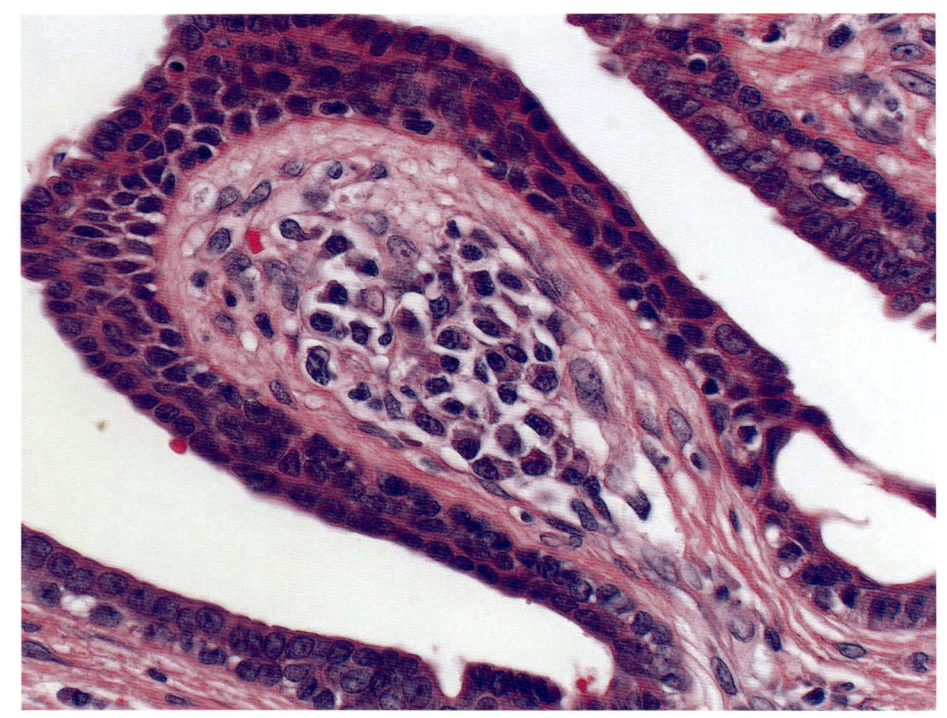

▲図2 乳頭状突起は2層の細胞により覆われている．内腔側の細胞は長楕円形の核を有している．乳頭状突起の間質では著明な形質細胞浸潤がみられる．

疾患 disease

乳頭状汗管嚢胞腺腫
Syringocystadenoma papilliferum

疾患概念
- 出生時から思春期に好発する若年者の単発性疣贅状腫瘍で，良性の過誤腫である．
- 30〜40%が脂腺母斑に続発するが，頭部では脂腺母斑に伴うものが多い．10%の症例で基底細胞癌（basal cell carcinoma）の合併がみられる．
- 形態学的に断頭分泌を認めることが多く，アポクリン汗腺由来とする考えが優勢ではあるが，エクリン汗管由来あるいは双方由来とする報告もあり，依然として controversial である．
- 乳頭状汗管嚢胞腺腫（syringocystadenoma papilliferum）の腫瘍細胞には IgA と secretory component が証明され，secretory immune system の腺組織（消化管など）に見出されるのと同様のメカニズムにより"形質細胞"を呼び寄せていると推定されている．

臨床
- 頭部や顔面に好発するが，約1/4の症例はそれ以外の部位にも認められる．大きさは1〜3cmの隆起病変であることが多い．
- 病変は単発のことが多いが，数個が線状に並んでみられることもある．また，1つの小隆起性病変の中心部に陥凹を伴うことが多い．
- 病変は徐々に大きくなり乳頭状で痂皮を付着してくるが，思春期になって急速に増大することもある．

病理所見
- 表皮より嚢胞構造が下方に弯入する（cystic invagination）．
- 真皮では大小の嚢胞があり，壁が内腔に突出して乳頭状を示し，嚢胞内に広がる．これらはジグソーパズル様構築を呈することが多い（図1）．
- 嚢胞壁は2層の細胞より成り，管腔側はアポクリン腺様の断頭分泌を示し，外側は小さい四角い筋上皮細胞様細胞よりなる．
- 乳頭状突起（papillary projection）の間質あるいは嚢胞構造の周囲では形質細胞の著明な浸潤（a fairly dense cellular infiltrate composed almost entirely of plasma cells）が見出される（図2）．この所見が今回の診断クルーである．
- 稀ではあるが，malignant variant として，乳頭状汗管腺癌（syringoadenocarcinoma papilliferum）の報告がある．

鑑別診断
- 乳頭状汗腺腫（hidradenoma papilliferum）：外陰部が好発部位で，表皮との連続性はみられず，形質細胞浸潤は目立たない．

▶1：形質細胞（plasma cell）
- 形質細胞は免疫グロブリン産生細胞であるがゆえに，形質細胞が浸潤する症例では Russell body（形質細胞の細胞質内あるいはその周囲にみられる好酸性で硝子様の円形沈着物で，過剰に産生された免疫グロブリンの沈着したもの；図3），さらには Dutcher body（Russell body と同様の沈着物が核内にみられるもの；図4）が見出されることがある．
- 両者ともに良性疾患においても見出されるが，Dutcher body は皮膚原発性B細胞リンパ腫のうちの皮膚辺縁帯リンパ腫（cutaneous marginal zone lymphoma），特にかつて免疫細胞腫（immunocytoma）と呼ばれたリンパ腫で高頻度に見出される．これは胃生検でも形質細胞が多いと Russell body がみられることがあり，胃の MALT リンパ腫（MALT lymphoma）において Dutcher body を見出すことが多いのと同様である．

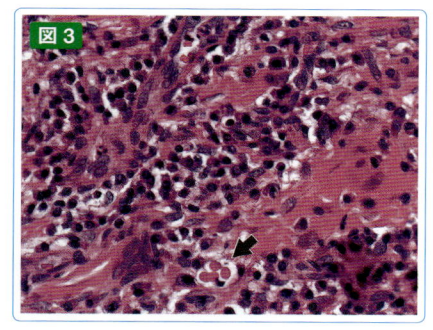

▲図3 Russell body（矢印）

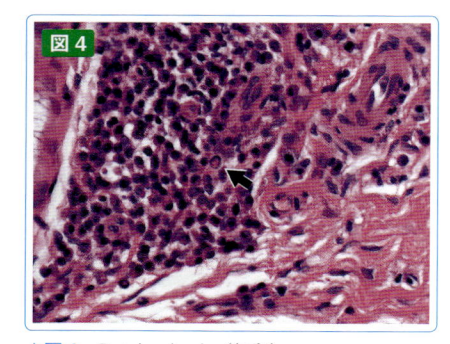

▲図4 Dutcher body（矢印）

➡ 形質細胞浸潤を伴う皮膚疾患および腫瘍を Memo 5，Memo 6 に記したので参考にされたい．

着眼ポイント keypoint：頭部や顔面の皮膚腫瘍で，表皮より嚢胞状の弯入がみられ，同部の乳頭状突起の間質に著明な形質細胞浸潤が認められる場合には，乳頭状汗管嚢胞腺腫をまず考える．

5 診断クルー ▶ 淡紅色の無構造物質（Kamino 小体）
diagnostic clue　Dull pink globules（Kamino bodies）

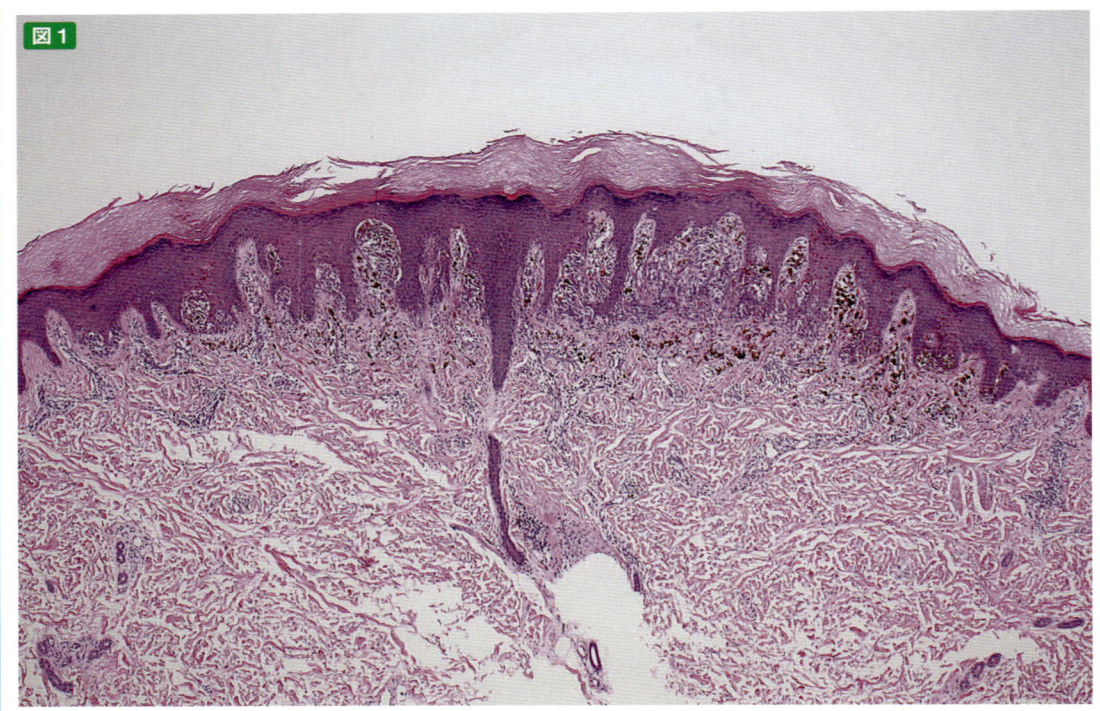

▲図1　弱拡大ではドーム状に軽度隆起を示し，左右対称性の病変である．表皮は肥厚し，メラニン色素が認められるが，その分布は均等である．

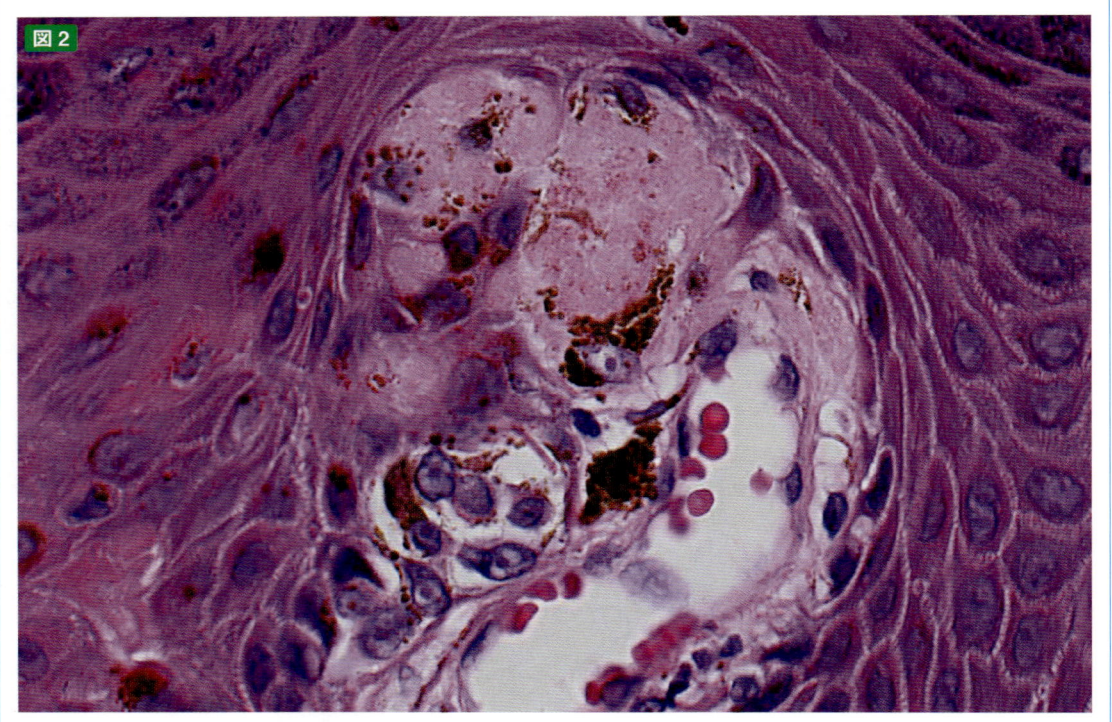

▲図2　表皮・真皮境界に淡紅色で均一な無構造物質が認められる．スピッツ母斑にみられる Kamino 小体である．

疾患 disease ▶ **スピッツ母斑**
Spitz nevus

疾患概念

- スピッツ母斑（Spitz nevus）は，良性の臨床経過を示す色素細胞母斑で，小児から青年期において認められることが多く，小児の顔面，若年女性の大腿部に好発する．

- 半球状小結節で，大きさは1cm未満のものが多いが，2cmの報告もある．色調は淡紅色～赤褐色である．

- Kaminoらは，淡紅色の無構造物質である dull pink globules はケラチノサイトやメラノサイトがアポトーシスを起こした結果ではないかと推測したが，nick-end labeling法では近接した細胞にアポトーシスを証明しえなかった．その後，この globules は大半が基底膜物質（type IV と type VII のコラーゲンとラミニン）より成っていることが明らかとなった．

- Kamino bodies（Kamino 小体）はスピッツ母斑の86％において融合状に複数認められることが多く，そのうち93％がPAS染色陽性でジアスターゼ抵抗性である．これと類似の所見はメラノーマにおいても12％に認められるとする報告もあるが，融合性はなく単発であることが多いため見出すのは比較的困難であり，その半数がPAS染色は陰性とされている．

病理所見

- 弱拡大では，左右対称性（symmetrical）の境界明瞭な病変で，メラニン色素の分布も均等である（図1）．

- 表皮は肥厚を示し，顆粒層の肥厚，過角化を伴うことが多い．

- 好酸性の幅広い細胞質を有する紡錘細胞（spindle cell）ないし類上皮細胞（epithelioid cell）が nest を形成して増生する（図3）．

- 増生細胞の核は周辺表皮細胞の核と比べて，同等もしくは大きく，nest は主として表皮・真皮境界部に存在し，組織型としては，junctional，compound，intradermal のいずれの type も存在する．

- Kamino 小体を認める頻度は欧米では高頻度であるが，本邦では定型的なものをみることは意外と少ない．

- スピッツ母斑と悪性黒色腫の鑑別の要点を Memo 9 に記す．

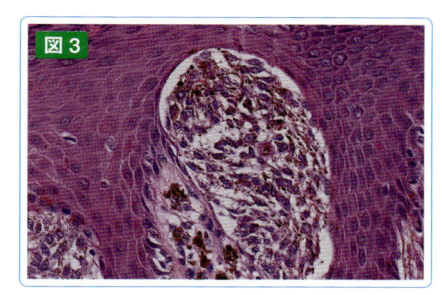

▲図3　スピッツ母斑．増生する細胞は巣状に認められ，紡錘形ないし上皮様（epithelioid）の形態を示す．また，表皮との間に裂隙（cap-like space）が認められる．

▶1：**Cap-like space**
母斑細胞の nest と表皮との間に形成される裂隙（図3）で，組織切片を作製する際に人工的に起こるものとされるが，悪性黒色腫では目立つことは少なく，スピッツ母斑を示唆する所見とされている．Junctional cleavage, supranest cleft とも呼ばれる．

Note Spitzoid featues を示す病変と年齢の関係
- 20歳未満であれば，よほど悪性黒色腫を示唆する所見がなければ，おそらくスピッツ母斑と考えられる．
- 20～40歳ではスピッツ母斑と悪性黒色腫の可能性はほぼ同等である．
- 40歳を超えるとおそらく悪性黒色腫と考えられ，50歳以上ではスピッツ母斑の可能性はきわめて低い．

➡ 先天性母斑細胞母斑（congenital melanocytic nevus）を示唆する所見を Memo 7 に，後天性母斑細胞母斑（acquired melanocytic nevus）に関する Ackerman の組織構築による分類を Memo 8 にまとめたので参照されたい．

着眼ポイント keypoint	悪性黒色種との鑑別を要する病変において，表皮・真皮境界部付近に複数個の淡紅色，均一な無構造物質が融合してみられる場合は，スピッツ母斑がより示唆される．

参考文献
1) 斎田俊明，真鍋俊明，上田良一他：メラノーマの病理組織診断―症例検討から学ぶ診断のポイント―．新村真人（監修），文光堂，東京，2002, 1-16, 149-155
2) Gonzalez SB: Histopathologic diagnosis of pigmented lesions of the skin. Pathol Res Pract 1991, 187: 387-431
3) Ackerman AB, Cerroni L, Kerl H: Pitfalls in Histopathologic Diagnosis of Malignant Melanoma. Lea and Febiger, Philadelphia, 1994, 3-107
4) LeBiot PE: Kamino bodies: what they may mean? Am J Dermatopathol 2001, 23: 374-377
5) Massi G, Leboit PE: Histological Diagnosis of Nevi and Melanoma. Springer-Verlag, Berlin Heidelberg, 2014, 155-234

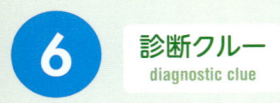

6 診断クルー diagnostic clue ▶ 腫瘍胞巣辺縁部における核の柵状配列と裂隙形成
Peripheral palisading with cleft (separation artifact)

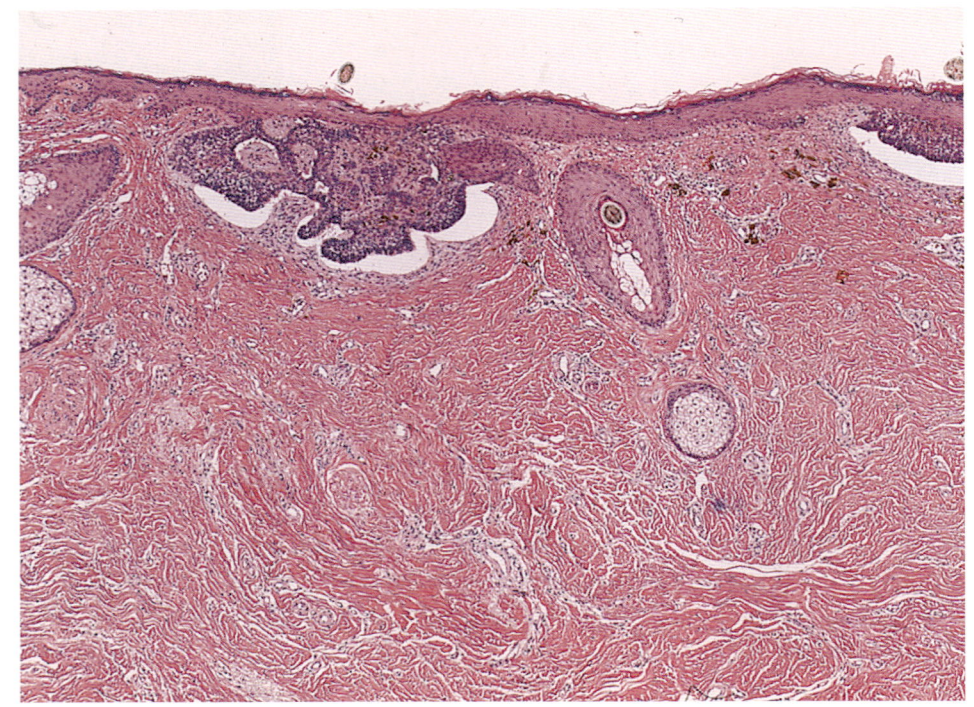

▲図1 表皮と連続する腫瘍胞巣と周囲間質との間に裂隙形成（cleft）がみられる．基底細胞癌（表在型）の像である．

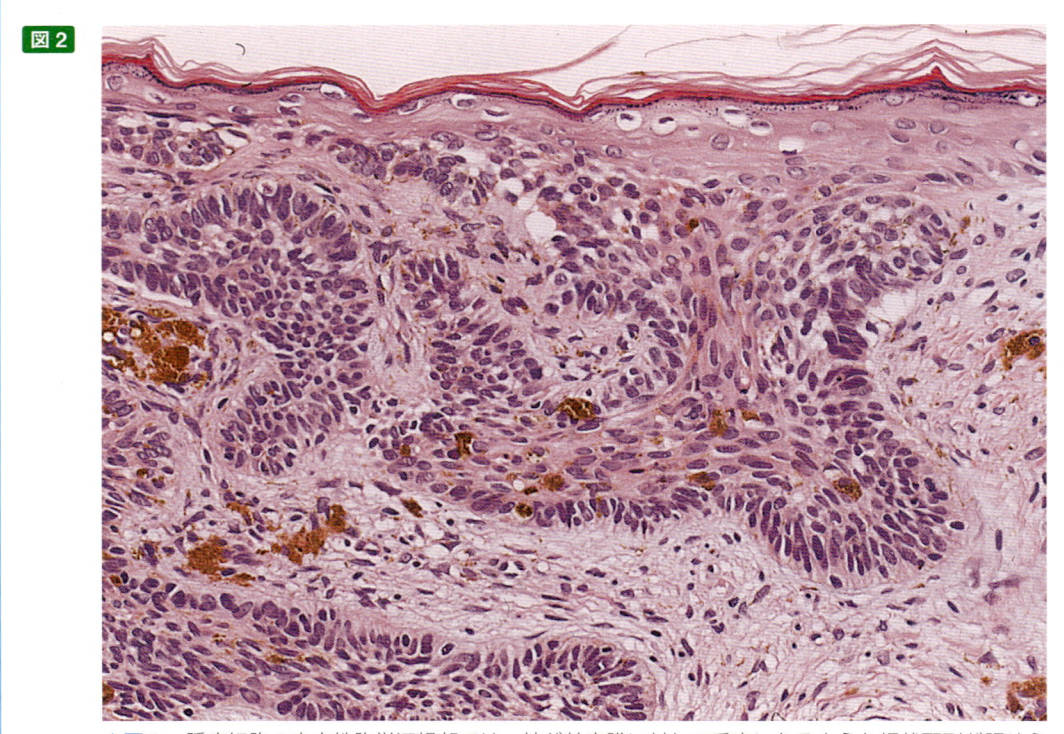

▲図2 腫瘍細胞の充実性胞巣辺縁部では，核が基底膜に対して垂直になるような柵状配列が認められる．

疾患 disease ▶ **基底細胞癌**
Basal cell carcinoma

疾患概念

- 基底細胞癌（basal cell carcinoma）[1]は皮膚の悪性腫瘍の約70％を占める頻度の高い疾患で，高齢者の頭頸部に好発する．
- 基底細胞癌は表皮の基底細胞に類似するとされていたが，最近では基底細胞と言うよりも，むしろ胎生期の毛芽に類似する腫瘍と考えられている．
- 悪性腫瘍に属するものの，転移はきわめて稀で，所属リンパ節，骨，肺などへの転移の報告例はあるものの，その頻度はおよそ0.05％と言われている．

病理所見

- 腫瘍胞巣と周囲結合織（間質）との間に裂隙形成（cleft）[2]がみられることが多く，cleft は separation artifact，あるいは retraction space と呼ばれ，図1のように弱拡大でも認識可能である．
- 腫瘍細胞の充実性胞巣辺縁部では核が基底膜に対して垂直になるように柵状に配列する，いわゆる peripheral palisading の像が認められる（図2）．
- 腫瘍胞巣と周囲結合織の間にムチンの沈着がみられることが多い（図3）が，これも基底細胞癌の特徴の1つと言える．逆に考えれば，ムチンの沈着があるので cleft が形成されやすいとも言える．
- アミロイドの沈着（amyloid deposition）や石灰化（calcification）がみられることもある．

組織亜型

- 組織亜型については，Memo 10 に記載したので参考にされたい．
- 実際には同一病巣内で亜型が混在することも多い．
- Pinkus 型線維上皮腫（fibroepithelioma of Pinkus）を基底細胞癌の亜型とするか否かは議論の余地があるものの，最近では比較的多くの教科書で亜型として記載されている．
- Superficial type と morphea-like type では病変の境界がしばしば不明瞭なため十分な切除が行われず，局所再発をきたすことがあることで，特に後者の morphea-like type では広範な切除が必要と考えられている．

鑑別診断

- morphea-like type の基底細胞癌では，表1に示したものなどが問題になってくる．このような場合に鑑別に役立つ所見として前述した peripheral palisading，cleft の他に個細胞壊死（individual cell necrosis），核分裂像などが重要である．

▶1：基底細胞癌において peripheral palisading を示す腫瘍細胞は，卵円形でやや細長く，あたかもへちまのような形態を示し，胎生期の毛芽細胞（follicular germinative cell）に類似している．この考え方に従えば，胎生期毛芽細胞への類似性を示す腫瘍のうち良性のものが毛芽腫（trichoblastoma）で，悪性のものが基底細胞癌と言うことになる．

Word 診断名について
基底細胞癌は，臨床的に悪性度が低いという観点から，以前は基底細胞上皮腫（basal cell epithelioma）や基底細胞腫（basalioma）という診断名が使用されていた．しかしながら，稀ではあるものの転移を起こす悪性腫瘍であることから，良性腫瘍を想起させる基底細胞上皮腫や基底細胞腫という診断名は最近ではほとんど使用されなくなった．

▶2：Cleft（裂隙形成）
- Cleft は標本の固定の際に腫瘍細胞の胞巣周囲のムチン（粘液）あるいは腫瘍細胞の胞巣自体が収縮するために起こる人工産物（artifact）と考えられている．
- 基底細胞癌以外でも上皮性の悪性腫瘍などでみられることがあり，必ずしも基底細胞癌に特異的な所見とは言えない．

図3

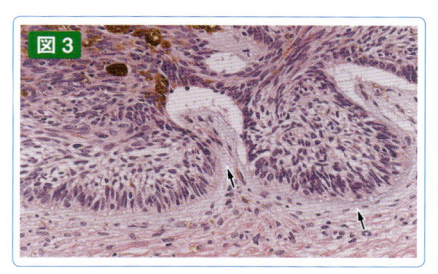

▲図3 基底細胞癌．腫瘍胞巣と周囲結合織との間にムチンの沈着が認められる（矢印）．また部分的には裂隙形成（cleft）もみられる．

表1 鑑別疾患

- 小嚢胞付属器癌
  （microcystic adnexal carcinoma）
- 線維形成性毛包上皮腫
  （desmoplastic trichoepithelioma）
- 汗管腫（syringoma）
- 乳癌の皮膚転移

着眼ポイント keypoint
腫瘍胞巣と周囲間質間の裂隙形成（cleft）と，腫瘍細胞の充実性胞巣辺縁部での核の柵状配列（peripheral palisading）の両者が合わさった所見は基底細胞癌の診断クルーである．

7 診断クルー diagnostic clue ▶ 墓石様外観 Tombstone appearance

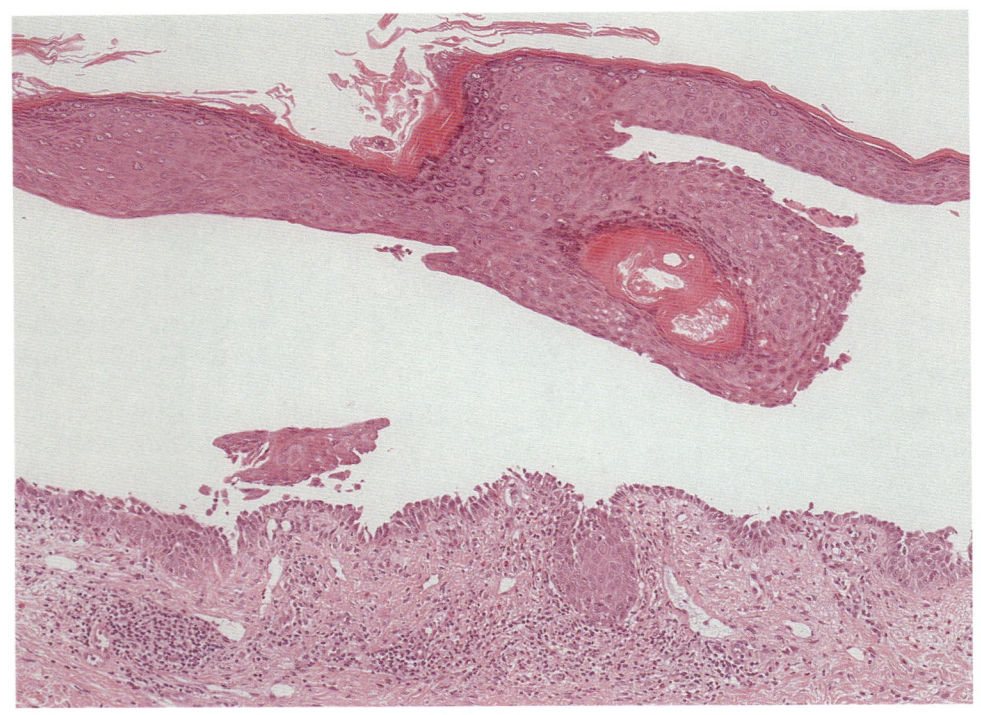

▲図1 粘膜上皮内の下層に棘融解による裂隙がみられる．

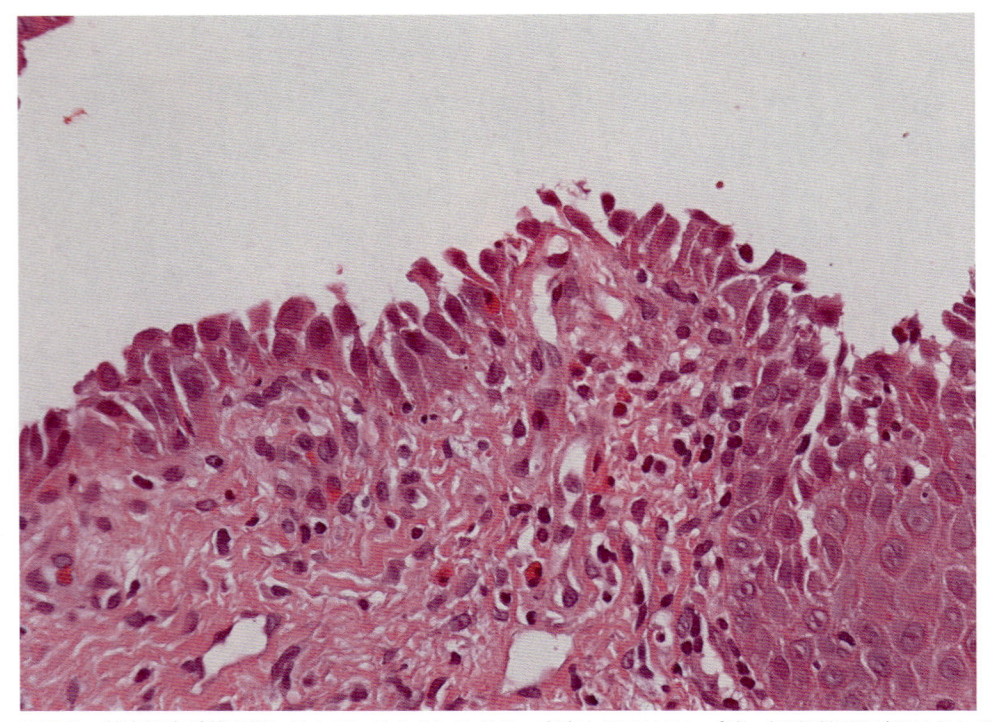

▲図2 基底細胞が墓石様に並んでいるようにみえる．真皮上層ではリンパ球，好酸球浸潤が認められる．

疾患 disease ▶ **尋常性天疱瘡**
Pemphigus vulgaris

疾患概念

- 天疱瘡（pemphigus）は抗表皮間抗体による自己免疫疾患で，40～50歳代に多く，男性の方が女性よりやや多い．
- 尋常性天疱瘡（pemphigus vulgaris），増殖性天疱瘡（pemphigus vegetans），落葉状天疱瘡（pemphigus foliaceus），紅斑性天疱瘡（pemphigus erythematosus）に分類される．
- 頻度としては尋常性天疱瘡が約65％で最も頻度が高く，落葉状天疱瘡が約25％，紅斑性天疱瘡が約10％，増殖性天疱瘡は非常に稀である．

> **Note** 天疱瘡では，自己免疫機構によって，表皮細胞間を接着するデスモグレインが侵され，表皮細胞が互いに解離し，棘融解性水疱を形成する．免疫ブロット法あるいはELISA法などで，尋常性天疱瘡と増殖性天疱瘡ではデスモグレイン3が，落葉状天疱瘡と紅斑性天疱瘡ではデスモグレイン1が証明される．増殖性天疱瘡はびらん面が汚い乳頭状増殖局面となり，尋常性天疱瘡の亜系と考えられている．

病理所見

- 水疱の形成される位置によって2分される．表皮基底層直上にできるのが尋常性天疱瘡と増殖性天疱瘡で，表皮浅層にできるのが落葉状天疱瘡と紅斑性天疱瘡である．
- 今回取り上げた tombstone appearance（墓石様外観，図1）は表皮基底層直上に起こる所見であり，尋常性天疱瘡と増殖性天疱瘡が起こしうる所見であるが，日常みる頻度としては圧倒的に尋常性天疱瘡が多い．
- "tombstone"とは墓石ないしは墓碑を意味し，通常は尋常性天疱瘡で認められる suprabasal type の棘融解（acantholysis）の像があたかも墓石が並んでいるようにみえることから命名されたもので，a row of tombstomes, tombstone on a hill などとも呼称される．
- Tombstone appearance を呈する疾患を Memo 11 に示した．
- 腫瘍性疾患を除くと，尋常性天疱瘡，ダリエー病，ヘイリー・ヘイリー病（Hailey-Hailey病），グローバー病（Grover病）が重要であり，その鑑別点を Memo 12 に記した．なお，ヘイリー・ヘイリー病では，中層以下の有棘細胞が一面に分離した状態となり，"crumbling brick wall（崩れかけたブロック塀あるいはレンガ）"と形容される所見がみられる（図3）．この変化は表皮全層を通して変化がみられ，表皮は肥厚していることが多い．尋常性天疱瘡では，acantholyticな変化が毛包へも及んでいる像（involvement of adnexae）が診断に有用である（図4）．

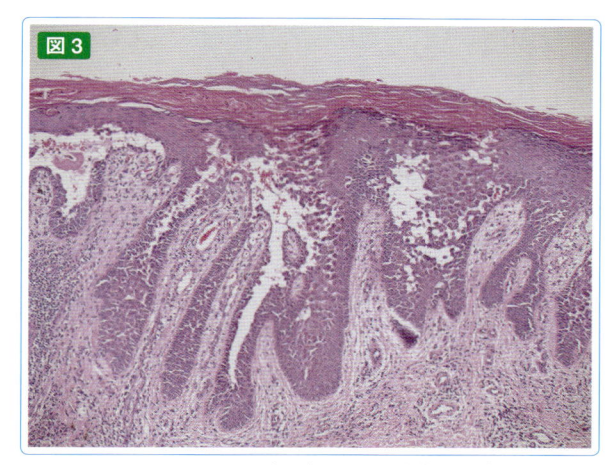

▲図3 ヘイリー・ヘイリー病．中層以下の有棘細胞が一面に分離する所見，すなわち crumbling brick wall（崩れかけたブロック塀）がみられる．本疾患に特徴的な所見である．

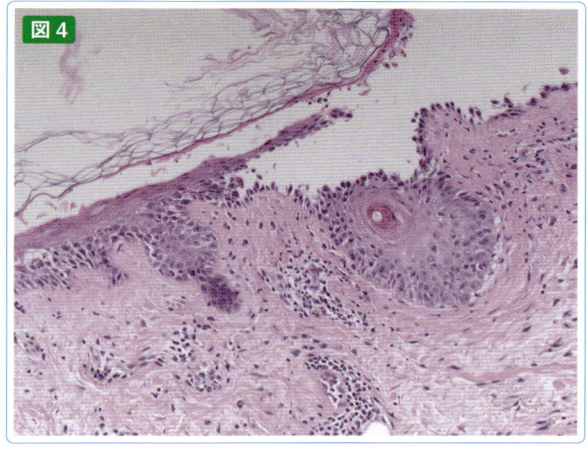

▲図4 尋常性天疱瘡．棘融解が毛包に及んでいる所見で，鑑別が問題となるダリエー病，ヘイリー・ヘイリー病，グローバー病では見出されず，尋常性天疱瘡の診断に有用な所見である．

着眼ポイント keypoint | 表皮内の下層に棘融解による裂隙がみられ，基底細胞が墓石が並んでいるようにみえる像（tombstone appearance）は，第一に尋常性天疱瘡を考えるべきである．

8 診断クルー ▶ （異型リンパ球の）基底層に沿った真珠の首飾り様の分布
diagnostic clue
String of pearls distribution associated with the basement membrane zone

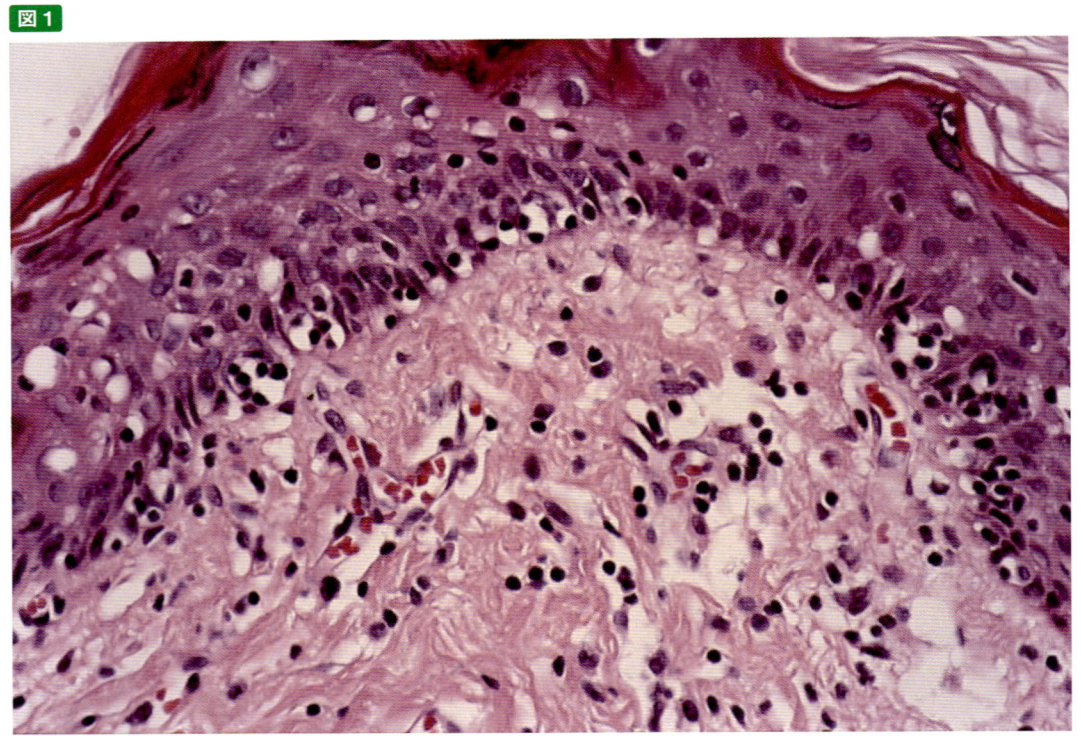

▲図1　表皮の基底層にhaloを有する異型リンパ球が見出される．

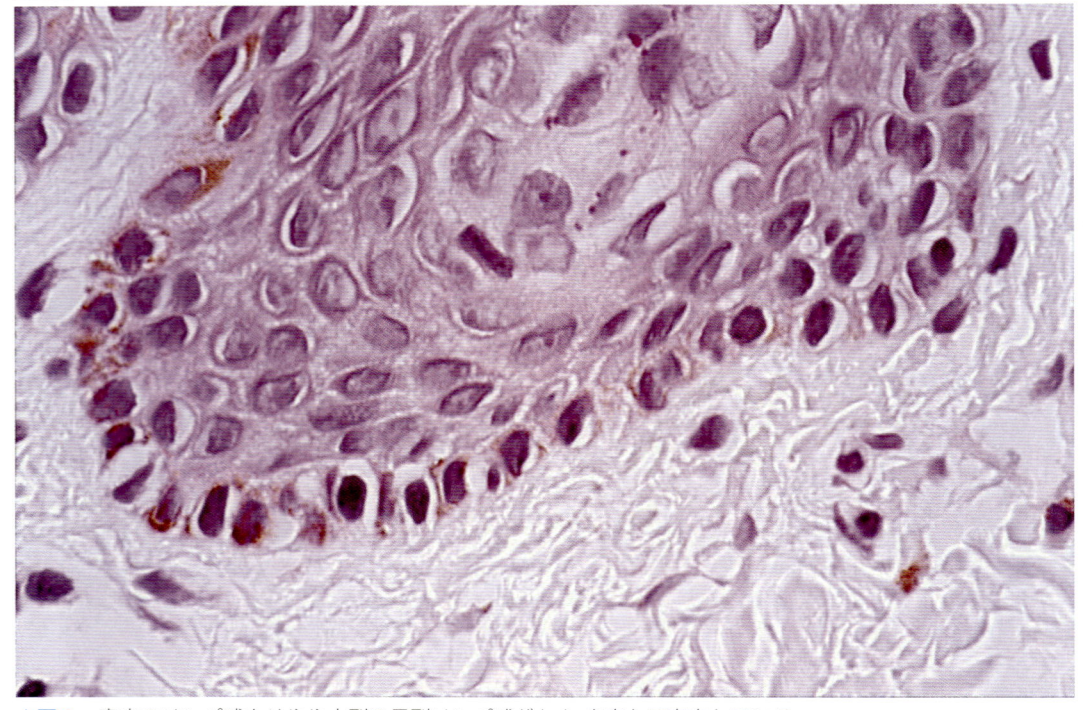

▲図2　真皮のリンパ球よりやや大型の異型リンパ球がhaloを有して存在している．

疾患 disease ▶ **菌状息肉症**
Mycosis fungoides

疾患概念

- 菌状息肉症（mycosis fungoides, MF）は皮膚に初発する代表的なT細胞リンパ腫であり，皮膚悪性リンパ腫のうちで最も頻度の高いものである．ほとんどの場合，斑状な落屑性紅斑として初発し（紅斑期），数年から数十年の後に浸潤性局面を呈し（局面期から扁平浸潤期），さらに経過して腫瘍を形成する（腫瘍期）．
- MFの男女比は2：1で，初発年齢は40〜80歳で，平均65歳とされているが，紅斑期の同定に幅があるため，実際の発症は30〜40歳代の比較的若年と推定されている．

病理所見

- 定型的にはポートリエ微小膿瘍（Pautrier's microabscess）を呈してくることがよく知られているが，ポートリエ微小膿瘍が出現する前の早期診断が求められる．その診断の決め手となる組織所見（5つ）を表1に示す．このうち2つはMFを支持する所見で，他の3つはMFを否定する所見である．
- MFを支持する所見として，epidermotropismが最も重要でpapillary dermal fibrosisは補助的所見である．狭義のepidermotropismの定義に当てはまるものとして認められる所見を表2に示す．このうちの1つが今回の診断クルーであるstring of pearls[1] distributionである．異型リンパ球が真珠の首飾りのように認められる所見で，string of beads arrangementとも呼ばれる．

表2 狭義のepidermotropismの定義

①Disproportionate epidermotropism：不規則に分布する表皮内の多数のリンパ球
②String of pearls distribution：真皮・表皮境界部に線状に並ぶ，核に切れ込みを有するリンパ球
③Haloed lymphocytes：核の周囲が明るく抜けたリンパ球
④Pautrier's microabscess：異型リンパ球（4個以上）が表皮内に集簇してみられる像〔あたかも膿瘍様であるが，好中球ではないので偽膿瘍であり，misnomer（誤称）である〕
⑤Large epidermal lymphocyte：真皮のリンパ球より大型の，表皮内に浸潤するリンパ球

- ただし，epidermotropismはMFだけに認められる特異的な所見ではないため，診断には総合的判断が必要[2]である．MFに否定的な所見をとらえることが，特に早期診断では重要となる．

鑑別診断

- 鑑別診断として問題となる類乾癬（parapsoriasis）[3]は滴状，斑状（局面状），苔癬状の3型が存在する．現在では大斑状類乾癬こそがMFの紅斑期そのものであり，苔癬状類乾癬と呼ばれた患者の多くはMFの局面期に相当すると考えられるようになっている．

▶1：String of pearlsの所見は以下の①→②→③の順に進行していくものと推察される．①表皮基底層に2〜3個のみhaloを有する異型リンパ球が見出される．②よりhaloの目立つ異型リンパ球が横への広がりを見せる．③数珠状に連続するとともにhalo内に4個以上含むポートリエ微小膿瘍の形成も見出される．

表1 早期菌状息肉症の決め手となる組織所見

①MFを支持する所見
・Epidermotropism
・Papillary dermal fibrosis（wiry collagen）
②MFを否定する所見
・Necrotic keratinocytes 　（three or more throughout the lesion）
・Spongiosis
・Vacuolar degeneration of basement membrane

▶2：Epidermotropism（表皮向性）は表皮へリンパ球が親和性（affinity）を示すことで，一般的にMFに限定して使用されるが，広い意味で使用されることもある．そういった混乱を防ぐためMFでない場合はexocytosisという用語が用いられることが多い．

▶3：**類乾癬**
- 類乾癬のうち，斑状（局面状）はさらに径5cmを境に小斑状（small plaque type）と大斑状（large plaque type）に分けられる．
- 滴状類乾癬は斑状（局面状）および苔癬状とは本質的に異なる疾患とみられており，MFへ全く移行しない．
- 小斑状類乾癬はMFへの移行が非常に稀で実際の臨床ではMFとして扱われていない．一方，大斑状と苔癬状類乾癬はMFへ移行しうる．
- 治療としては，いきなりMFとして扱うのではなく，ステロイド軟膏の外用（抗ヒスタミン剤の内服併用）による保存的な治療を試み，PUVA（psoralen-ultraviolet A）療法を含む光化学療法，電子線などの放射線療法，免疫療法などを積極的に併用していくかについては，組織学的所見が重用視されている．

着眼ポイント keypoint：菌状息肉症の早期診断には，haloを有する異型リンパ球が表皮基底層に線条に並ぶ，いわゆる真珠の首飾り様分布に着目することが大切である．

9 診断クルー diagnostic clue ▶ 明瞭な花むしろ状増殖と蜂巣状外観
Storiform pattern and honeycomb appearance

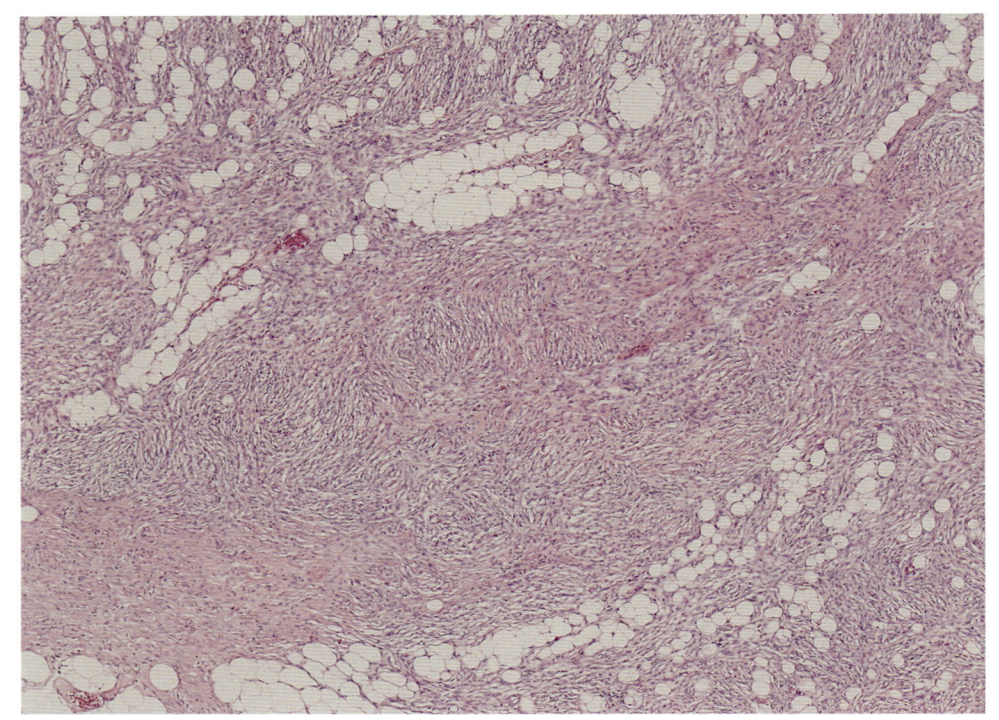

▲図1 紡錘形細胞が storiform pattern を示しながら，皮下組織，さらに脂肪織に浸潤し honeycomb pattern を呈している．

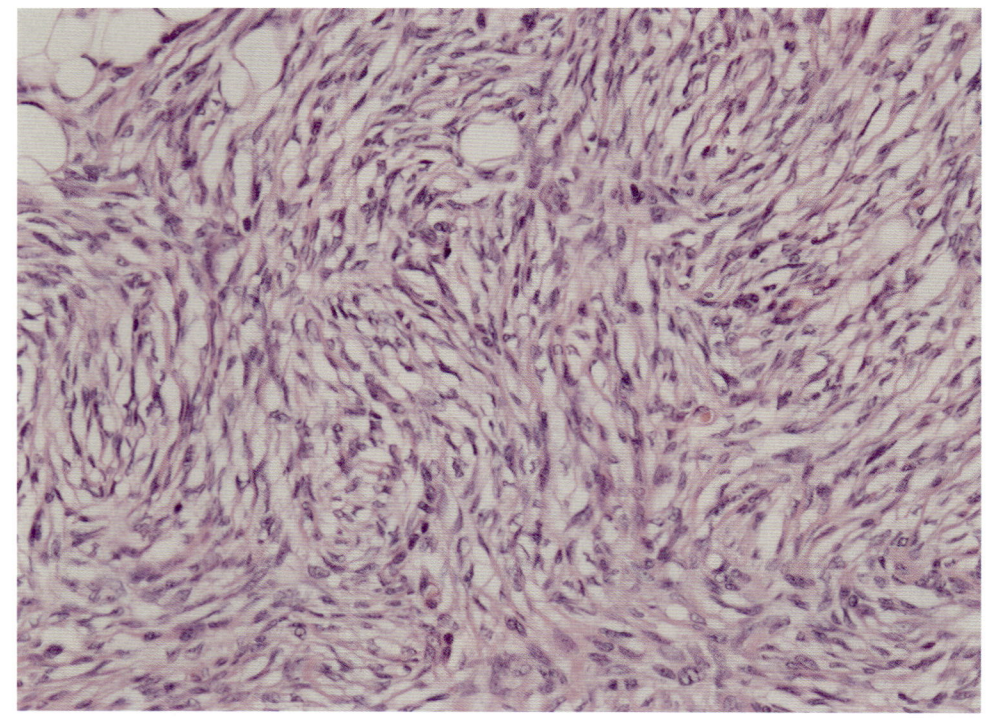

▲図2 隆起性皮膚線維肉腫における storiform pattern は皮膚線維腫よりも明瞭なことが多く，紡錘形細胞の細胞密度が高く，炎症細胞や組織球（泡沫細胞）などの介在は目立たない．

疾患 disease

隆起性皮膚線維肉腫
Dermatofibrosarcoma protuberans（DFSP）

Storiform pattern について

- 皮膚や骨軟部に発生する間葉系腫瘍の鑑別では，増殖している細胞の配列パターンを認識することが重要である．紡錘形細胞が毛細血管ないしは無構造物を中心に放射状の渦巻き像を呈する場合，これがcartwheel（荷車などの"車輪"）に似ていることからcartwheel appearanceと呼称される．

- 1つの組織像で，cartwheel appearanceが多数認められる場合，その細胞配列が，"rush mat"，すなわちイグサでできた花むしろの織目模様に似ていることからstoriformと呼ばれる．

- Cartwheelないしはstoriform patternを示す皮膚・軟部腫瘍は多いが，その代表的なものをMemo 16に示したので参考にされたい．

疾患概念

- 隆起性皮膚線維肉腫（dermatofibrosarcoma protuberans，DFSP）では，Grenz zoneはみられず，紡錘形細胞がレース状もしくはhoneycomb patternを呈し，皮下組織へ浸潤性に増殖する像がみられる（図1）．

- DFSPのstoriform patternは皮膚線維腫（dermatofibroma，DF）のそれと比較すると，明瞭できれいな花むしろ状パターンを呈することが多く，その密度も高く，炎症細胞や組織球（泡沫細胞）の介在は乏しい（図2）．

- DFSPが線維肉腫（fibrosarcoma，FS）へのprogressionを生じた場合，紡錘形細胞の配列パターンは，storiform patternからherringbone patternへと変化する．Herringbone[1]はニシンの骨状という意味であるが，馴染み深いのはツイードのジャケットに古くから使用されている織目のherringboneであろう．DFSPが再発を繰り返す場合や，初診においても巨大な腫瘍である場合には，DFSPにFSを合併していることが珍しくない．その際は上記のパターン変化に注意すべきであるが，パターン変化のみならず，FS部分ではDFSP部分に比較して細胞密度が高く，細胞異型と核分裂像の増加が認められる点も記憶に留めておく必要がある．

鑑別診断

- DFとDFSP，もしくはDFSPとFSの鑑別が困難な場合は，免疫組織化学を施行する．

- DFSPの紡錘形細胞は通常CD34がびまん性に陽性で，Factor XIIIa，S-100蛋白，desminやα-SMAなどは陰性となる．一方，DFでは，多数のFactor XIIIa陽性細胞が認められ，CD34は陰性である．また，DFSPにfibrosarcomatous componentが生じると，FSの部分ではCD34が陰性化する．

Note 皮膚線維腫（DF）

- DFは真皮表層から深層（時には皮下組織表層）に増殖する病変で，腫瘍性か反応性かが議論されてきたが，自然消退はほとんどなく，局所再発することから腫瘍性病変という考え方が一般的である．
- 比較的ふっくらした紡錘形細胞が膠原線維の沈着や硝子化を背景にstoriform patternを呈しながら増殖する．診断クルー3で述べられているようにdirty finger signやGrenz zoneが認められるのが特徴である．
- 通常，皮下組織を巻き込んでも，honeycomb状の浸潤性増殖はみられず，膨張性発育を示す．

▶1：腫瘍の大部分がherringbone patternを伴っている場合には"FS arising in DFSP"と診断される．DFSPからFSへのprogressionにはマイクロサテライトの不安定とp53の変異が，各々早期と後期のイベントとして生じている可能性が示唆されている．

Pitfall CD34の免疫組織化学の評価における注意点

特に皮膚で問題となるのは，熱処理による抗原賦活化により，必ずしもDFでCD34が完全に陰性とはならない点と，DFにおいても特に腫瘍辺縁部の真皮に存在する線維芽細胞の一部に染色性が認められる点である．その点を十分考慮して鑑別診断を行う必要がある．

着眼ポイント keypoint　真皮から皮下にかけてstoriform patternが明瞭に認められ，脂肪組織への浸潤（honeycomb appearance）が認められる場合には隆起性皮膚線維肉腫を考える．

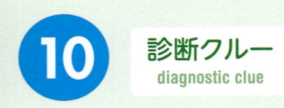

10 診断クルー diagnostic clue ▶ 脂肪性腫瘍におけるフィブリン血栓
Fibrin thrombi（＝hyaline thrombi）in lipomatous tumor

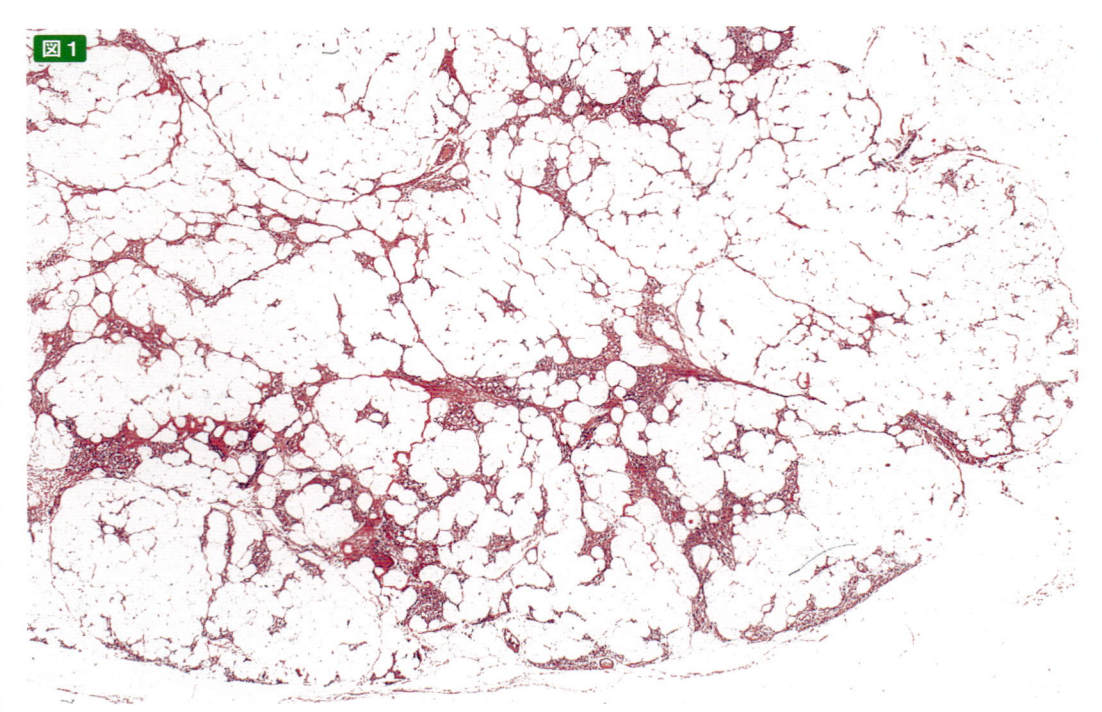

▲図1　成熟脂肪組織と血管成分が混在する境界明瞭な腫瘍である．

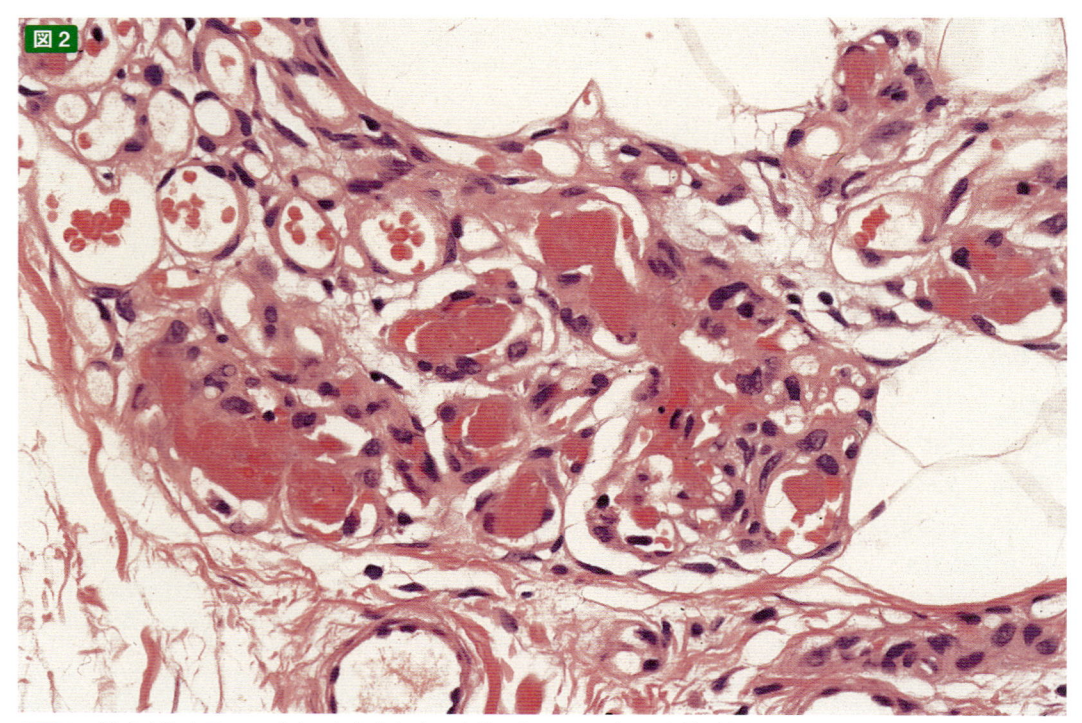

▲図2　濃く赤染するフィブリンを主体とする血栓であるフィブリン血栓が多数認められる．

疾患 disease ▶ 血管脂肪腫 Angiolipoma

疾患概念

- 軟部腫瘍のうち脂肪細胞と血管成分のみから成る腫瘍は血管脂肪腫（angiolipoma）と呼ばれるが，時に血管成分が少なく脂肪腫とのみ呼べばよいのか，その他の脂肪細胞由来の腫瘍や，退縮し脂肪細胞の混入を伴う血管腫なのか診断に苦慮することがある．その場合に診断クルーとなる組織所見が毛細血管内にみられるfibrin thrombi（フィブリン血栓，線維素血栓）である．
- フィブリン血栓は hyaline thrombi（硝子様血栓）とも呼ばれるが，本稿では fibrin thrombi という用語を用いる．

臨床

- 血管脂肪腫は主として若年者の前腕の有痛性皮下結節としてみられることが多く，顔面，頭部，手足などにはほとんどみられない．単発よりも多発性のものが多い．
- 血管脂肪腫は痛みを伴い，その痛みが診断の参考となる腫瘍の1つである．このように痛みが参考となる皮膚・軟部腫瘍はENGLANDの語呂合わせで覚えておくと便利である．Memo 13 を参照されたい．また，痛みを伴う軟部腫瘍の鑑別診断を Memo 20 に記載したので，参考にされたい．Memo 13 と Memo 20 では多少重複する疾患があるが，このような鑑別診断を知っておくことは重要であり，ぜひとも記憶しておきたいものである．

組織所見

- 血管脂肪腫は，成熟脂肪組織と血管成分が混在する境界明瞭な腫瘍で（図1），血管成分は通常腫瘍の辺縁部に密度が高く，この部分を注意深く観察するとフィブリン血栓が必ず確認できる（図2）．フィブリン血栓はHE染色では毛細血管などの小血管内に濃く赤染するフィブリンを主体とする血栓として認識できるが，PTAH染色を行えば，青藍色に染色されて同定が容易である（図3）．
- 血管脂肪腫の組織像において，脂肪成分が多い場合には通常の脂肪腫との鑑別を要するし，血管成分が多い場合には血管系の腫瘍との鑑別を要する．特に注意しておきたいのは脂肪成分がきわめて少なく，血管成分が標本の大部分を占める場合である．このような特殊型は富細胞性血管脂肪腫（cellular angiolipoma）と呼ばれ，カポジ肉腫や血管肉腫などと誤診される場合があるが，フィブリン血栓はその鑑別点の1つとなる重要な所見である．

▲図3　血管脂肪腫におけるフィブリン血栓．フィブリン血栓は，PTAH染色では青藍色に染色され，同定が容易である（PTAH染色）．

Note 胃前庭部毛細血管拡張症（gastric antral vascular ectasia, GAVE）

- この疾患は臨床医がその存在を認識していないとなかなか生検されない．Watermelon stomach と別称されるように，線条に発赤した粘膜ひだがスイカのしま模様の外観を想起させる内視鏡所見が特徴的である．
- 臨床的には持続性の鉄欠乏性貧血を有する高齢者の女性に多く，組織学的には粘膜固有層（lamina propria）において fibromuscular hyperplasia や拡張した血管がみられ，フィブリン血栓を認める（図4）．

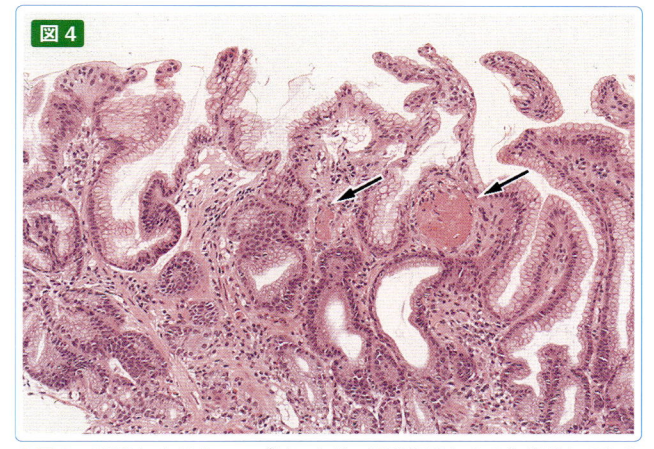

▲図4　GAVEにおけるフィブリン血栓．胃幽門部からの生検標本であるが，粘膜固有層では軽度の fibromuscular hyperplasia がみられ，拡張した血管内にフィブリン血栓（矢印）が認められる．

Note
播種性血管内凝固症候群（disseminated intravascular coagulation, DIC）ではフィブリン血栓がみられることが多いが，DICの剖検症例でフィブリン血栓を認めやすい臓器を Memo 72 に記したので参考にされたい．

着眼ポイント keypoint：軟部腫瘍のうち脂肪細胞と血管成分から成る病変をみた場合，毛細血管内にフィブリン血栓がみられないかを確認することは重要で，血管脂肪腫の診断の手がかりとなる．

11 診断クルー　不規則な形状を示す骨梁
Chinese characters（bizarre shaped bony trabeculae）

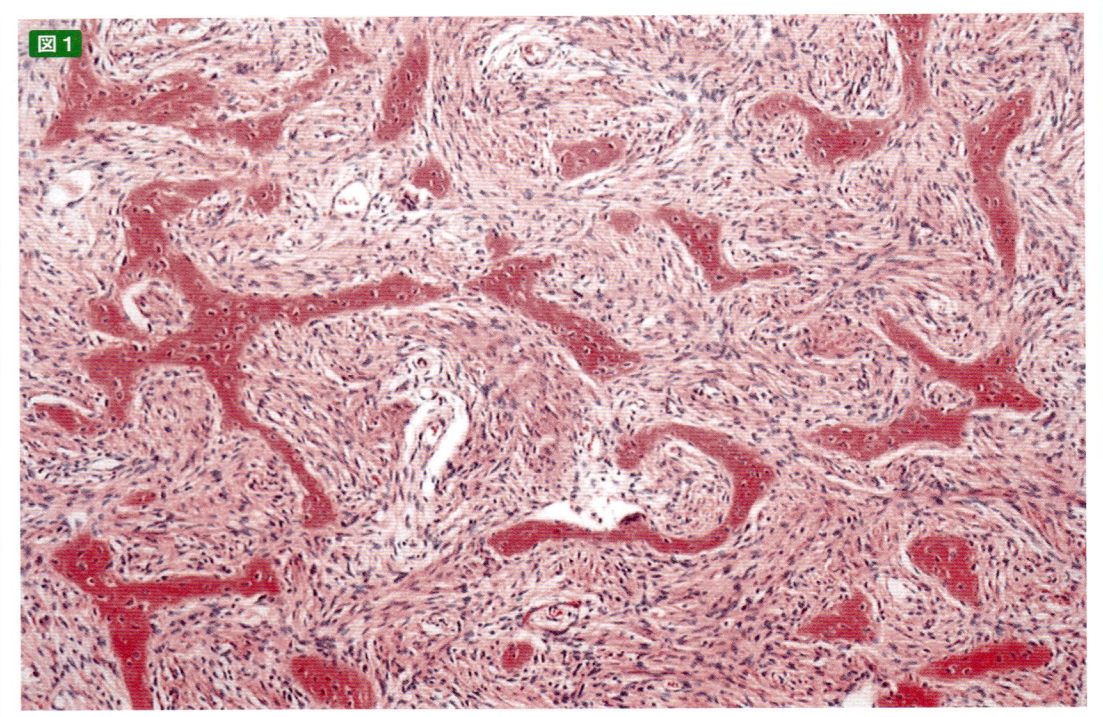

▲図1　未熟で，奇妙な形をした線維性骨の形成がみられ，骨梁間に線維性組織の増生が認められる．その線維芽細胞には異型性はみられない．

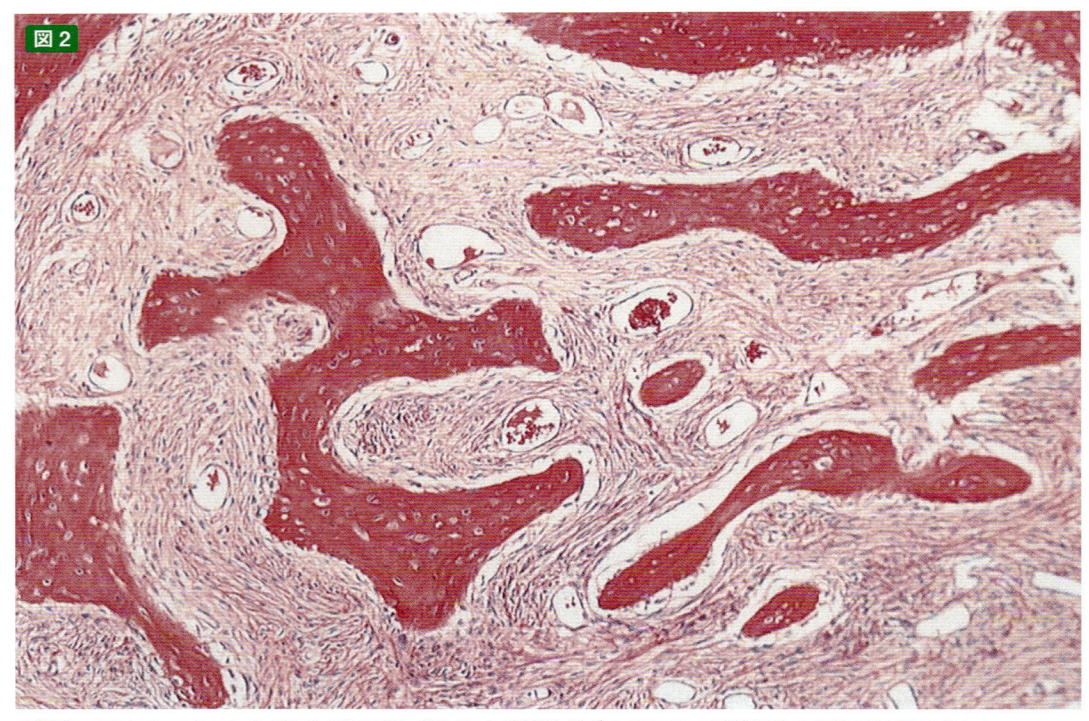

▲図2　アルファベットの"C"や"J"の形に類似した線維性骨がみられる．骨芽細胞の縁取りは認められない．

疾患 disease	**線維性異形成**
	Fibrous dysplasia

疾患概念

- 線維性異形成（fibrous dysplasia）は骨形成障害と考えられ，30歳以下に多く，好発部位は顎骨，頭蓋骨，肋骨，大腿骨などである．

- 単純X線写真では，すりガラス様陰影（ground glass appearance）と呼ばれる骨透亮像が特徴的である．

- 単骨性（monostotic type）もしくは多骨性（polyostotic type）の病変で，単骨性が90%と多いものの，多骨性で皮膚色素沈着，内分泌機能亢進，性早熟（特に女児）を伴う場合にはマックキューン・オールブライト（McCune-Albright）症候群と呼ばれる．

病理所見

- 膠原線維を含む線維性増生を背景に，未熟な，不整形の奇妙な形をした線維性骨（woven bone）が認められる（図1）．診断クルーで取り上げた Chinese characters とは，この所見を欧米の病理医が"漢字"をイメージして呼称[1]したものである．

- 線維性異形成では通常，線維性骨は骨芽細胞の縁取り（osteoblastic rimming）を伴わないとされている（図2）．しかし，腫瘍の辺縁部や若年者における活動性の病変では骨芽細胞が目立つことがある（図3）ので，この所見があるからと言って線維性異形成の診断を除外できない．

- 線維性異形成はその病期（chronology）や部位によりさまざまな組織像を呈するので，組織像に習熟する必要がある．

- 著明なmyxoid changeを伴う症例では線維粘液腫（fibromyxoma）や軟骨粘液線維腫（chondromyxoid fibroma）との鑑別が必要になってくる．また，二次的な動脈瘤様骨嚢腫（aneurysmal bone cyst）様の変化を伴うこともある．

- 肋骨病変では，myxoid change，泡沫細胞，巨細胞の集簇（図4）などの所見を認めることが多い．時に紡錘形細胞が花むしろ状パターン（storiform pattern）を示す場合もある．線維粘液腫と報告されている症例の多くがmyxoid fibrous dysplasia であるとする意見もある．

- 頭頸部，特に頭蓋骨や顎骨では，髄膜腫でみられるようなpsammomatous calcifications を思わせる像を呈することがある（図5）．

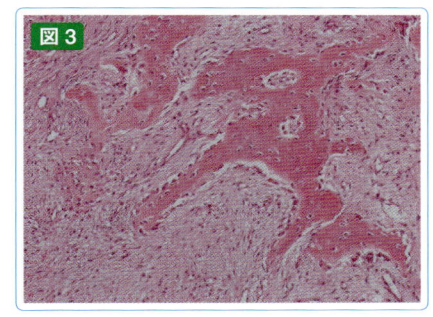

▲図3　線維性異形成．別症例であるが，骨梁に骨芽細胞の縁取り（osteoblastic rimming）が認められる．

▶1：Word アルファベットの"C"や"J"の形に類似していることから alphabet soup pattern（"ローマ字形のパスタを入れたスープ"の意味）あるいは"釣り針状"とも呼ばれる．

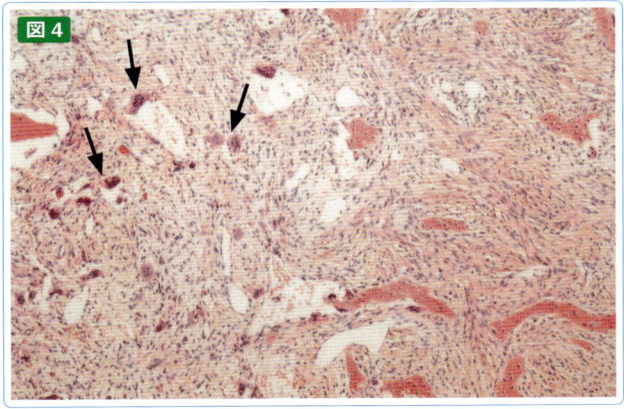

▲図4　線維性異形成．部位によっては巨細胞（矢印）が目立つ部分も存在する．

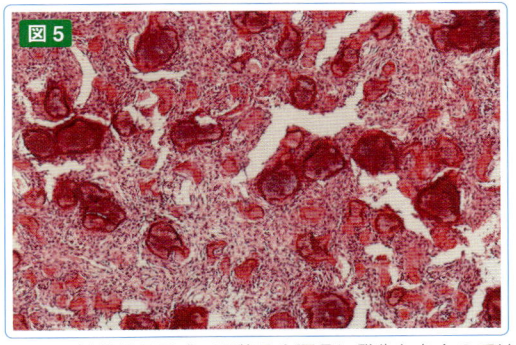

▲図5　線維性異形成．頭蓋骨や顎骨に発生したものでは psammomatous calcifications が目立つことがある．

着眼ポイント keypoint	線維性組織を背景に，未熟で不整形の奇妙な形をした線維性骨（Chinese characters）を認めた場合は線維性異形成を考慮する．

| 12 | 診断クルー diagnostic clue ▶ | 神経節細胞類似の大型細胞 Ganglion-like cells |

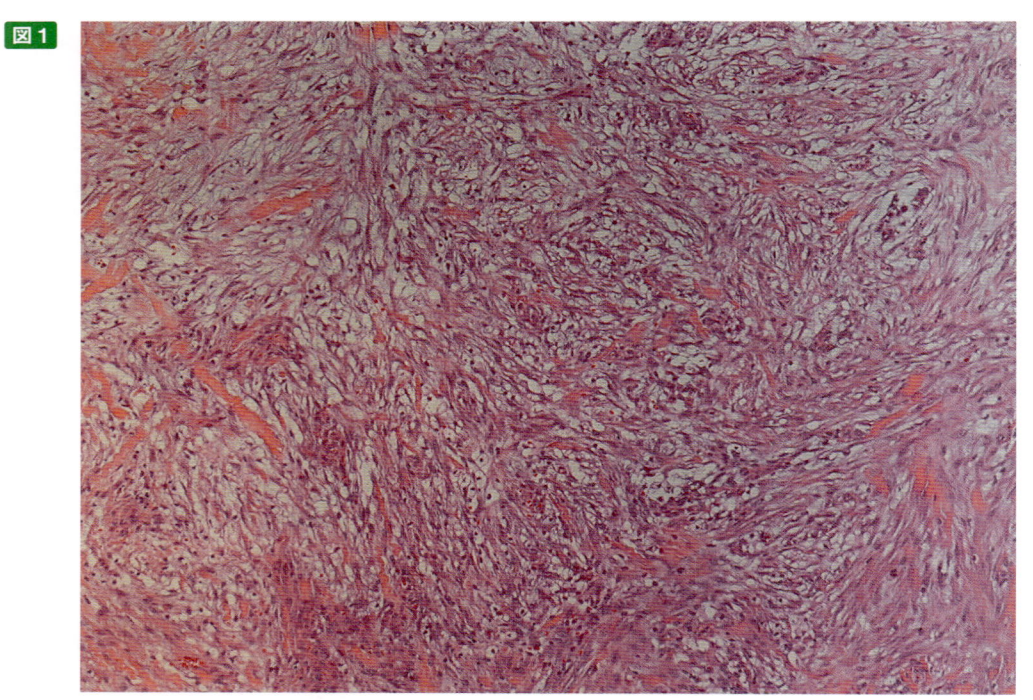

▲図1 結節性筋膜炎．豊富な粘液状基質を背景に，幼若な（筋）線維芽細胞の不規則な増殖がみられ，組織培養状形態，あるいは羽毛状形態と呼ばれる．

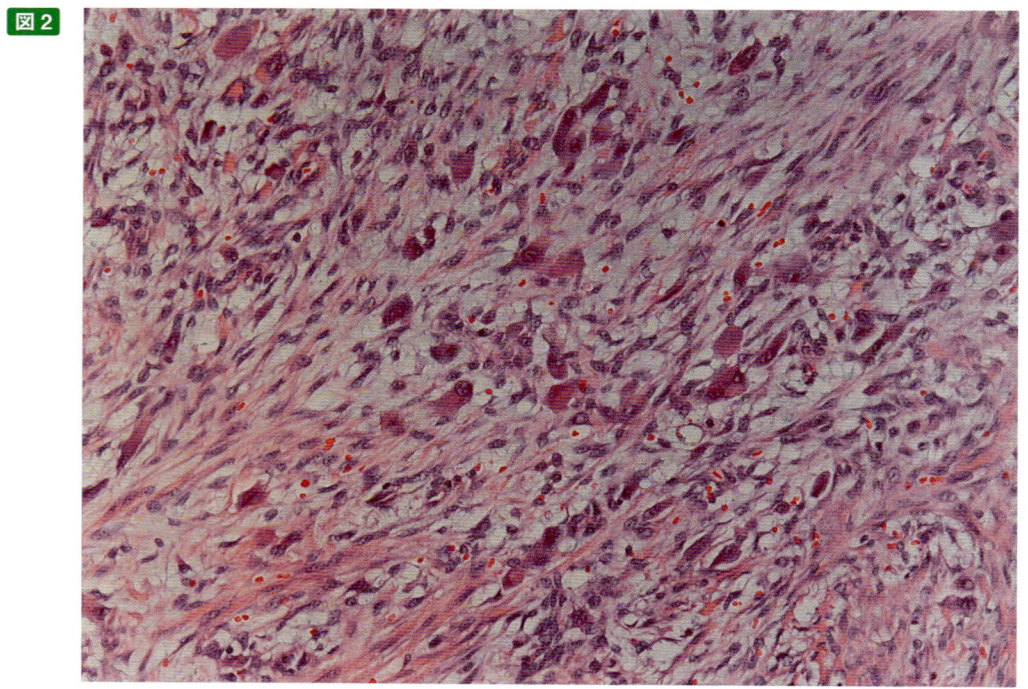

▲図2 増殖性筋膜炎．線維芽細胞性増殖とともに神経節細胞類似の大型の細胞（ganglion-like cells）が認められる．この ganglion-like cells の存在により結節性筋膜炎との鑑別が可能である．

疾患 disease
増殖性筋膜炎
Proliferative fasciitis

増殖性筋膜炎
- 増殖性筋膜炎（Proliferative fasciitis）[1]は，1975年にChungとEnzingerによりpseudosarcomatous processとして記載された疾患で，皮下組織ないしは浅在筋膜に生じ，その組織像の特徴は線維芽細胞性増殖と神経節細胞類似の大型の細胞（ganglion-like cells）である（図2）．
- 好発年齢は40〜70歳で，結節性筋膜炎（nodular fasciitis）より高い．結節性筋膜炎同様，前腕や大腿に好発し，通常1〜3週間で急速に増大し，軽度の圧痛を伴う孤在性の皮下結節として認められる．結節性筋膜炎に比し，若干大きく平均2.5cmで，5cmを超えることは少ない．約1/3の症例で外傷の既往がある．

病理所見
- 肉眼的には境界はやや不鮮明である．
- 組織学的には結節性筋膜炎に類似した幼若な線維芽細胞の増殖がみられる．間質はcollagenous，edematousないしはmyxoidで，種々の炎症細胞浸潤が認められる．そして，神経節細胞類似の大型の円形ないし卵円形の核を有し，細胞質が豊富で好塩基性ないし両染性を示すいわゆるganglion-like cellsを認める．
- Ganglion cellsやganglion-like cellsが認められる疾患をMemo 21に記したので参考にされたい．

鑑別診断
- 結節性筋膜炎の他，①横紋筋肉腫（rhabdomyosarcoma），②類上皮血管内皮腫（epithelioid hemangioendothelioma），③神経節神経腫（ganglioneuroma）などが挙げられるが，①では免疫組織化学にてdesminが陽性，②ではCD31やCD34が陽性であること，③は後縦隔や後腹膜が好発部位であり，腫瘍内のganglion cellsがneurofilamentやsynaptophysinに陽性となる．
- 結節性筋膜炎との鑑別点はMemo 22にまとめたので参考にされたい．

結節性筋膜炎（nodular fasciitis）
- 粘液成分の多いmyxoid typeでは発病から切除までの期間が短いことが多く，膠原線維の豊富なfibrous typeでは切除までの期間が長く，細胞成分に富むcellular typeはその中間である．
- 経時的変化に伴い，組織培養状形態（tissue culture-like appearance）[2]が目立つもの，mitosisが目立つもの，あるいは境界が明瞭なものなど種々のバリエーションを示す．
- 境界が明瞭な症例では他の良性腫瘍と，またmitosisが目立つ症例では悪性腫瘍と診断しないよう注意が必要である．

▶1：増殖性筋膜炎と増殖性筋炎（proliferative myositis）の違いは主として発生部位のみで，前者が皮下であるのに対し，後者の増殖性筋炎は筋肉内に発生する．すなわち増殖性筋炎は増殖性筋膜炎のintramuscular counterpartに相当する．したがって，厳密な意味では増殖性筋膜炎と増殖性筋炎の両者ともganglion-like cellsが診断クルーになる．

➡ 結節性筋膜炎の特殊型・類縁疾患をMemo 23に記したので参考にされたい．

Note
- 稀ではあるが，神経線維腫が交感神経節に及び神経節神経腫に似た像を呈することがあり，特に術中迅速診断時にその鑑別に難渋することがある．腫瘍成分としてのganglion cellsと腫瘍に巻き込まれたganglion cellsとの鑑別のポイントをMemo 24にまとめたので参考にしていただきたい．
- 鑑別のポイントは，2核ないし多核のganglion cellsの有無，ganglion cellsの異型性の有無，外套細胞（衛星細胞，satellite cell）の有無である（図3）．ただし，外套細胞に関しては，稀に認めることもある．

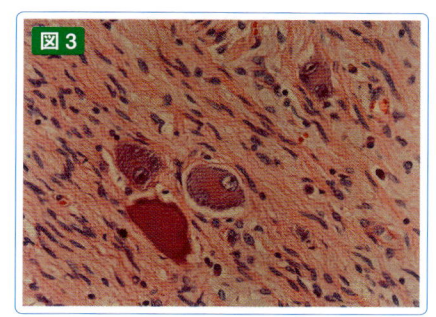

▲図3　神経節神経腫でみられる腫瘍成分としてのganglion cellsでは，細胞質を取り囲むようにして存在する扁平な支持細胞，すなわち外套細胞はみられず，2核のganglion cellsもみられる．

▶2：結節性筋膜炎でみられる組織培養状形態あるいは羽毛状形態（feathery pattern）と呼ばれる（筋）線維芽細胞の増生（図1）が増殖性筋膜炎で認められることは少ない．

着眼ポイント keypoint
増殖性筋膜炎と増殖性筋炎の両者とも，神経節細胞類似の大型の細胞であるganglion-like cellsが診断クルーとなる．また，ganglion-like cellsの存在は結節性筋膜炎との鑑別にも有用である．

13 診断クルー ▶ 裂隙様腔
Cleft-like spaces (scattered slit-like vascular channels)

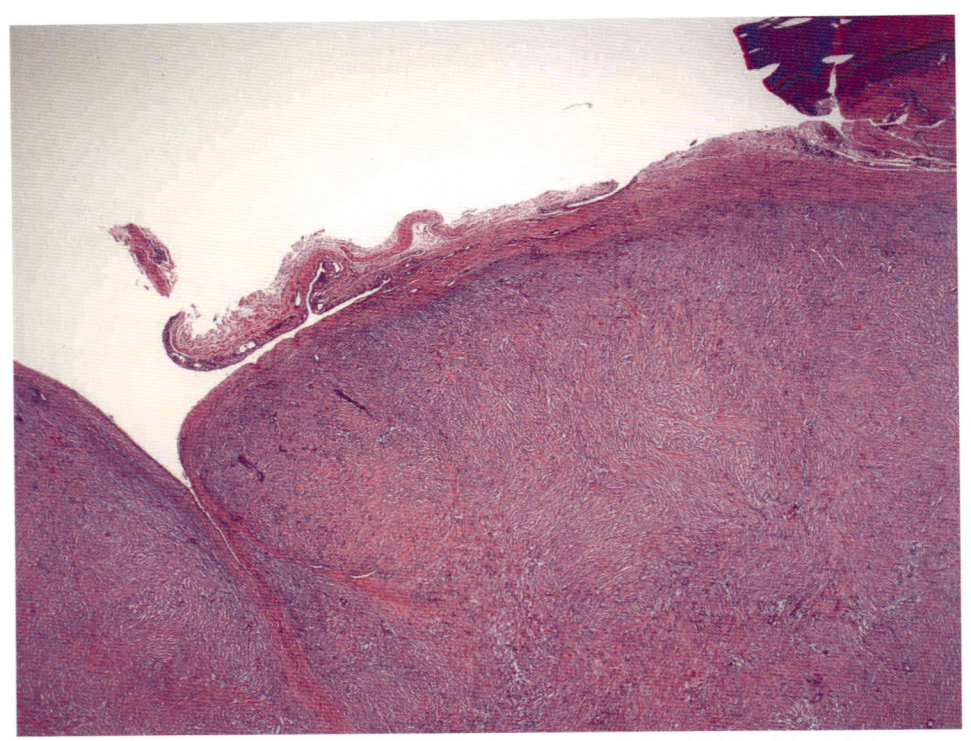

▲図1 弱拡大では，病変は境界明瞭で分葉傾向が認められる．辺縁の被膜との間に cleft-like space が形成されている．

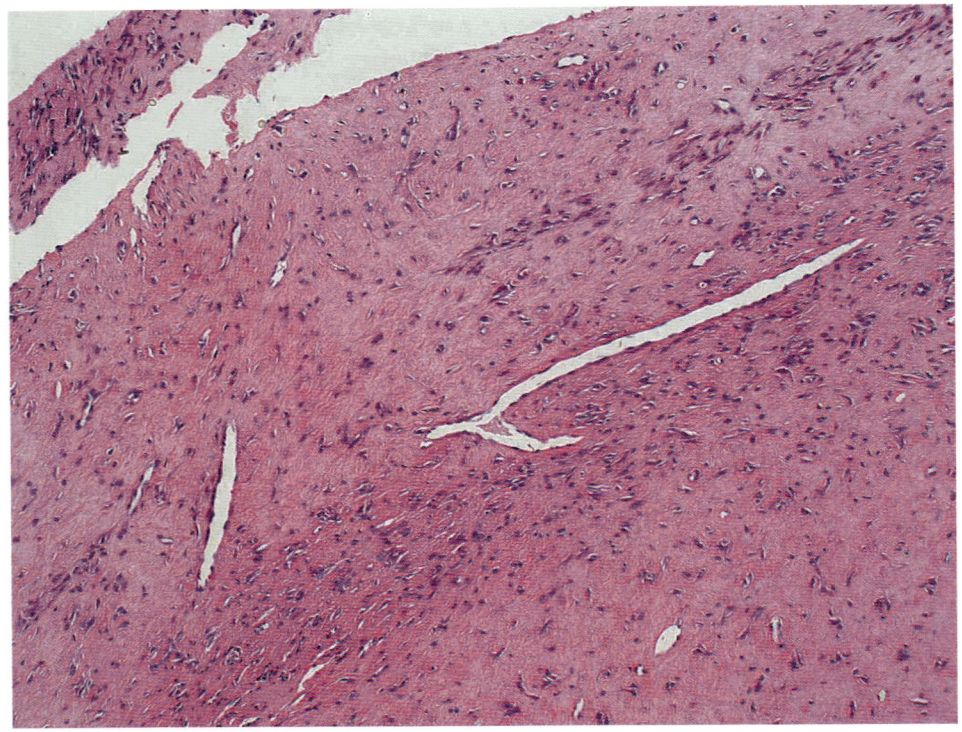

▲図2 硝子様の間質がみられ，elongated cleft-like spaces が認められる．

疾患 disease　腱鞘線維腫
Fibroma of the tendon sheath

概要

- 病理標本作製時の人工産物として比較的遭遇することが多いものの1つに裂隙（cleft）がある．その代表的なものとして，基底細胞癌の腫瘍巣と間質組織との間，スピッツ母斑（Spitz nevus）の母斑細胞巣と表皮との間やコレステリン沈着部に認められる裂隙などが挙げられる．今回取り上げた診断クルーは，標本作製過程でみられる裂隙とは若干異なり，線維性腫瘍で認められる，cleft-like spaces（裂隙様腔）である．

- Cleft-like spaces[1]は腱鞘線維腫（fibroma of the tendon sheath）で認められる組織所見の1つで診断クルーとなる所見である．弱拡大でみた場合に辺縁において目につきやすい所見で，分葉状構造を形成する部分にみられる傾向があり（図1），腫瘍内にも散見される（図2）．このspaceを裏打ちする細胞は，免疫組織化学的にFactor VIII-related antigenが陽性で，真の血管腔であろうと考えられている．

▶1：Word　Cleft-like spacesの別称として，pseudoglandular space，slit-like vascular space，dilated or slit-like channelsなどがある．WHO分類ではscattered slit-like vascular channelsと記載されている．

➡ 腱鞘線維腫の主な鑑別疾患とその鑑別点をMemo 17に示したので参考にされたい．

腱鞘線維腫（fibroma of the tendon sheath）

- 腱鞘線維腫は，腱あるいは腱膜に付着して生じる良性の線維性結節状病変で，ほとんどが四肢に発生し，特に指，手，手首に多く認められる．

- 20〜50歳の成人の男性に多く，大部分は2cm以下で，約1/3の患者で疼痛・圧痛が認められる．約9%の症例で外傷の既往がみられる．

- 肉眼的には，境界明瞭かつ分葉状で，その割面は一様で，灰色から真珠様の白色である．組織学的には線維芽細胞，筋線維芽細胞から成り，cleft-like spacesが認められ（図2），細胞成分に富む場合（cellular phase）や細胞に乏しく硝子化した膠原線維を認める場合（collagenous phase）がある（図3）．

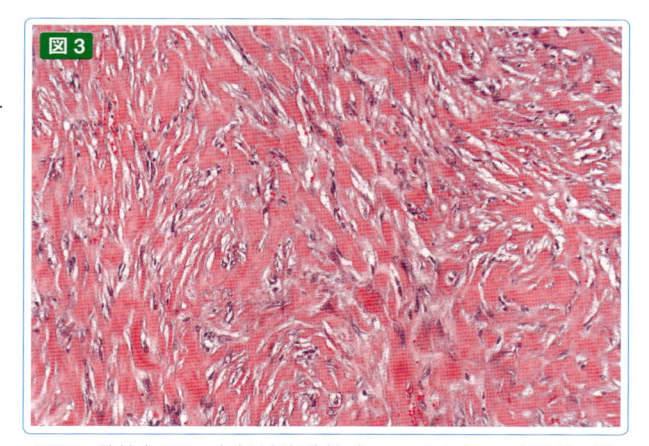

▲図3　強拡大では，病変は低細胞性（hypocellular）で，好酸性で硝子化したcollagenousな間質にまばらに紡錘形細胞が認められる．

線維腫（fibroma）

- 一般に，線維腫とは線維成分の増生から成る良性腫瘍，すなわちbenign fibrous tissue tumorに冠される名称である．前述した疾患（fibroma of the tendon sheath）以外でfibromaの名称がつく主要な疾患と特徴をMemo 18に記したので参考にされたい．

着眼ポイント keypoint	四肢にみられる線維芽細胞，筋線維芽細胞から成る線維性腫瘍において，散在性にcleft-like spacesを認めた場合には腱鞘線維腫を考慮すべきである．

参考文献
1) Heckert R, Bear J, Summers T, et al.: Fibroma of the tendon sheath – a rare hand tumor. Pol Przegl Chir 2012, 84: 651-656
2) Marrouche N, Kurban M, Salman S, et al.: A symptomatic solitary nodule over the right hand. Fibroma of tendon sheath（FTS）. Int J Dermatol 2012, 51:1277-1278

14 診断クルー diagnostic clue ▶ エンペリポレーシスを伴う泡沫状組織球
Foamy histiocytes with lymphocyte emperipolesis

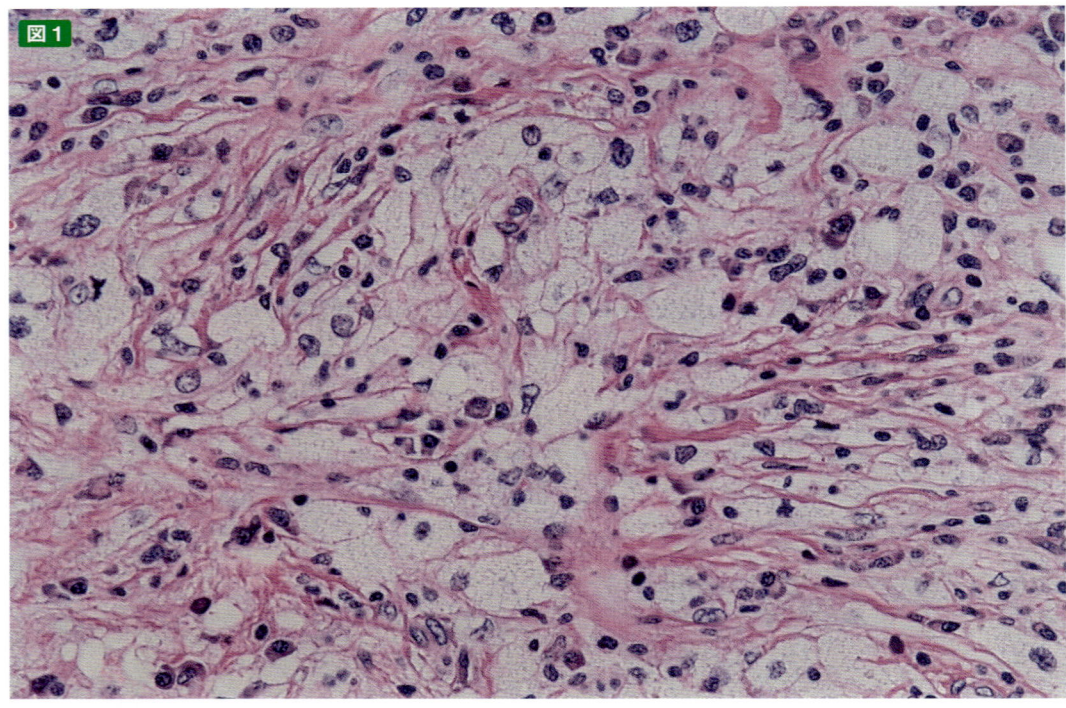

▲図1 皮膚から採取された組織で，泡沫状の組織球の集蔟とともに，その細胞質にリンパ球の取り込み像であるエンペリポレーシスが認められる．

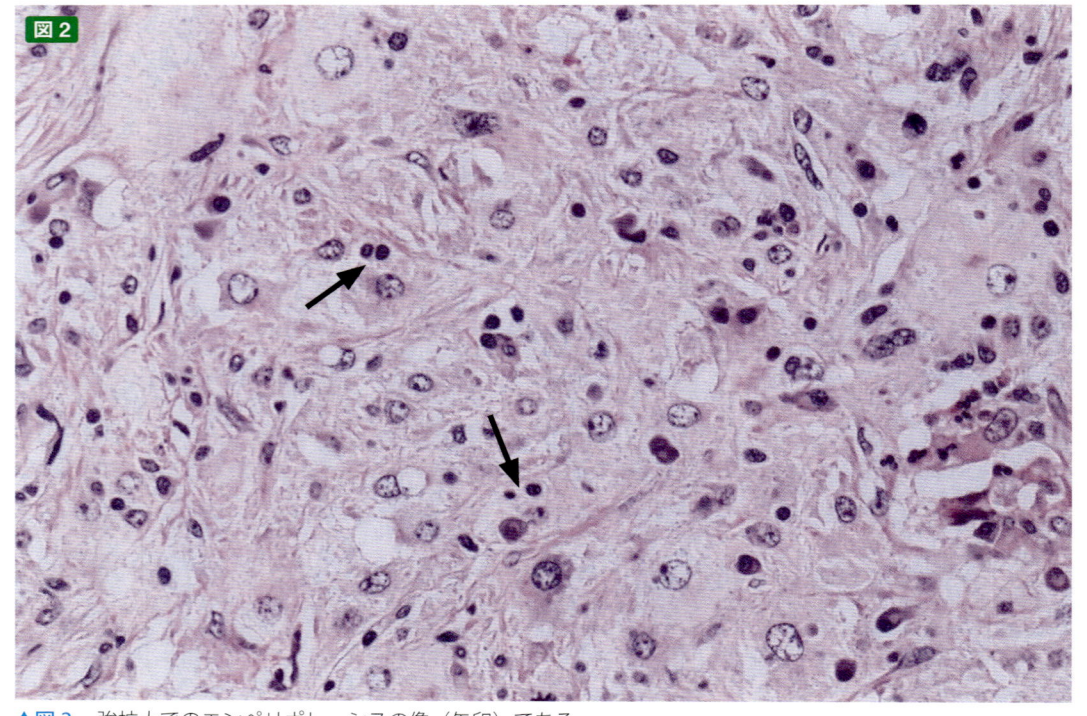

▲図2 強拡大でのエンペリポレーシスの像（矢印）である．

疾患 disease ▶ Rosai-Dorfman 病
Rosai-Dorfman disease

疾患概念
- 1966年に Azoury と Reed により発表された症例報告（N Engl J Med 1966, 274：928-930）が第1例と考えられるが，今日では1969年および1972年に報告した二人の病理医名にちなんで，Rosai-Dorfman disease として広く知られている．
- 黒人発症例が相対的に多いとされ，日本での報告は稀である．
- 主にリンパ節において病変が認められるが，それ以外にも皮膚，皮下組織，眼窩，眼瞼，消化管，唾液腺，髄膜，脾臓，骨などほとんどの臓器において節外性（extranodal）の報告がある．節外性のものは Rosai-Dorfman disease 全体の約30％を占める．

臨床像
- Rosai-Dorfman disease は組織球の良性増殖性疾患と考えられるが，その病因は未だ十分に解明されていない．無痛性の頸部リンパ節腫脹を認め，小児では発熱，貧血，血沈の亢進などがみられることが多い．リンパ節における病変は，頸部リンパ節についで，鼠径リンパ節，腋窩リンパ節，縦隔リンパ節に好発する．
- 好発年齢は若年者で，その平均年齢は20.6歳で，若干男性に多い．通常，臨床経過は良好で，死亡例の報告はきわめて少ない．

組織所見
- 今回取り上げた foamy histiocytes with lymphocyte emperipolesis, すなわちエンペリポレーシス[1]を伴う泡沫状組織球は，Rosai-Dorfman disease の診断クルーとなる所見である（図1, 2）．
- リンパ節の病変では被膜の肥厚とリンパ洞の著明な拡張がみられ，大型組織球の増殖を認める．リンパ組織は萎縮性で，拡張したリンパ洞内に前述した特徴を有する組織球を多数認める．
- 髄質には形質細胞の浸潤を認める．節外性の症例においても形質細胞浸潤がみられるが，弱拡大でみるとリンパ濾胞が散見され，一見炎症性の病変のようにみえる場合がある（図3）．
- 間質に微小膿瘍（microabscess）が存在する場合には感染の可能性が示唆される．

鑑別診断
- 反応性の洞組織球症（sinus histiocytosis），黄色肉芽腫性炎症（xanthogranulomatous inflammation），黄色腫（xanthoma），良性線維性組織球腫（benign fibrous histiocytoma）などの良性疾患に加え，炎症性筋線維芽細胞性腫瘍（inflammatory myofibroblastic tumor），ランゲルハンス細胞組織球症（Langerhans cell histiocytosis）[2]，悪性リンパ腫（malignant lymphoma）などが鑑別診断として挙がる．

▶1：エンペリポレーシス（emperipolesis）
- Emperipolesis とは，ギリシア語で em ＝ inside, peri ＝ around, polemai ＝ wander about を意味することから，「細胞の内外をうろつく」という意味で，いわゆる"貪食作用 phagocytosis"とは若干異なり，取り込まれる細胞は消化・破壊されない．
- リンパ節における病変では，組織球の細胞質に多数のリンパ球が取り込まれて細胞質にリンパ球が詰め込まれたような像を呈することもある．
- 頻度としては低いが，組織球が形質細胞や好中球，赤血球を包み込むような像をみることもある．いずれもエンペリポレーシスの像である．

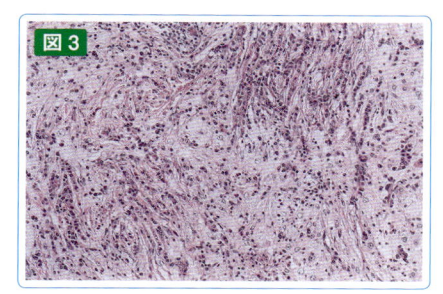

▲図3 皮膚腫瘍として認められた症例であるが，形質細胞浸潤が索状ないしは線状に認められると同時に，それらに接する形で大型泡沫状組織球の増生がみられる．

Note
- Rosai-Dorfman disease では，形質細胞浸潤は必ずと言っていいほどみられる第2の診断クルーとも言える大切な所見である．
- Rosai-Dorfman disease で認められる組織球は，免疫組織化学的には S-100 蛋白が陽性，CD1a が陰性である．また，多くの症例で組織球のマーカーである CD68 が陽性である．なお，背景に認められるリンパ球は T 細胞性と B 細胞性のものが混在する．

▶2：ランゲルハンス細胞組織球症では S-100 蛋白と CD1a のいずれもが陽性である．

着眼ポイント keypoint | Rosai-Dorfman disease では，大型の泡沫状組織球がみられ，その細胞質にリンパ球の取り込み像であるエンペリポレーシスが認められる．また，形質細胞浸潤も特徴の1つである．

15 診断クルー diagnostic clue ▶ 線維粘液性腫瘍における巨大膠原ロゼット
Giant collagen rosettes in fibromyxoid tumor

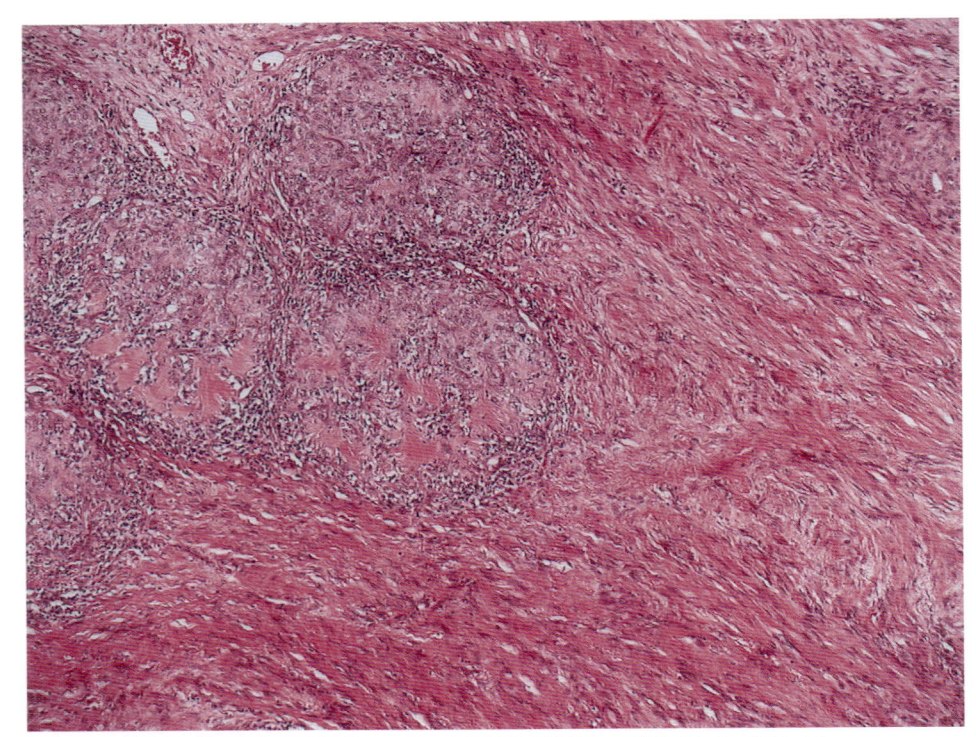

▲図1　線維性組織のなかに結節状のロゼット様構造が集簇して認められる（図左上）.

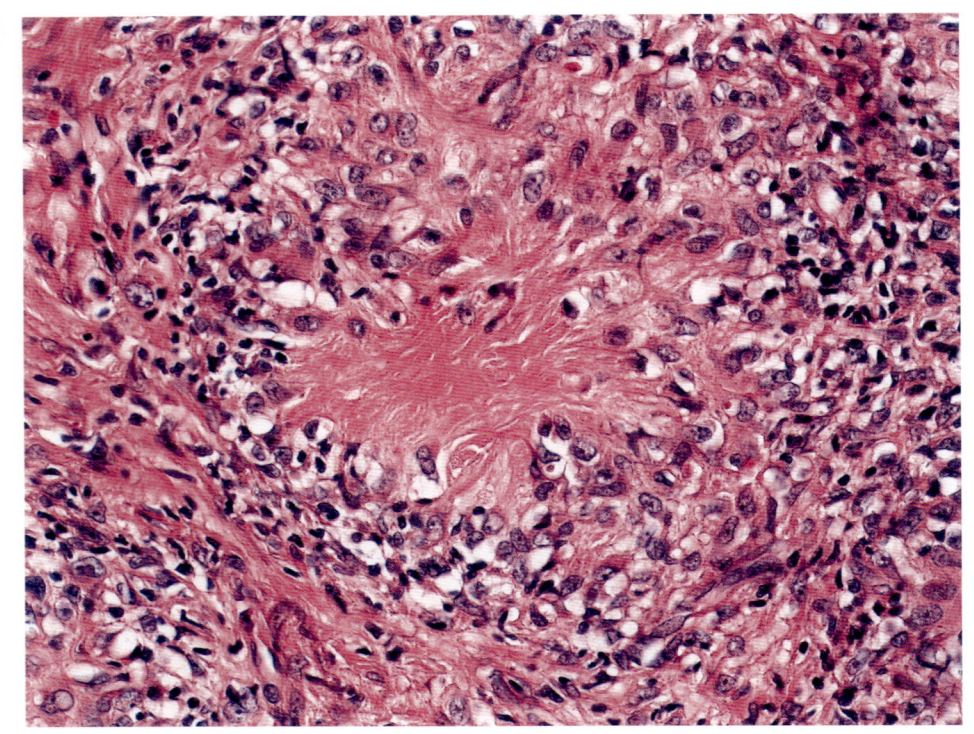

▲図2　図1の強拡大．ロゼットの性状はさまざまで，線維化の強いものから細胞成分に富むものまである．周囲にはリンパ球浸潤も認められる．

疾患 disease
低悪性度線維粘液性肉腫
Low-grade fibromyxoid sarcoma

概要

- 通常のロゼットとは異なり，線維粘液性腫瘍で稀に認められる特異な巨大膠原ロゼット（giant collagen rosettes）がある．1997 年 Lane らはこの特徴的なロゼットを有する線維粘液性腫瘍を hyalinizing spindle cell tumor with giant rosettes（HSCTGR）として報告した．

- その後，HSCTGR はそれ以前に報告されていた低悪性度線維粘液性肉腫（low-grade fibromyxoid sarcoma，LGFMS）と同一の腫瘍であることが証明され，現在はその同義語として知られている．

LGFMS / HSCTGR

- LGFMS[1] は若年から中年成人に多い腫瘍で，好発部位は大腿などの四肢近位部と体幹である．緩徐に増大する深部の無痛性の腫瘤として見出されることが多い．大部分は 5～10cm 大の境界明瞭な腫瘤であり，壊死を認めることはほとんどない．

- 組織所見は，線維性ないし粘液状の基質を背景として異型に乏しい紡錘形細胞が増殖しており（図3），その中に大型のロゼット様構造が散在性ないし集簇して認められることがある（図1）．

- 典型的なロゼットは中心が放射状の膠原線維の沈着から成り，その辺縁を単層ないし数層の類円形の細胞が取り囲んでいる（図2）．ロゼット様構造の性状はさまざまで，中心に類円形細胞や小血管が豊富なものから，ほぼ全体が硝子化を示すものまで多様性がある．またロゼット周囲にリンパ球浸潤を認めることもある（図2）．

- ほとんどの領域では異型性が乏しいが，一部では細胞密度を増し，低悪性度線維肉腫を思わせるような領域が含まれていることがある．

- LGFMS の約 3 割で giant collagen rosettes が認められる．

- LGFMS の診断には，特異性と感度に優れた免疫組織化学的マーカーとして MUC4 が用いられる．その他，EMA や smooth muscle actin との反応性も報告されている．ロゼットを構成する類円形細胞は S-100 蛋白，CD57，NSE に陽性になることがある．

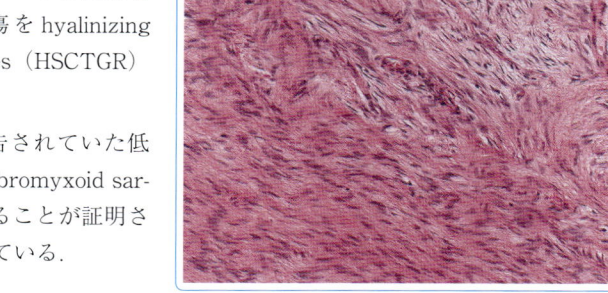

▲図3 LGFMS. 異型性の目立たない紡錘型細胞の増殖がみられ，線維成分に富む領域と粘液性基質が豊富な領域が混在している．

▶1：最近，LGFMS と硬化性類上皮線維肉腫（sclerosing epithelioid fibrosarcoma，SEF）との関連性が指摘され，注目を集めている．SEF で LGFMS の所見を併せ持つ例や LGFMS の特異的融合遺伝子である FUS-CREB3L2 を検出した例が報告されている．

Note 鑑別診断
類似したロゼット様構造は，シュワン細胞腫，悪性末梢神経鞘腫瘍，平滑筋腫，骨肉腫などでも認められることがある．シュワン細胞腫でみられるロゼットも膠原線維から成る中心を持つが，腫瘍細胞がびまん性に S-100 蛋白陽性を示す．同様に深在性の平滑筋腫で稀に認められるロゼットも，腫瘍細胞が desmin や smooth muscle actin 陽性を示すことで鑑別できる．

Note 予後
細胞異型は軽度で増殖能も低いことが多いが，長期間にわたる経過観察では半数近くの症例に転移，再発が認められ，腫瘍死をきたすことも稀ではない．

➡ 種々のロゼット構造を Memo 27 に記したので参考にされたい．

着眼ポイント keypoint	線維粘液状基質を有する紡錘形細胞性腫瘍には，良性・境界・悪性にわたる種々の腫瘍が含まれ正確な診断が重要である．しかし，特徴的な所見が少ないこともある．その場合，giant collagen rosettes が見つかれば低悪性度線維粘液性肉腫が示唆される．

参考文献
1) Lane KL, Shannon RJ, Weiss SW: Hyalinizing spindle cell tumor with giant rosettes. Am J Surg Pathol 1997, 21: 1481-1488
2) Evans HL: Low-grade fibromyxoid sarcoma. Am J Surg Pathol 1993, 17: 595-600
3) Folpe AL, Lane KL, Paull G, et al.: Low grade fibromyxoid sarcoma and hyalinizing spindle cell tumor with giant rosettes. Am J Surg Pathol 2000, 24: 1353-1360

1 ピットフォール Pagetoid spread を呈する皮膚腫瘍
Skin tumors with pagetoid spread

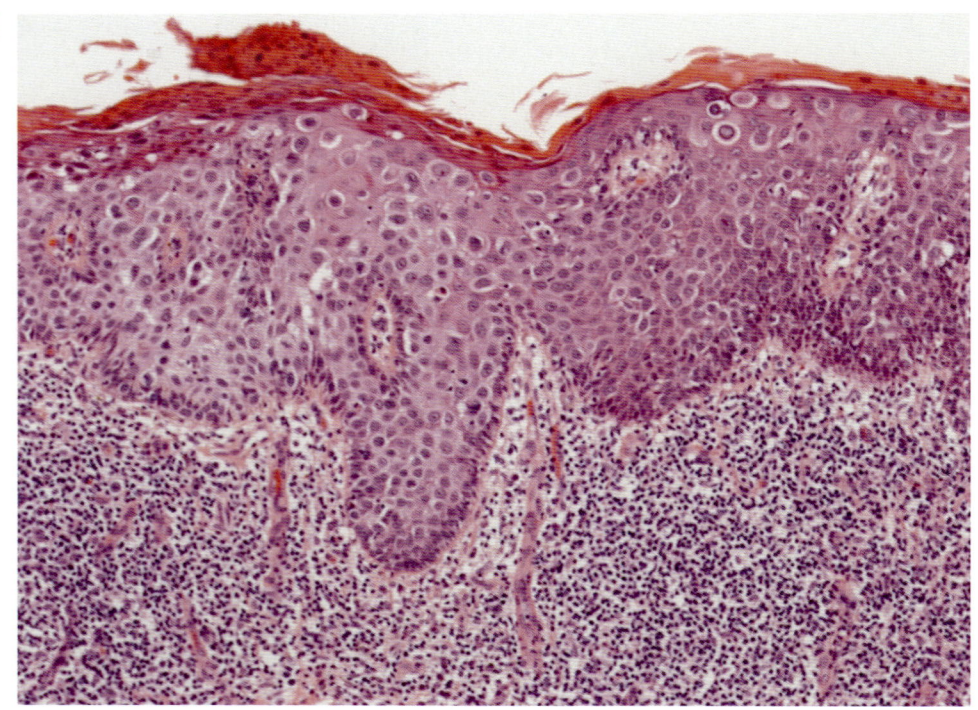

▲図1 異型細胞が表皮の全層にわたり不規則に分布している．表皮基底層は置換されずに残存しているようにみえる．この症例はボーエン病である．

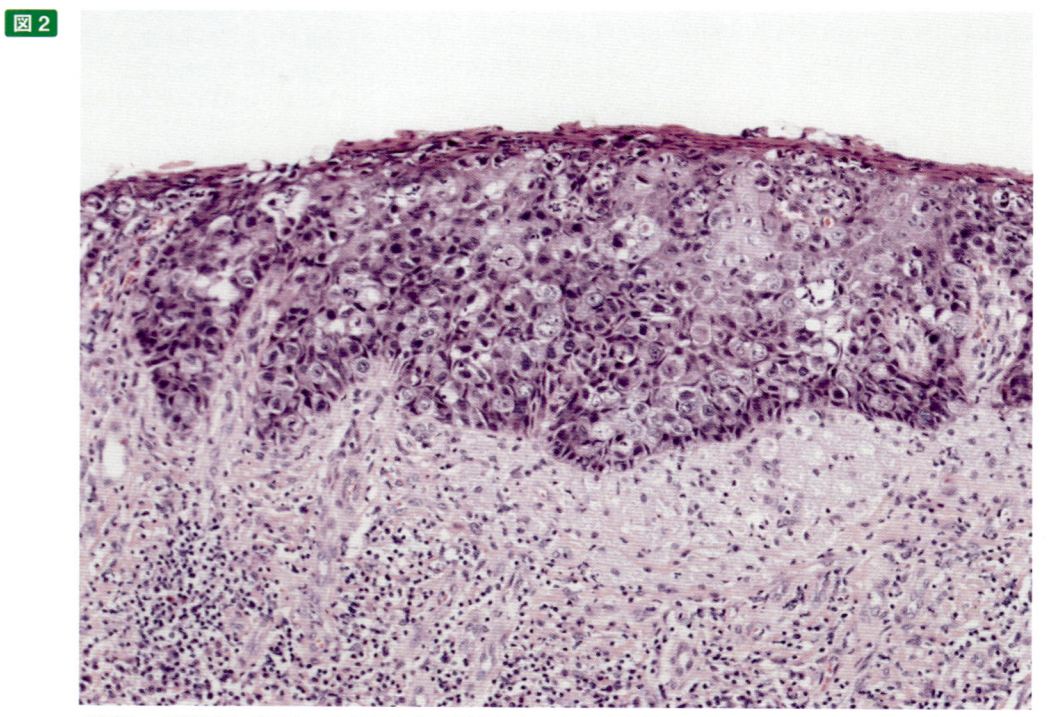

▲図2 異型細胞が表皮の全層にわたり孤在性ないしは小胞巣を形成し認められる．異常核分裂像も認められる．この症例は乳房外パジェット病（外陰部）である．

Pagetoid spread

- パジェット病（Paget disease）では，大型で核小体の目立つ異型細胞（Paget 細胞）が特徴的で，腫瘍細胞は個々に，あるいは小胞巣を形成し，表皮内に広がる．腫瘍細胞がパジェット病でみられるような表皮内進展を示すことを pagetoid spread という．

- Pagetoid spread という用語は，悪性黒色腫の場合に使用されることが多いが，その場合は厳密に言うと pagetoid spread of melanocytes となる．すなわち，pagetoid spread は nonmelanocytic lesion にも使用される用語である．

- よく似た用語にパジェット現象（Paget phenomenon）があるが，これは表皮内に角化細胞以外の腫瘍細胞が増殖するものをいう．これに対して，表皮内に周囲の角化細胞と形態が異なる腫瘍細胞が境界明瞭な胞巣を形成して増殖したものを Borst-Jadassohn phenomenon（of intraepithelial epithelioma）と呼ぶ．単に Jadassohn phenomenon ということもある．Borst-Jadassohn phenomenon は良性，悪性いずれの疾患でもみられるが，良性例としては脂漏性角化症（clonal seborrheic keratosis），単純性汗腺棘細胞腫（hidroacanthoma simplex），澄明細胞性棘細胞腫（clear cell acanthoma），悪性例としてはボーエン病，基底細胞癌，汗孔癌（特に intraepidermal malignant eccrine poroma）などがある．

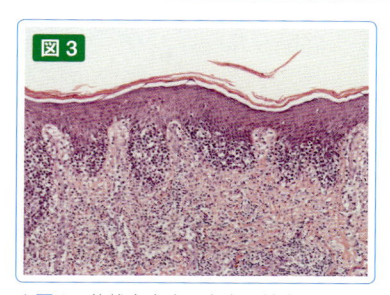

▲図3 菌状息肉症．表皮の基底側よりの半分が異型細胞で置換され，pagetoid spread を呈している．

Pagetoid spread を示す疾患

- Pagetoid spread を示す疾患には，melanocytic lesion としては，①表在拡大型悪性黒色腫（superficial spreading melanoma），②母斑細胞母斑（melanocytic nevus：pagetoid Spitz nevus, nevus of special sites, recurrent nevus, congenital nevus など）が，non-melanocytic lesion としては，③パジェット病，④乳房外パジェット病，⑤ボーエン病（Bowen's disease），⑥日光角化症（actinic keratosis），⑦菌状息肉症（mycosis fungoides，図3），⑧脂腺癌（sebaceous carcinoma），⑨ランゲルハンス細胞組織球症（Langerhans cell histiocytosis），⑩汗孔癌（porocarcinoma）などがある．

- 鑑別点としては，臨床症状は言うまでもなく，各疾患のポイントとなる所見に着目することが大切である．たとえばパジェット病では異型細胞が小胞巣のみならず，一部に腺腔を形成することがあり，このような所見を手がかりに HE 標本で診断が可能なこともある．また，パジェット病では表皮内に進展した腫瘍細胞の細胞質内にメラニン顆粒を認めることがあるという点を知っていれば悪性黒色腫と誤診することもない（図4）．この点を知っていることにより，乳頭や外陰部の細胞診標本において，メラニンが存在する所見がパジェット病の診断の一助となることもある．診断困難例では，特殊染色や免疫組織化学を行い，総合的に判断する必要がある．

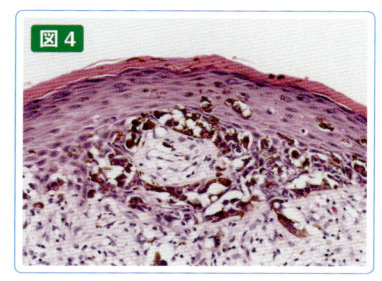

▲図4 乳房パジェット病．表皮・真皮境界部を中心に異型細胞がみられ，メラニンの沈着が目立つ．一見すると悪性黒色腫を思わせる像である．

> Note パジェット病とボーエン病の鑑別には CK7 が有用とされるが，pagetoid Bowen's disease で CK7 が陽性になるという報告もあり注意が必要である（Arch Pathol Lab Med 2000, 124: 427-430）．

> Note 病変の経時的変化（chronology）
> 炎症性疾患をみた場合に，その疾患の自然史（natural history）を考慮することはきわめて重要である．言い換えると，病変の組織像は時間の経過とともに変化していくため，その経時的変化（chronology），すなわち検体が採取された時期が，初期像，最盛期像，消退像，終末像のどの時期に相当するのかを考慮して診断にあたることが大切である．

着眼ポイント keypoint
腫瘍性病変の診断にあたっては，炎症性疾患と同様に腫瘍の初期像，最盛期像といった経時的変化を考慮することが大切である．それに加えて，治療に伴う修飾像，腫瘍そのものが持つ多彩性，バリエーションなどにも習熟することが大切である．また，ピットフォールに陥らないためには，ひとつの所見に固執することなく，総合的に判断するということも肝に銘じておく必要があろう．

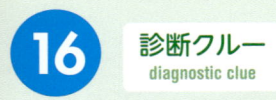

16 診断クルー ケロイド様の線維化に伴う乳管周囲のリンパ球浸潤
Periductal lymphocytic infiltration in the background of dense keloidlike fibrosis

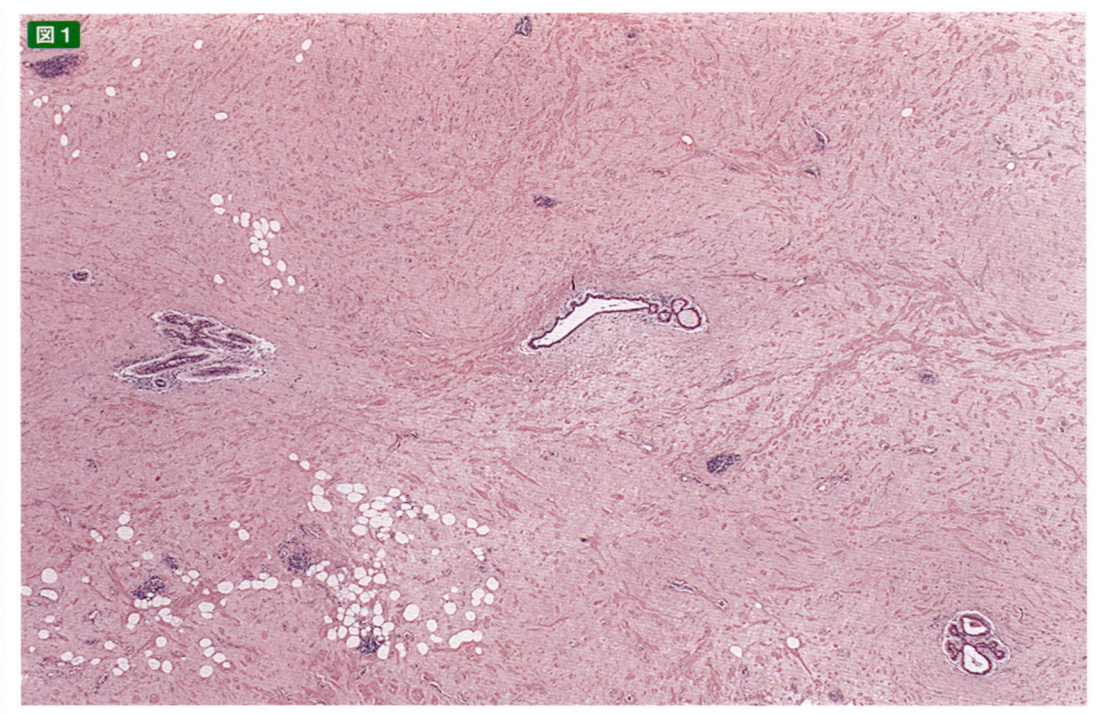

▲図1 糖尿病で follow-up 中の 30 代の女性が左乳腺に腫瘤を自覚し，切除生検が施行された．弱拡大では，乳腺は全体的に萎縮し，著明な線維化が認められる．悪性を示唆する所見はみられない．

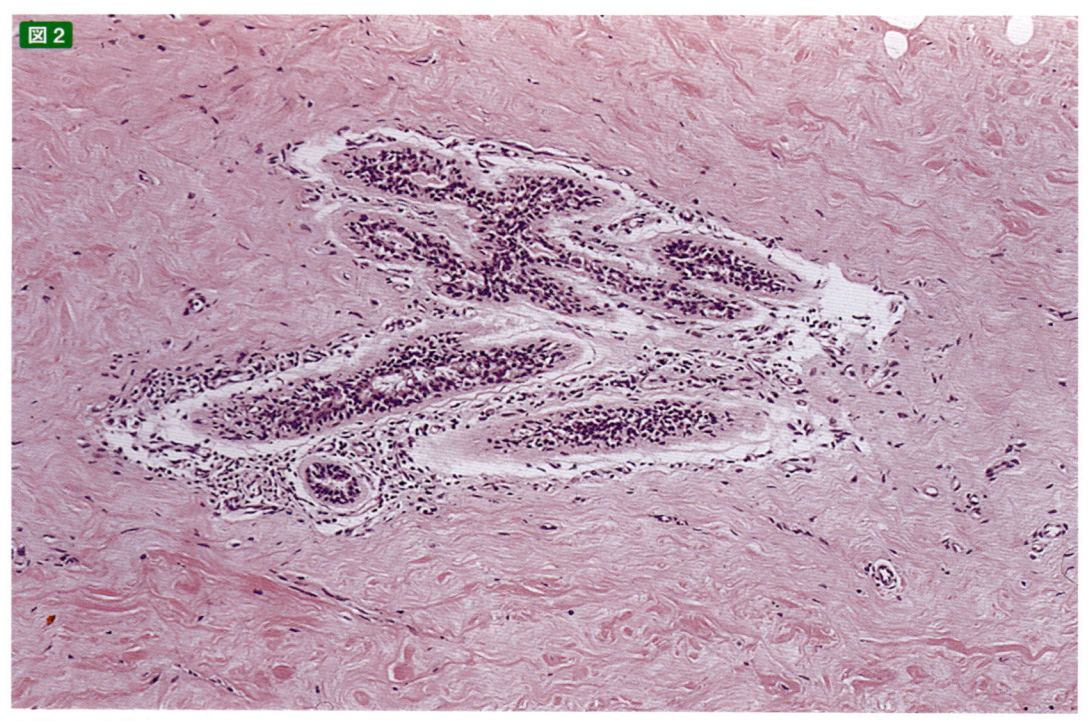

▲図2 強拡大では乳管周囲にリンパ球の浸潤が認められ，その周囲には密な線維化が認められる．

疾患 disease ▶ **糖尿病性乳腺症**
Diabetic mastopathy

疾患概念
- 糖尿病患者にみられる境界やや不明瞭な乳腺腫瘤で，組織学的には間質の線維化と血管や乳管周囲のリンパ球浸潤₁を特徴とする予後良好な病変である．
- 1984年に糖尿病患者において乳腺の線維性間質が増殖し，腫瘤を形成する病変としてはじめて記載された．以後，"インスリン依存型糖尿病患者にみられた乳腺症"，"若年性糖尿病患者にみられたfibrous disease"等と記述されてきた病変である．
- 同義語あるいは類似の疾患として lymphocytic mastopathy, lymphocytic mastitis, sclerosing lymphocytic lobulitis, fibrosis of the breast, fibrous disease, fibrous mastopathy, fibrous tumor, chronic indurative mastitis 等があり，おそらくこれらの疾患は一連のスペクトルと考えられる．

臨床
- ほとんどがインスリン依存型糖尿病患者にみられ，糖尿病患者以外にみられることはきわめて稀である．しかしながら，甲状腺機能低下症や全身性エリテマトーデスの患者での報告例も少数ではあるが認められる．
- 患者の多くは30歳以下の女性で，その多くは20歳あるいはそれ以下の時点でインスリン依存型糖尿病と診断されている．また，患者の半数では糖尿病性網膜症が認められている．

病理所見
- 報告例の腫瘤の大きさは2.0～6.0 cmで，腫瘤としては触知可能ではあるものの，割面の肉眼像は灰白色調で，周囲の乳腺組織との区別がつかず，明瞭な腫瘤としては認識できないことが多い．
- 組織学的には線維芽細胞およびコラーゲンの増生がみられ，密なkeloid-like stroma を認める（図4）．また，血管，小葉，乳管の周囲にリンパ球の集簇がみられる．
- 多角形の上皮様線維芽細胞（polygonal epithelioid fibroblast）の存在を特徴の1つとする報告もある．

鑑別診断
- Fibrocystic disease₂, fibrous disease, MALTリンパ腫（MALT lymphoma）が挙げられる．

治療・予後
- 糖尿病性乳腺症は self-limited な病変で，切除生検を行えば十分で，再発は少ないとされている．

Pitfall この疾患概念を病理医が知らないと，単に"fibrocystic disease"とか"no evidence of malignancy"と診断してしまう可能性がある．

▶1：浸潤するリンパ球は，糖尿病性乳腺症ではB-cellが主体（図3）で，ポリクローナルな増生として認められる．これに対して，nondiabetic mastitis ではT細胞の比率が高いとされているが，B細胞が主体であったという報告もある．

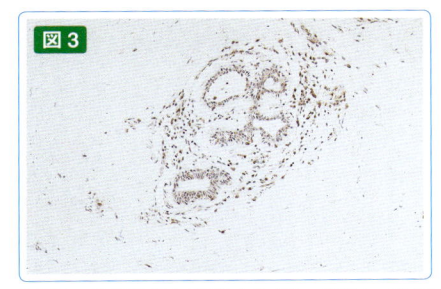

▲図3 乳管周囲に浸潤するリンパ球は，CD20陽性のB細胞が主体である．

Note 穿刺吸引細胞診
患者は境界やや不明瞭な腫瘤を触知し来院することが多く，穿刺吸引細胞診では採取細胞量が少なく，結合組織のみが採取されることが多い．

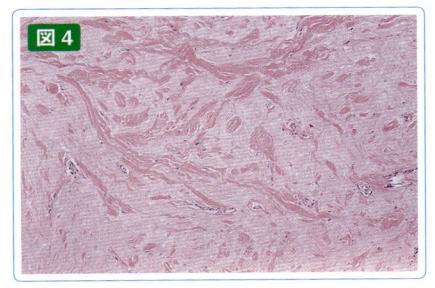

▲図4 間質では線維芽細胞に加えて著明なコラーゲンの増生がみられ，dense keloid-like fibrosisを呈している．

▶2：**Word** Fibrocystic disease は欧米では fibrocystic condition, fibrocystic change とも呼ばれる傾向にあるが，本邦では乳腺症（mastopathy）と呼称されることが多い．

着眼ポイント keypoint 密な keloid-like fibrosis に伴ってみられる乳管周囲のリンパ球浸潤は糖尿病性乳腺症の診断クルーとなる所見である．たとえ病理組織検査依頼書にその病歴が書かれていない場合でも，上記の特徴的な組織像をみた場合には，臨床的に糖尿病をもった患者ではないかを臨床医に問い合わせることが大切である．

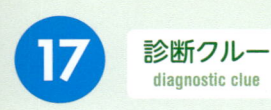

17 診断クルー ▶ 良性の乳管周囲を同心円状に取り巻く小型腫瘍細胞
Targetoid pattern（tumor cells concentrically arranged around ducts）

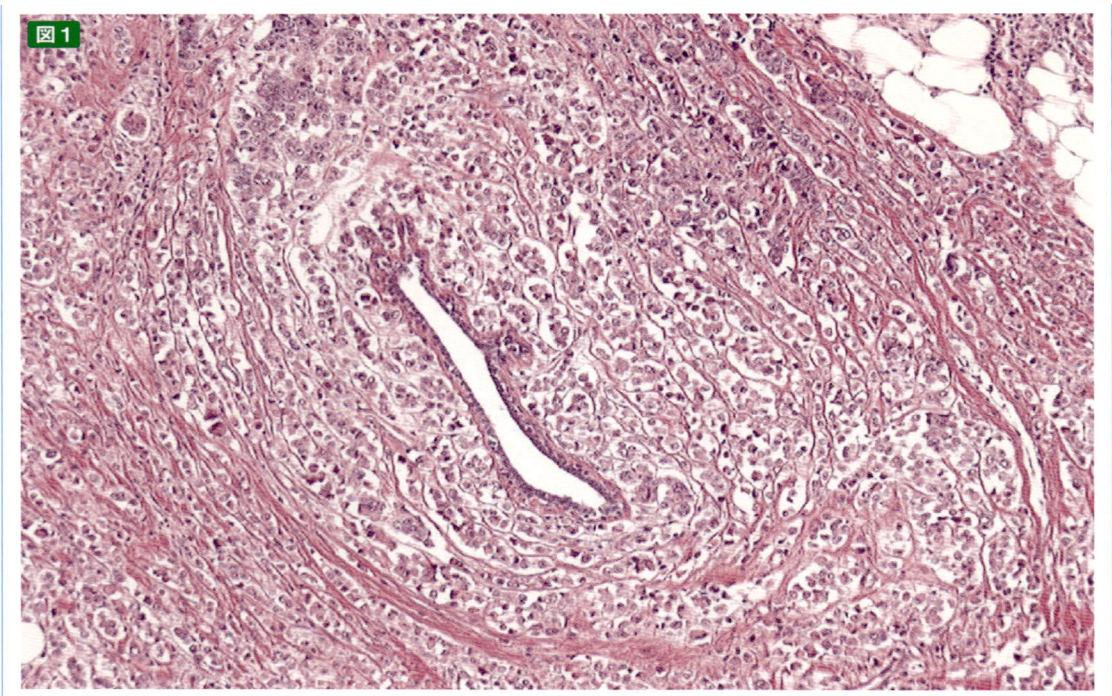

▲図1　良性の乳管周囲を取り巻くように，同心円状に配列する小型の腫瘍細胞が認められる．

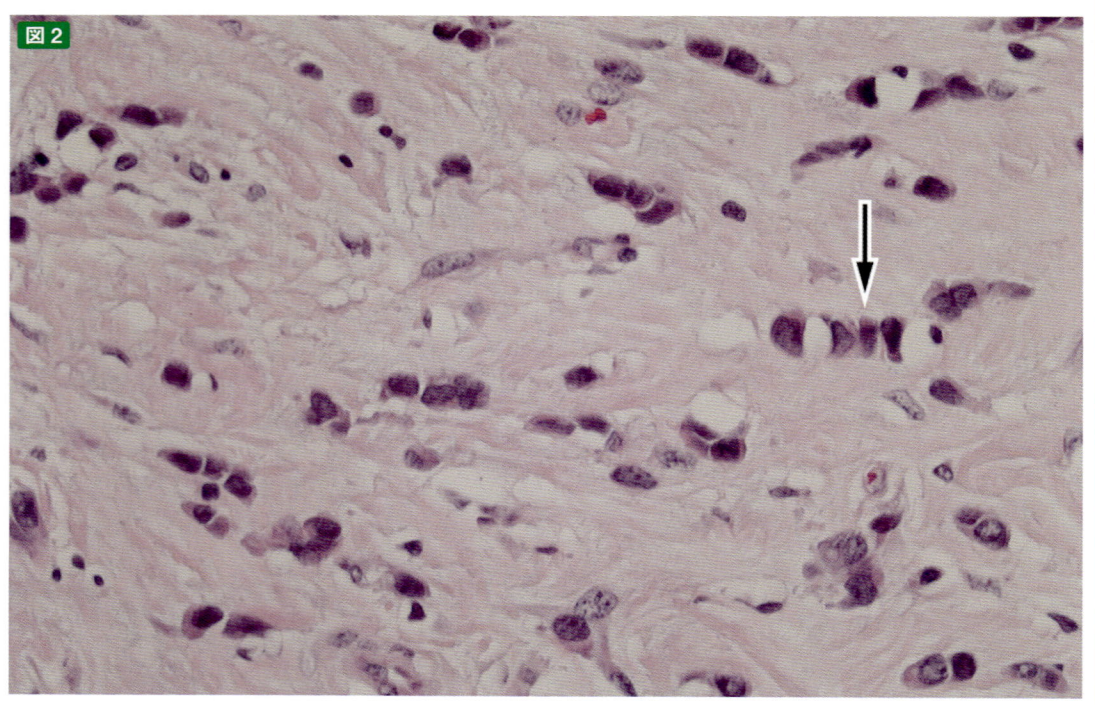

▲図2　腫瘍細胞は細胞内に空胞を持ち，一列に並んで線維性間質に浸潤している（矢印）．腫瘍細胞の結合性は乏しい．

疾患 disease

乳腺の浸潤性小葉癌
Invasive lobular carcinoma of the breast

疾患概念

- 乳癌は非浸潤癌と浸潤癌に分けられるが，大部分は乳管癌（ductal carcinoma）[1]である．欧米では，小葉癌（lobular carcinoma）[1]が乳癌全体の10〜15％に相当するが，本邦では約5％と言われている．ただし，最近ではその頻度は増加傾向にある．

浸潤性小葉癌 (invasive lobular carcinoma) の組織診断に有用な所見

- 弱拡大における targetoid pattern が重要である．Targetoid pattern とは腫瘍細胞が，良性の乳管の周囲を同心円状に取り囲むように1層の線状配列を示しながら増殖する像を指す（図1）．Bull's eye[2] pattern とも呼ばれ，小葉癌に特徴的な所見である．
- また，小葉癌では腺腔形成を伴わない点や個々の腫瘍細胞が小型で形や染色性が均一である点も乳管癌との鑑別に重要である．
- 核分裂像や壊死は目立たないが，腫瘍細胞内に粘液が認められ，細胞質内小腺腔（intracytoplasmic lumina, ICL）を高頻度に認める．さらに，腫瘍近傍に非浸潤性小葉癌（lobular carcinoma in situ）を認めることがある．
- 腫瘍細胞は一般に間質にびまん性に浸潤し，その際 Indian file[3] pattern を示す（図2）．浸潤性小葉癌と硬癌の線状配列の違いは Memo 25 を参照されたい．

臨床

- 小葉癌はどの年齢層にも起こりうるが，浸潤性小葉癌は比較的高齢者に多い．
- 両側発生や多中心性発生の頻度が高く，欧米の報告では両側発生は6〜47％と報告されており，estrogen receptor や progesterone receptor の陽性率も高い．
- 境界不明瞭な腫瘤や乳腺組織の肥厚としてとらえられ，浸潤性のものであっても腫瘤として触知できないことがある．

病理

- 術中迅速診断では，腫瘍細胞をリンパ球や悪性リンパ腫と誤認することがあり，時には永久標本であってもリンパ節転移を見落とすことがあるので，注意が必要である．
- 免疫組織化学では小葉癌では E-cadherin が陰性，乳管癌では陽性で，両者の鑑別に有用である（図3）．
- 浸潤性小葉癌の組織型を Memo 26 に記したので参照されたい．

▶1：欧米では ductal carcinoma と lobular carcinoma の両者の性格を示す carcinoma の場合に，"mixed ductal and lobular carcinoma" という診断名を使用する場合や ductal carcinoma, not otherwise specified（NOS）と診断する場合がある．

▶2：**Bull's eye**
Bull's eye とは "標的の中心" を意味するが，正常の乳管を腫瘍細胞が同心円状に取り囲む像は確かに "的" を連想させるのではなかろうか．稀ではあるが乳管癌においても，乳管を取り巻くように炎症細胞浸潤を認める場合があり，特に迅速診断や針生検では注意が必要である．

▶3：**Indian file**
Indian file の本来の意味は "歩行者などの一列縦隊" を指す．したがって，小葉癌で用いられる場合には，癌細胞が一列に並んで線維性間質に浸潤する状態を指し（図2），Indian filing，Indian-in-a-file，linear file，single file なども同義として使われることがある．ただし，この Indian file pattern は硬癌でも認められるので注意が必要である．

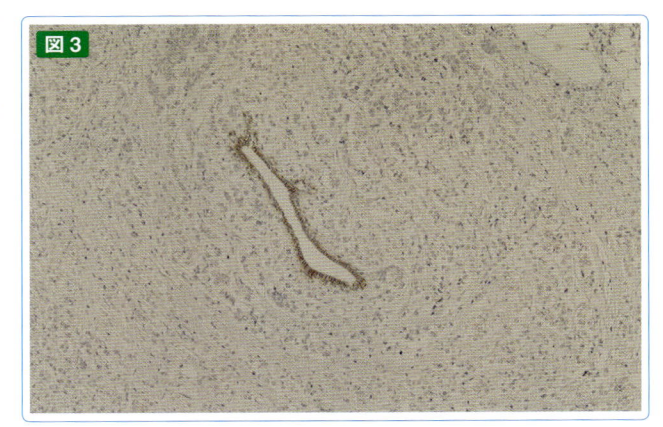

▲図3　E-cadherin の免疫組織化学．浸潤性小葉癌では，通常 E-cadherin は陰性で，組織型のみから判断しにくい浸潤性乳管癌との鑑別診断に有用である．中央部にみられる正常の duct は E-cadherin 陽性である．

着眼ポイント keypoint　腫瘍細胞が，良性の乳管の周囲を同心円状に取り囲むように線状配列を示しながら増殖する像，すなわち targetoid pattern は浸潤性小葉癌の診断クルーである．

18 診断クルー ローゼンタール線維（棍棒状の好酸性無構造物）
Rosenthal fibers (thick, elongated, eosinophilic structures)

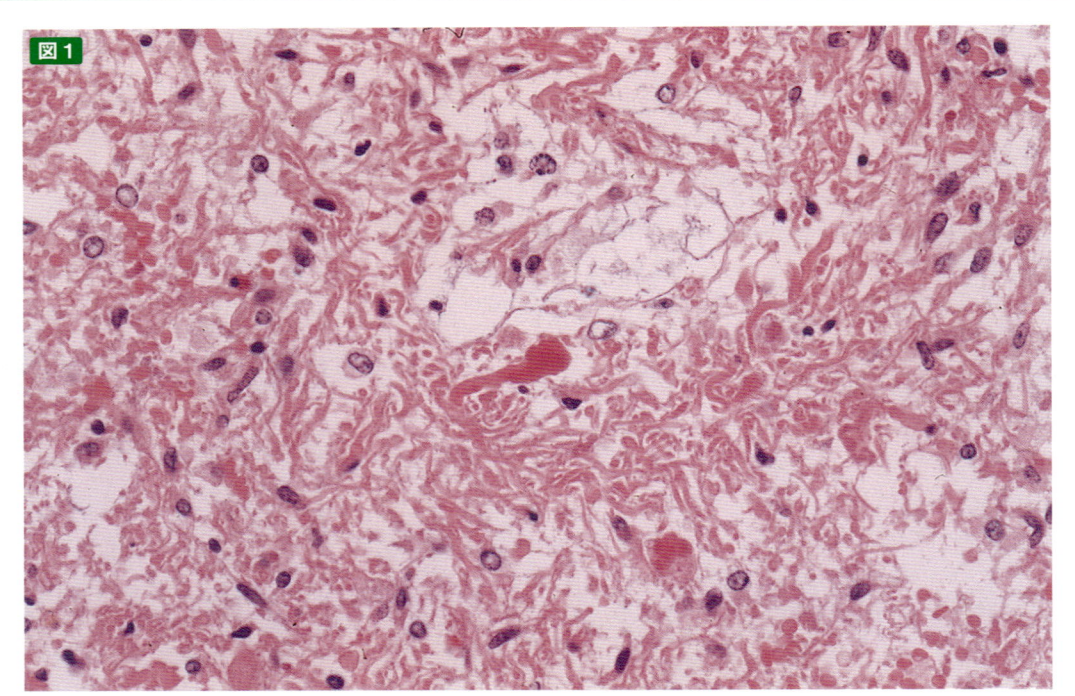

▲図1 ローゼンタール線維．棍棒状ないしはソーセージ状の好酸性の無構造物が認められる．症例は毛様細胞性星細胞腫である．

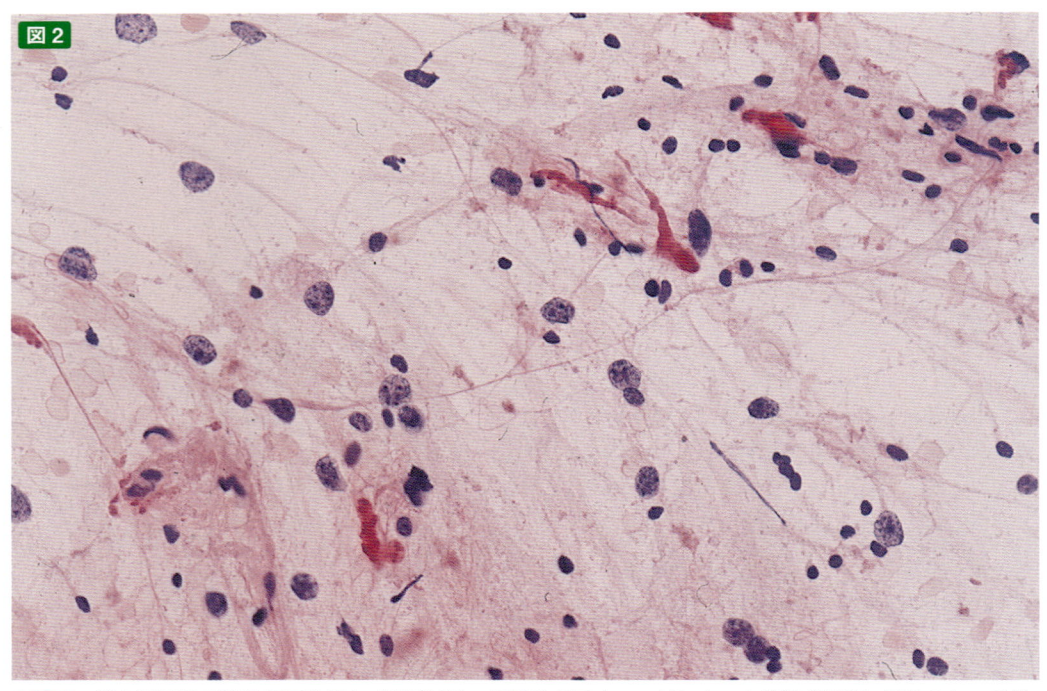

▲図2 術中迅速時の脳腫瘍圧挫標本（HE染色）．好酸性を示すローゼンタール線維が明瞭に認められ，毛様細胞性星細胞腫が示唆される．但し，他疾患でも認められることがあるので，他の組織形態像や臨床像も考慮すべきである．

疾患 disease

毛様細胞性星細胞腫
Pilocytic astrocytoma

概要

- ローゼンタール線維（Rosenthal fibers）は反応性あるいは腫瘍性増殖を示す astrocyte でみられる構造物で，HE 染色では細いグリア線維に沿って好酸性の顆粒ないし無構造物として認められる．

- その大きさや形はさまざまではあるが，形としては紡錘形，棍棒状ないしソーセージ状のものが多く（図1），電顕ではグリア線維の中の電子密度の高い顆粒状物質の塊として認められ，グリア線維の変性物と考えられる．

- ローゼンタール線維を認める病変を Memo 28 に列挙したので参考にされたい．このうち術中迅速診断などで遭遇する機会が多いのはやはり毛様細胞性星細胞腫（pilocytic astrocytoma）であろう．

毛様細胞性星細胞腫

- Memo 28 からわかるように，ローゼンタール線維は毛様細胞性星細胞腫に diagnostic な所見とは言えないが，やはりその診断のクルーとなる所見と言える．図2 は術中迅速診断時に作製した脳腫瘍の圧挫標本（crush smears）₁ である．この症例では圧挫標本にのみローゼンタール線維が認められた．

- 毛様細胞性星細胞腫ではローゼンタール線維とともに顆粒小体（granular bodies）も比較的よく遭遇する所見である（図3）．これは細胞質や突起内に微細な硝子滴が出現し，それが集まって好酸性の顆粒状の構造物を形成したものである．PAS 反応陽性で，eosinophilic granular bodies とも言われる．

- 毛様細胞性星細胞腫は，双極性突起を有する腫瘍細胞の増生がみられる充実性部分（compact area）と細胞密度が低く細胞間に著明な微小囊胞変性を伴う水腫性部分（microcystic area）とが交互にみられる二相性の組織像（biphasic pattern）を特徴とする（図4）．前者は双極性に細長く伸びる astrocytes（bipolar piloid cells）から成り，ローゼンタール線維がしばしば認められる．後者は円形ないしは楕円形核を有する stellate astrocytes（multipolar cells）から成る粗な網目状組織を形成し，典型例では前述の顆粒小体を認める．

- 毛様細胞性星細胞腫では腫瘍細胞がくも膜下腔に進展することはあるが，播種はきたさない．また，きわめて稀に malignant transformation を起こすことが知られているが，原則として良性腫瘍で，WHO の分類では grade I に相当する．

- 代表的な脳腫瘍の好発年齢および部位を Memo 29 にまとめたので参考にされたい．

> **1：圧挫標本（crush smear）**
> 脳腫瘍の診断に特に有用な方法で，少量の組織を2枚のスライドガラスの間にはさみ，押しつぶすようにして細胞診標本を作製するものである．我々の施設では95% エタノールで固定して HE 染色を行っている．図2 ではローゼンタール線維が明瞭に認められる．実際ローゼンタール線維は圧挫標本で最も明瞭に認められると言われている．なお，圧挫標本では pilocytic astrocytoma の pilo-（毛髪）の名称に由来する毛様の双極性突起を有する hair cell が明瞭に認められることもある．

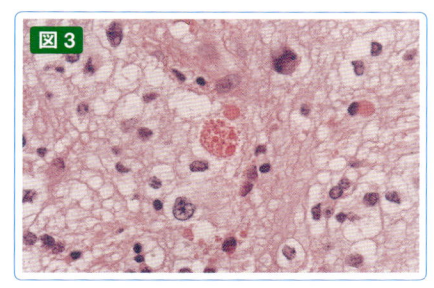

▲図3　顆粒小体．微細な硝子滴が集合し，好酸性の顆粒状の構造物を形成している．

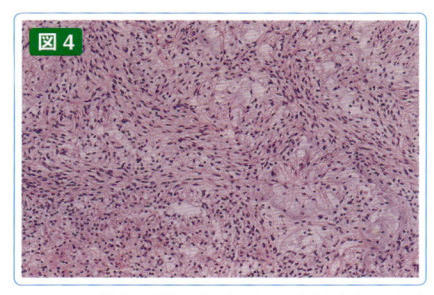

▲図4　毛様細胞性星細胞腫．双極性突起を有する腫瘍細胞の増生から成る充実性部分と微小囊胞変性を伴う水腫性部分が交互にみられ，二相性の組織像を呈している．

着眼ポイント keypoint

細いグリア線維に沿って好酸性の顆粒ないし無構造物として認められるローゼンタール線維は，Alexander's disease や pineal cyst 等でも遭遇する所見ではあるが，日常診断においては，毛様細胞性星細胞腫で遭遇する機会が多い．特に脳腫瘍の術中迅速診断では，ローゼンタール線維の存在は毛様細胞性星細胞腫の診断に有用な所見である．

19 診断クルー ▶ 特異グリア神経細胞要素（乏突起膠細胞に似た腫瘍細胞と粘液に浮かぶ神経細胞から成る結節状の組織構築）
Specific glioneuronal element（oligodendroglia-like cells and mature nerve cells within the myxoid stromal background）

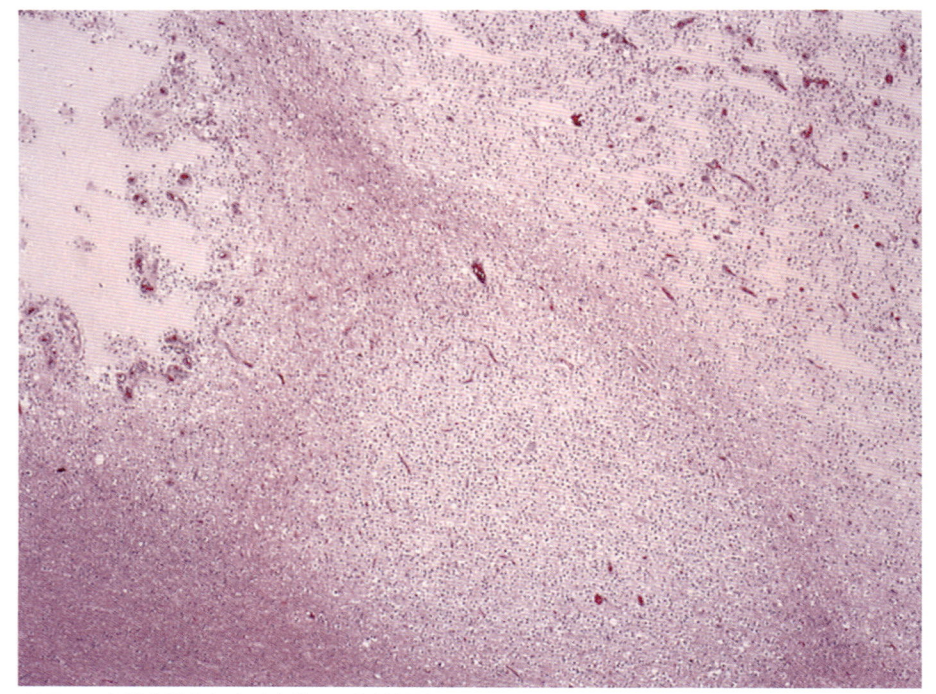

▲図1　大脳皮質内および皮質下で比較的境界明瞭な結節性病変が複数認められる．

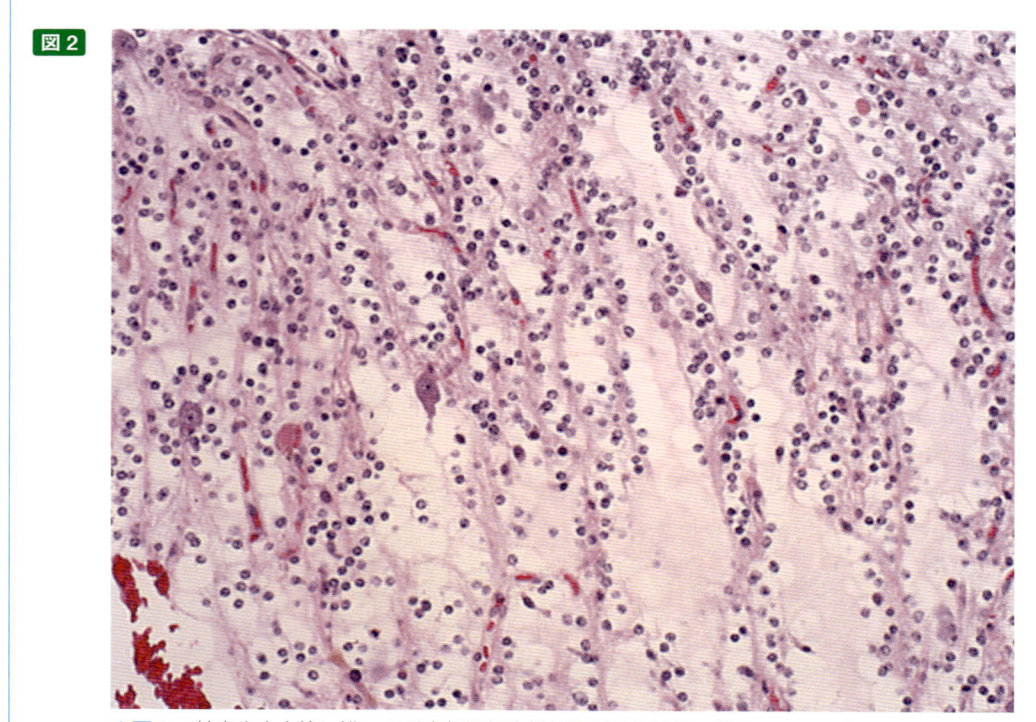

▲図2　軸索や小血管に沿って乏突起膠細胞様細胞が吊し柿状に並んでいる．背景には豊富な粘液状物質がみられる．

疾患 disease

胚芽異形成性神経上皮腫瘍
Dysembryoplastic neuroepithelial tumor (DNT)

概要

- 脳腫瘍のうち，小型で円形の乏突起膠細胞（oligodendroglia）に似た腫瘍細胞から成る腫瘍群があるが，この中には乏突起膠腫（oligodendroglioma）以外に，中枢性神経細胞腫（central neurocytoma），明細胞上衣腫（clear cell ependymoma），原始神経外胚葉性腫瘍（primitive neuroectodermal tumor, PNET），胚芽異形成性神経上皮腫瘍（dysembryoplastic neuroepithelial tumor, DNT）などが含まれる．ここでは，良性の経過を示すため他の腫瘍と厳密に鑑別する必要がある DNT を取り上げる．

胚芽異形成性神経上皮腫瘍

- DNT[1] は 1988 年に Daumas-Duport らによって初めて提唱された若年者に好発するきわめて予後良好な腫瘍であり，現在は mixed neuronal-glial tumor の一型に分類されている．
- DNT は神経節膠腫（ganglioglioma）と並んで，てんかん発作を主訴とする脳腫瘍の代表であり，患者の多くは小児期に発症し，長期にわたる薬剤抵抗性の部分てんかん発作の病歴を有する．通常，痙攣以外に神経学的な異常は認められない．
- 好発部位はテント上，特に側頭葉，前頭葉などである．
- 病巣の切除により，痙攣発作のコントロールは良好である．

病理所見

- DNT は肉眼所見にも特徴があり，テント上に発生した例では，その多くが皮質に主座を置き，多結節状の病変として認められる（図1）．また粘液状の基質に富み，時に小嚢胞状変化を伴うことがある．
- 組織学的には，円形でよく揃った核をもち，乏突起膠細胞に似た腫瘍細胞（oligodendroglia-like cell, OLC）が皮質から皮質直下にかけて，豊富な粘液状基質を背景に比較的疎に分布する．OLC はしばしば軸索ないし小血管に沿って吊し柿状に並んだり，肺胞様構造（alveolar pattern）を示している（図2）．
- また大小の成熟した神経細胞が粘液に浮かぶように認められ，floating neuron と呼ばれている（図3）．神経細胞の分布は乱れているが，一般的に異型性は乏しい．このような粘液に富み，OLC と floating neuron から成る結節状の組織構築を特異グリア神経細胞要素（specific glioneuronal element）と呼んでいる（図2）．この結節性病巣の境界は比較的明瞭で，皮質を中心に多結節状に認められる所見が，DNT の診断クルーとなる．

▶1：胚芽異形成性神経上皮腫瘍
- 透明中隔やテント下に発症した DNT の症例も報告されている．画像上，病巣は皮質に位置し，境界明瞭な偽嚢胞様あるいは巨大脳回様の所見を呈する．
- DNT は部分切除であっても，生命予後はきわめて良好なので，放射線照射および化学療法は避けるべきとされている．
- DNT は，過誤腫とする見解もあるようにきわめて増殖能が低く，生命予後が良好な病変である．一方，DNT と鑑別を要する腫瘍はいずれも放射線治療の適応がある．

図3

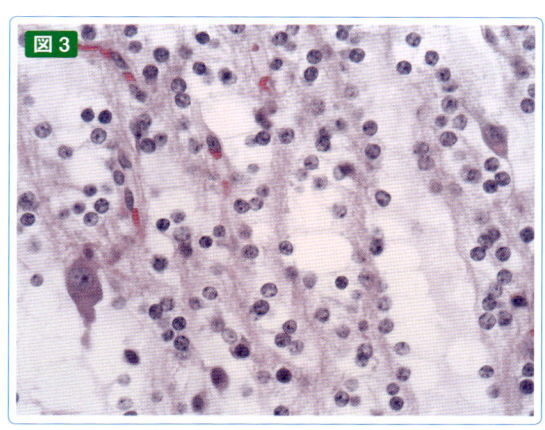

▲図3 Floating neuron. 粘液状基質の中で，少数の神経細胞が浮かぶように認められる．OLC の satellitosis[2] はみられない．

▶2：Satellitosis
神経細胞周囲に外套細胞の形で小膠細胞（microglia）や乏突起膠細胞（oligodendroglia）などが介在すること．

➡ 鑑別診断については Memo 30 を参照されたい．

着眼ポイント keypoint ：長いてんかん発作の病歴を有する患者で，皮質内に多結節性病変を認め，組織学的に特異グリア神経細胞要素をみた場合には胚芽異形成性神経上皮腫瘍の可能性を考慮すべきである．

49

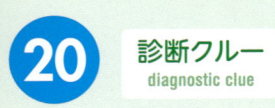

20 診断クルー diagnostic clue 甲状腺濾胞組織における核内細胞質封入体（偽封入体）
Intranuclear cytoplasmic inclusion (pseudoinclusion) in thyroid follicles

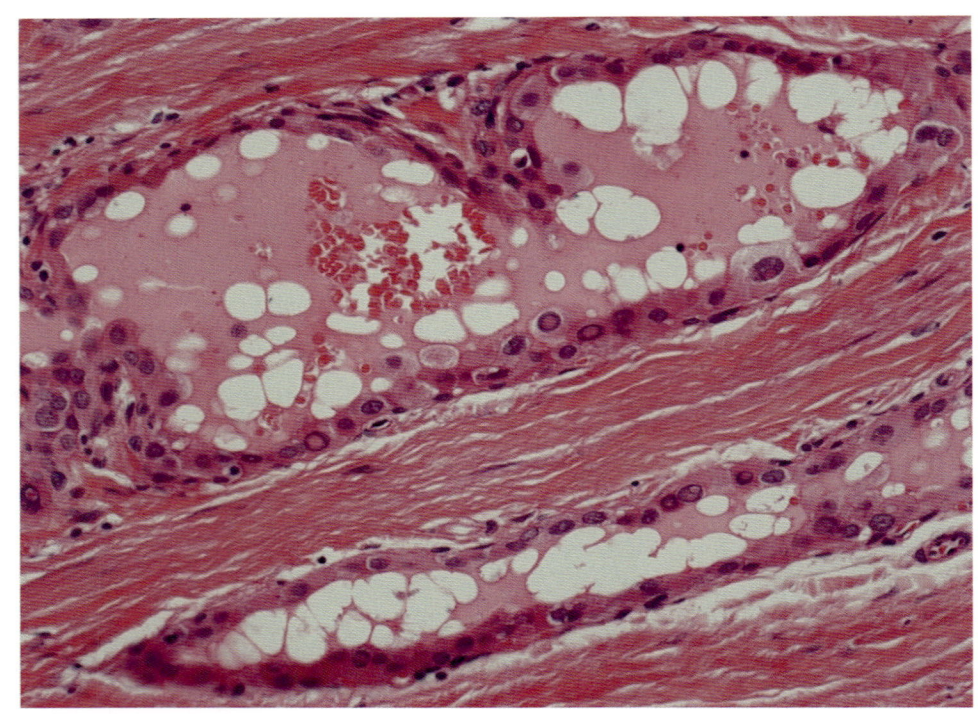

▲図1　甲状腺濾胞組織がみられ，その濾胞上皮細胞に核内細胞質封入体が認められる．

▲図2　核内細胞質封入体がみられる．境界は明瞭で，封入体内部は均一無構造で，その色調は細胞質に類似している．

疾患 disease ▶ 甲状腺乳頭癌
Papillary carcinoma of the thyroid

核内細胞質封入体

- 図1, 2は甲状腺乳頭癌の組織像（弱拡大および強拡大）であるが，中央部に核内細胞質封入体（intranuclear cytoplasmic inclusion）₁が認められる．この核内細胞質封入体は核内に細胞質が取り込まれた状態を言い，核内細胞質陥入（intranuclear cytoplasmic invagination）とも呼ばれ，甲状腺では乳頭癌に特徴的な核所見である．

- 核膜で囲まれており，サイトメガロウイルス感染細胞などでみられる真の封入体と区別する意味で，偽封入体（pseudoinclusion）とも呼ばれる．甲状腺では組織診断のみならず，細胞診の診断においても有用な所見である．Memo 31に核内細胞質封入体の厳密な同定基準を示したので参考にされたい．

- 核内細胞質封入体は，甲状腺では乳頭癌以外にも髄様癌，未分化癌，さらに稀ではあるものの硝子化索状腺腫（hyalinizing trabecular adenoma, hyalinizing trabecular neoplasm）や濾胞性腫瘍でもみられることがあるので，その他の所見を加味して総合的に乳頭癌の診断を行う必要があることは言うまでもない．

- 特に硝子化索状腺腫は注意が必要で，核内細胞質封入体や核溝が目立つ症例では乳頭癌との鑑別が必要である．また，著明な硝子化を認め，アミロイドとの鑑別を要する場合や紡錘形細胞が目立つ場合には髄様癌との鑑別を要することがある．

▶1：核内細胞質封入体は，その細胞のactivityや代謝が亢進した状態を意味する所見で，良性，悪性のいずれの細胞にも認められる．甲状腺以外で核内細胞質封入体がみられる主な腫瘍はMemo 73を参照されたい．

Note Cytoplasmic yellow body
硝子化索状腺腫は，1987年にCarneyらにより初めて記載された腫瘍である．Cytoplasmic yellow bodyと呼称される5μmまでの淡黄色の屈折性球形物質が認められ（図3），診断に有用な所見とされている．Yellow bodyは名称ほどには黄色調ではなく，少し慣れるまでは同定が難しい．

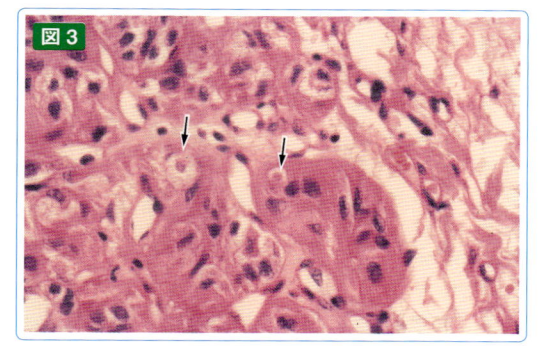

▲図3 甲状腺硝子化索状腺腫．中央部（矢印）にcytoplasmic yellow bodyが認められる（HE染色）．

病理所見

- 乳頭癌の核所見としては核内細胞質封入体以外に，すりガラス状核（ground glass nuclei），核溝（nuclear groove），核の重積性（overlapping）などが重要である．

- すりガラス状核は，核のクロマチンが核膜に偏在し，核の内部がすりガラス状に明るくみえるもので，パラフィン切片では乳頭癌症例の80％で認められると言われる（図4）（Memo 32参照）．

- 核溝はクロマチンの凝集が線条になったもので，1条のコーヒー豆様のものから数条のものまで認められる．しかし，この所見も腺腫様甲状腺腫や濾胞性腫瘍などでも認められ，完全に特異的とは言えない．

- 核の重積性は核の極性の消失を示唆する所見で，cellular crowdingとも呼ばれ（図4），組織診断のみならず細胞診においても，乳頭癌の診断に意外と参考になる所見であるので記憶に留めておくべきであろう．

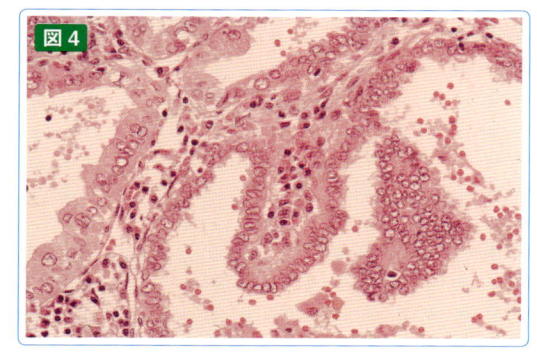

▲図4 甲状腺乳頭癌．すりガラス状核，核溝とともに核の重積性が認められる．

着眼ポイント keypoint ｜ 甲状腺腫瘍において，境界明瞭で，内部が均一無構造，細胞質に類似の色調といった典型的な核内細胞質封入体を認める場合は乳頭癌が示唆される．

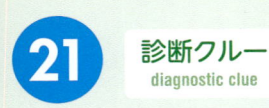

21 診断クルー ▶ 濾胞性腫瘍における被膜を貫通するキノコ状の腫瘍突出像
Mushroom-shaped tumor bud through capsule in follicular neoplasm

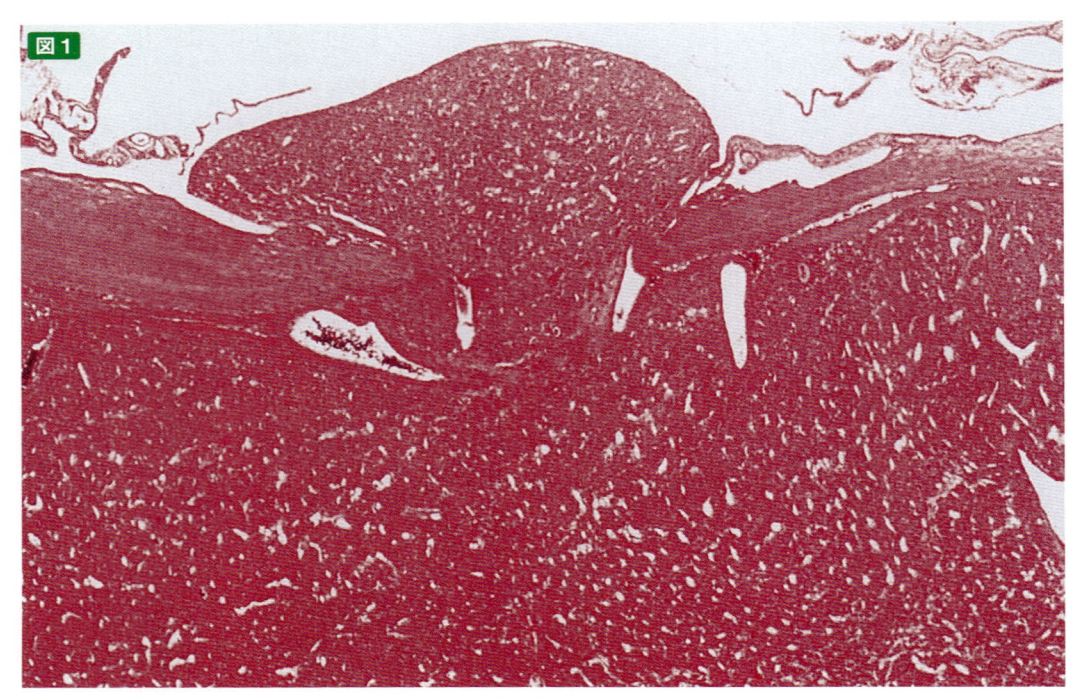

▲図1 腫瘍組織は被膜を完全に貫通している．典型的な mushroom-shaped tumor bud through capsule の像である．

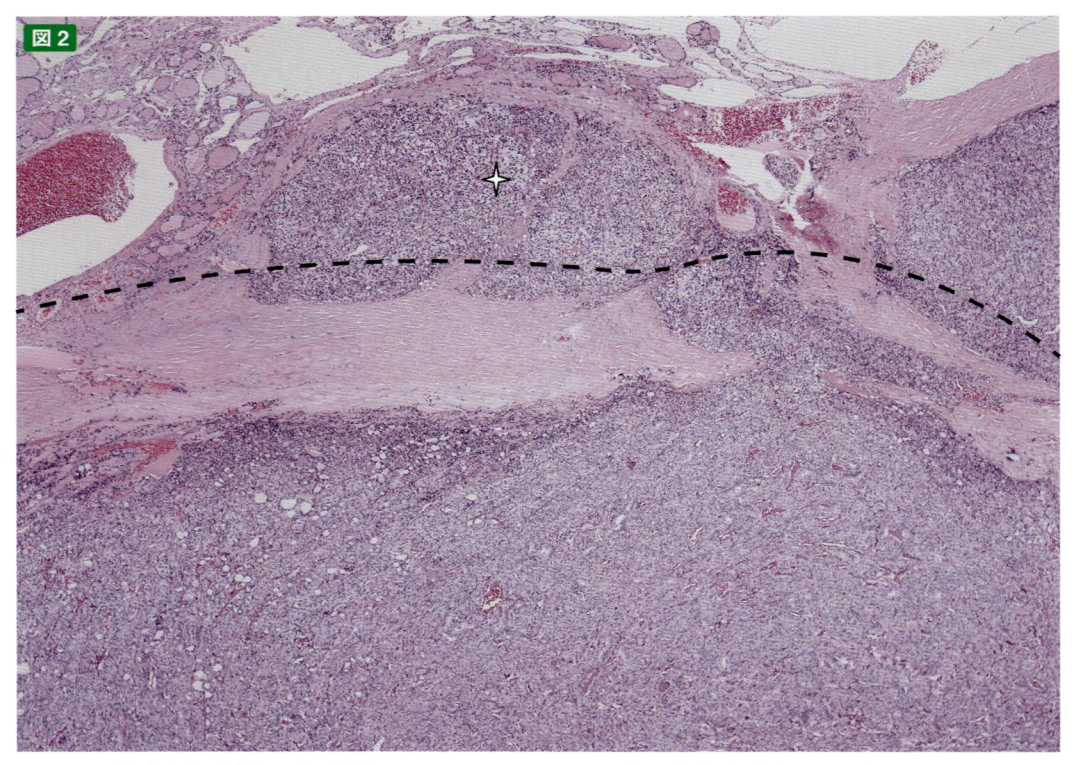

▲図2 腫瘍突出部（✧）は薄い被膜に覆われているものの，同部は被膜を想定する延長線 (imaginary line, 点線部) を越えている．これは腫瘍が被膜浸潤した後に，新たに被膜が形成されたものと考えられている．

疾患 disease
甲状腺濾胞癌
Follicular carcinoma of the thyroid

疾患概念

- 甲状腺濾胞癌（follicular carcinoma, FC）の頻度は原発性甲状腺腫瘍の 10 ～ 20％で，甲状腺乳頭癌（papillary carcinoma, PC）のような特徴的な核所見や組織構築を認めない．また，予後も PC に比べると悪い．

- 濾胞性腫瘍の中で FC と判定する根拠としては，①腫瘍細胞の被膜浸潤，②脈管侵襲，③転移のいずれかを確認する必要がある．これらの所見がなければ，たとえ充実性の増殖がみられ，細胞密度が高く，核に多形性が認められたとしても，濾胞状腺腫（follicular adenoma, FA）ないしはその特殊型〔異型腺腫（atypical adenoma），奇怪核を持つ濾胞状腺腫（FA with bizarre nuclei）など〕と診断される．

> **Note 濾胞癌の分類**
> 濾胞癌はその浸潤様式により，微小浸潤型（minimally invasive）と広汎浸潤型（widely invasive）に分類され，後者は前者に比べて，遠隔転移の頻度が高く，予後も悪い．広汎浸潤型では，脈管ないし周囲の甲状腺組織に広汎な浸潤を示し，全周性の腫瘍被膜が不明瞭な例も少なくない．

病理所見

- 甲状腺の被膜を有する濾胞性病変の組織診断は，病理医間での observer variation がみられる．ここでは現段階で最も実用的な Dr. Chan による被膜浸潤の判定基準を示す（図3）．

- 図3 のうち被膜浸潤と判定されるのは C, D, E, H の4つである．H の被膜浸潤パターンが mushroom-shaped tumor bud through capsule と呼ばれる所見である（図1）．腫瘍は，被膜を完全に貫通し，被膜外で横方向に広がっている．I では H の場合と異なり被膜を完全に貫いておらず，被膜浸潤とは判定できない．D では腫瘍突出部は薄い被膜に覆われているものの，その最外側部は被膜を想定する延長線（点線部）を越えており，被膜浸潤と判定する．これは腫瘍が被膜浸潤した後に，新たに被膜が形成されたものと考えられている．E は被膜外に主腫瘍の内部と同様の形態および密度を示す細胞からなる小結節（satellite nodule）がみられる場合で，被膜貫通像はみられないが，被膜の外に腫瘍が認められることから被膜浸潤と判定する．

- 一方，A, B では，腫瘍は被膜の最外側よりも内側に存在しているため，被膜侵襲とは判定しない．B は FA でよくみられる所見でもある．また，F, G, J は被膜内に濾胞構造の小集簇がみられる場合で，特に J のパターンではリンパ球やヘモジデリンを貪食した組織球などを認めることが多く，術前の穿刺吸引細胞診により被膜が破れ，その二次的な変化によるものと考えられる．

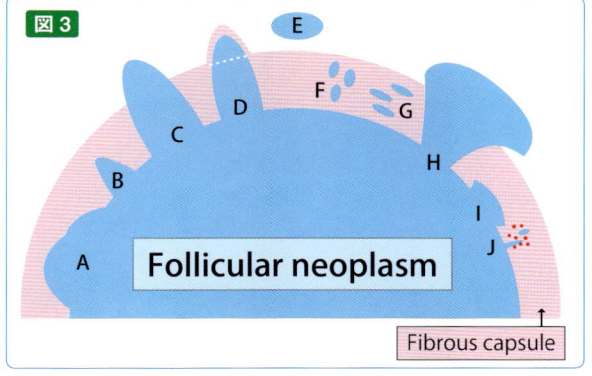

▲図3 濾胞性腫瘍における被膜浸潤の判定基準．被膜浸潤ありと判定されるのは，C, D, E, H のみである．F, G は，それぞれ腫瘍が被膜に対して垂直方向，水平方向にみられる場合で，特に F の場合には癌の可能性を考慮して，deep cut ないしはさらに追加切片を作製しての検索が必要である．J の赤点は，リンパ球やヘモジデリンを貪食した組織球を示す．

> **Note 被膜浸潤の判定に必要な切片数**
> 主なものとして以下のものがある．
> ①直径 5 cm 以下のものは全周について切り出し，さらに直径 1 cm 増すごとに 1 ブロック追加する．
> ②最低 10 ブロックを必要とする．
> ③腫瘍周辺部から被膜を含めできるだけ多数のブロックを作製する．
> Memo 33 に示すフローチャートに従うのが最も実用的と思われるので参考にされたい．

着眼ポイント keypoint
濾胞癌の被膜浸潤の判定には，腫瘍が被膜を完全に貫通する所見が重要である．

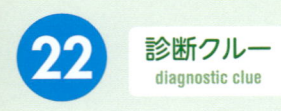

22 診断クルー diagnostic clue ▶ 好酸性骨髄球を伴う小円形細胞性腫瘍
Small round cell tumor with eosinophilic myelocytes

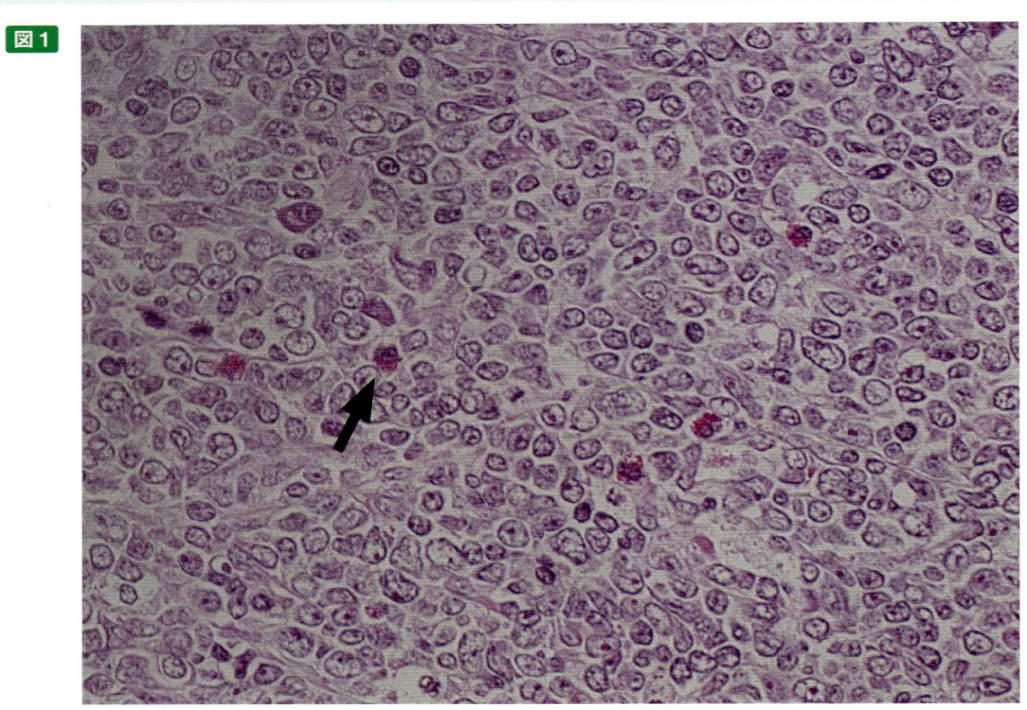

▲図1 リンパ節腫大として発症した症例のリンパ節．核小体と大型不整核の目立つ骨髄芽球のびまん性増殖像の中に好酸性骨髄球が散見される（矢印）．Leder染色・CD68染色が陽性であった．

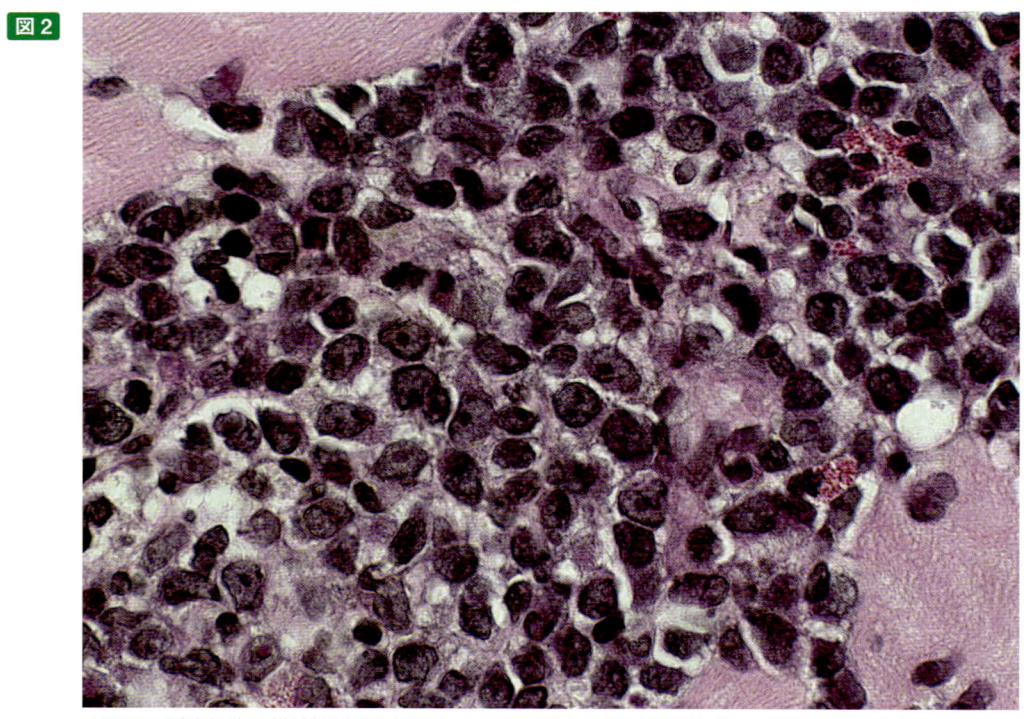

▲図2 腫瘍細胞は横紋筋組織に浸潤している．腫瘍細胞（骨髄芽球）の単調な増殖巣内に，好酸性顆粒を有する好酸性骨髄球が複数認められる（図右）．

疾患 disease ▶ 骨髄肉腫
Myeloid sarcoma

小円形細胞性腫瘍（small round cell tumor）
- 小型で核・細胞質比の高い細胞の単調な増殖から成る highly aggressive な腫瘍を小円形細胞性腫瘍（small round cell tumor, あるいは small blue cell tumor）と総称する．
- Memo 19 に小円形細胞性腫瘍の比較的特徴のある組織および細胞所見を示したので参考にされたい．

骨髄肉腫
- 骨髄肉腫（myeloid sarcoma, MS）[1] は，WHO 分類（2008）では「骨髄芽球（分化成熟傾向を伴う場合と伴わない場合とがある）の骨髄以外における腫瘤形成性腫瘍」と定義される．腫瘍細胞の表現型は急性骨髄性白血病（acute myelogenous leukemia, AML）の諸型と同様に顆粒球性格を有するが，単芽球性格を有するものも少なくない．稀に赤芽球や巨核芽球性格を有する例が骨髄増殖性腫瘍に関連して発生する．
- 同義語に顆粒球肉腫（granulocytic sarcoma），髄外性骨髄腫瘍（extramedullary myeloid tumor），緑色腫（chloroma）などがある．骨髄性白血病の臓器浸潤は既存の組織構築を破壊する腫瘤形成がない限り MS とは呼ばない．
- MS は AML 例〔t (8;21)(q22;q22) や inv (16)(p13.1;q22), t (16;16) などの核型異常が多い〕における腫瘤の形成・骨髄増殖性疾患の芽球化転化（blastic transformation），骨髄異形成症候群の白血化の一型として生じることが多いが，血液疾患と関連しない de novo 腫瘍としても生じえる．
- 発生部位としては骨・骨膜下，眼窩，腎臓，皮膚，子宮がよく知られているがさまざまな部位の報告がある．

骨髄肉腫の組織所見
- 組織学的には特定の配列を示さない髄様の小円形細胞性腫瘍で，腫瘍細胞の分化程度により，① differentiated（あるいは well differentiated）type，② immature（あるいは poorly differentiated）type，③ blastic type の 3 型に分類される．
- MS では好酸球浸潤を伴うことが多く，特に好酸性骨髄球（eosinophilic myelocyte）は顆粒球系への分化の証拠とみなされ，半数の症例でみられ，診断クルーとしての価値は高い．
- 最も頻度の高い immature type では，核小体が著明で，円形ないし不整な核と比較的豊かな胞体から成る腫瘍細胞の増殖像の中に好酸性骨髄球が散見される（図 1）．しかし，blastic type では好酸性骨髄球は容易には認めがたい．

▶ 1：MS の診断には，骨髄性白血病の場合と同様に酵素組織化学的および免疫組織化学的に腫瘍細胞の myelo/monocytic lineage を証明することが重要である．酵素染色では myeloperoxidase（MPO）が陽性で，およそ 8 割の例で，naphthol ASD chloroacetate esterase 染色（Leder 染色）が顆粒球系細胞に陽性となる．単球系細胞には非特異的エステラーゼ染色が有用であるが，永久標本の場合には固定条件や脱灰操作によって染色性が左右され，結果の判定に迷うことがあるので注意を要する．

Note MS の鑑別
- 免疫組織化学では，MS の腫瘍細胞は MPO, lysozyme, CD68 に高率に陽性となる．
- Blastic type の MS とリンパ芽球性リンパ腫との鑑別は組織像のみからではきわめて困難で，リンパ芽球（lymphoblast）への分化を示すような腫瘍では好酸球の浸潤を伴うこともある．
- MS とリンパ腫の鑑別の際に注意すべきことは，リンパ球系マーカーとして頻用される LCA（CD45RO）や CD43，あるいは BCL6, TdT が陽性になる例が少なくないことである．パラフィン切片に使用できる NK 細胞リンパ腫マーカーとしてよく用いられる CD56 も monocytic differentiation を示す MS にしばしば陽性となるが，CD4 との共発現がみられれば芽球型形質細胞様樹状細胞腫瘍（blastic plasmacytoid dendritic cell neoplasm）を考える．

Note 好酸性骨髄球
好酸性骨髄球は，HE 染色標本では好酸性の胞体内顆粒を有する単核細胞（骨髄球ないし後骨髄球に相当する形態）として容易に認められ，分化のよい differentiated type の MS ほど多く認められる．また，好酸性骨髄球の他に分葉核好酸球もみられる．

着眼ポイント keypoint：小円形細胞性腫瘍に好酸性骨髄球を見出した場合，顆粒球肉腫を念頭に置いて CD68 や MPO を含む免疫組織化学パネルを行い，鑑別を進めることが肝要である．

23 診断クルー diagnostic clue ▶ 骨梁を取り囲むリンパ腫様細胞の帯状浸潤
Paratrabecular infiltration of small to medium-sized lymphoid cells

図1

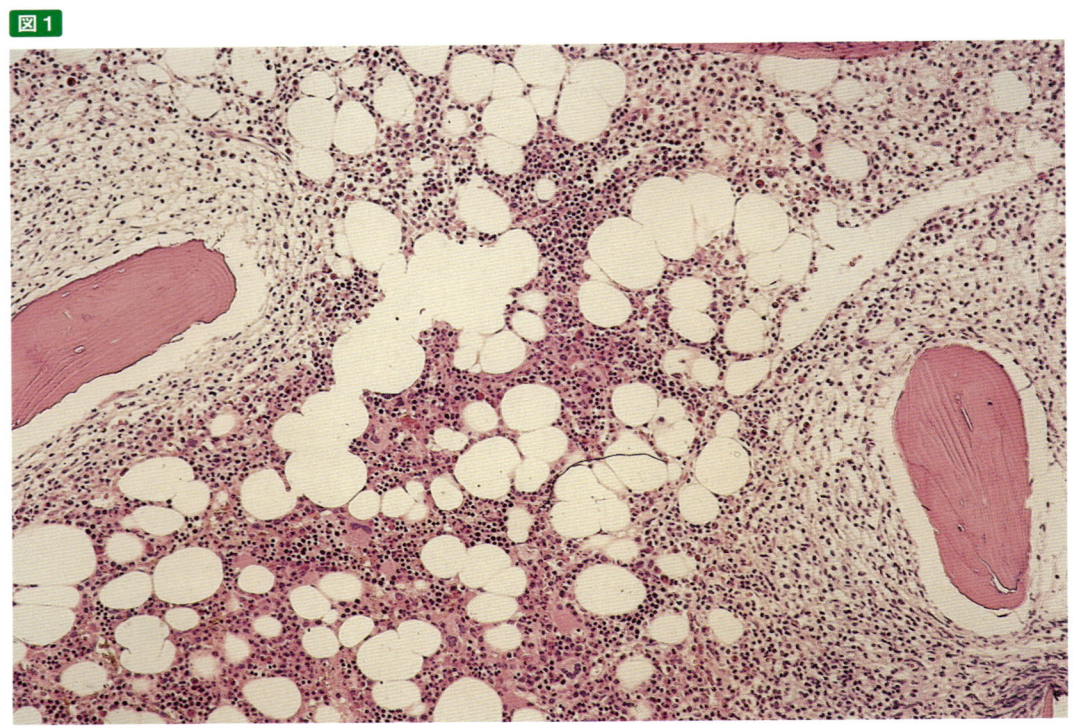

▲図1　骨梁を取り囲む小細胞の帯状浸潤がみられる．リンパ腫様細胞の paratrabecular 浸潤である．

図2

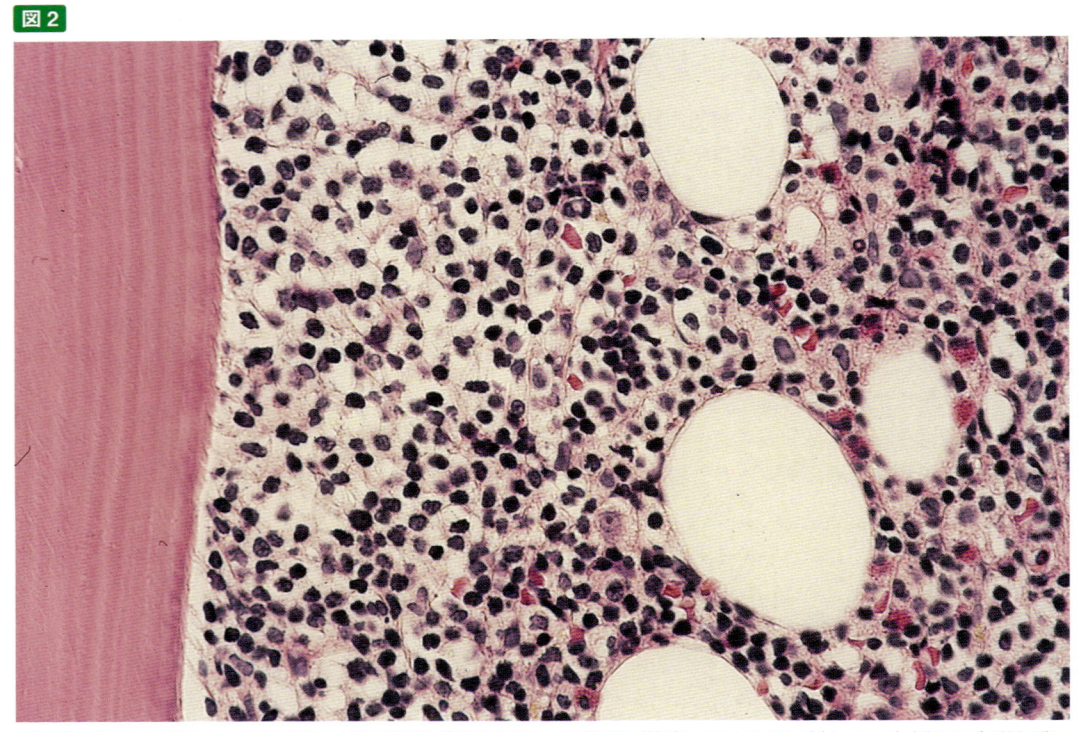

▲図2　図1の強拡大．図左側では腫瘍細胞が骨梁に沿って単調に増殖しているのに対して，右側では多彩な造血細胞や脂肪組織から成る正常造血組織が保たれている．

| 疾患 disease | 濾胞性リンパ腫の骨髄浸潤
Follicular lymphoma(bone marrow involvement) |

疾患概念

- 数ある悪性リンパ腫の中で骨髄浸潤が比較的多くみられるのは，濾胞性リンパ腫（follicular lymphoma, FL）[1]，マントル細胞リンパ腫（mantle cell lymphoma, MCL），リンパ芽球性リンパ腫，バーキットリンパ腫，末梢性T細胞性リンパ腫等である．
- なかでもFLの場合は診断時に両側腸骨から生検した場合，およそ半数の症例に骨髄浸潤が認められる．
- 悪性リンパ腫の骨髄浸潤部では線維化を伴うことも少なくなく，穿刺吸引標本のみでは線維化のない部分が採取され，false negativeとなる恐れがあるので，生検により病理診断をすべきである．

悪性リンパ腫の骨髄浸潤様式

- 悪性リンパ腫の骨髄浸潤様式は，① paratrabecular，② nodular，③ interstitial，④ diffuse，⑤ intravascularの5型に区別される．
- Paratrabecular pattern[2]とはリンパ腫細胞の浸潤が骨梁に沿って帯状に広がるものを呼ぶ（図1）．線維化を伴う場合には弱拡大で骨梁の周囲が明るくみえるのでわかりやすい．強拡大ではgradeの如何を問わず小型細胞の浸潤が目立つ（図2）．
- FLは白血化しやすく，その場合には末梢血・骨髄塗抹標本中に胞体が狭く，核の切れ込みの目立つ腫瘍細胞が出現する（図3）．
- FL以外のリンパ腫，例えばMCLはnodular，lymphoplasmacytic lymphomaは通常diffuseな骨髄浸潤様式をとるが，その骨髄浸潤が高度な場合には骨梁に接してparatrabecular様にみえる場合がある．しかし，この場合にはFLとは異なり骨梁に沿って浸潤することは稀である．
- びまん性大細胞型リンパ腫（diffuse large B-cell lymphoma, DLBCL）の骨髄浸潤には注意が必要である．第一にDLBCLが骨髄に浸潤すると腫瘍細胞が小型化し，異型性が低下することがあり，morphological discordanceという名で知られている．第二に，DLBCLの骨髄浸潤様式は先に述べたどのパターンもとりえる．したがって，骨髄にリンパ腫浸潤をみた場合，常にDLBCLの可能性を考慮する必要がある．

> **1：濾胞性リンパ腫**
> 核の切れ込みを有する小型のcentrocyteと少数の大きいcentroblastの混在から成り，centroblastの腫瘍組織中に占める割合に応じてgrade1～3に亜分類される．胚中心B細胞形質の証明にはCD10・BCL6の免疫組織化学が有用であり，さらにCD21の免疫組織化学によって濾胞樹状細胞の網目構造が明瞭に染め出される．

> **2：Paratrabecular pattern**
> - FLの骨髄浸潤では濾胞様の浸潤巣がみられることはむしろ少なく，代わりにparatrabecular patternがまず全例に認められるので診断的価値が高い．
> - 慢性リンパ性白血病／小細胞型リンパ腫がparatrabecular patternをとることはないと言ってよい．

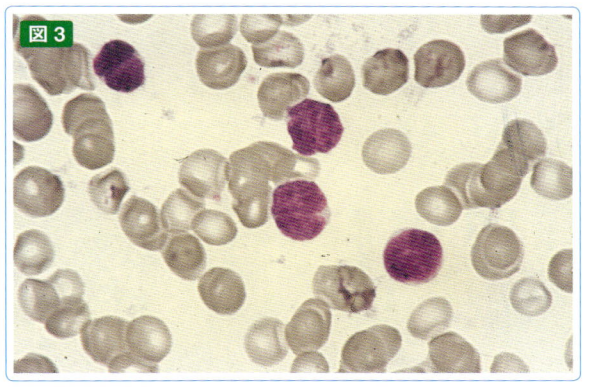

▲図3 白血化FLの末梢血液像．胞体はほとんど認められず，核の深い切れ込みが目立つ．

> **Pitfall FLにおける免疫組織化学**
> FLの骨髄浸潤ではしばしばリンパ腫細胞に混じて多数のCD3陽性の反応性Tリンパ球を認めることがあり，ややもすると反応性の変化として病変を過小評価してしまうことがある．したがってBリンパ球とTリンパ球の混在する場合でも他の免疫組織化学やHE所見などを十分に加味して診断することが大切である．

| 着眼ポイント keypoint | リンパ腫細胞の浸潤が骨梁に沿って帯状に広がるparatrabecular infiltrationは，線維化を伴う場合に弱拡大で骨梁の周囲が明るくみえるので認識しやすい．この所見は濾胞性リンパ腫の骨髄浸潤でみられることが多い． |

参考文献 1) Henrique R, Achten R, Maes B, et al.: Guidelines for subtyping small B-cell lymphomas in bone marrow biopsies. Virchows Arch 1999, 435: 549-558

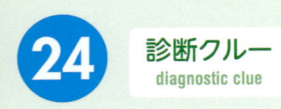

24 診断クルー ▶ リンパ節における淡明細胞
Clear cells in lymph node

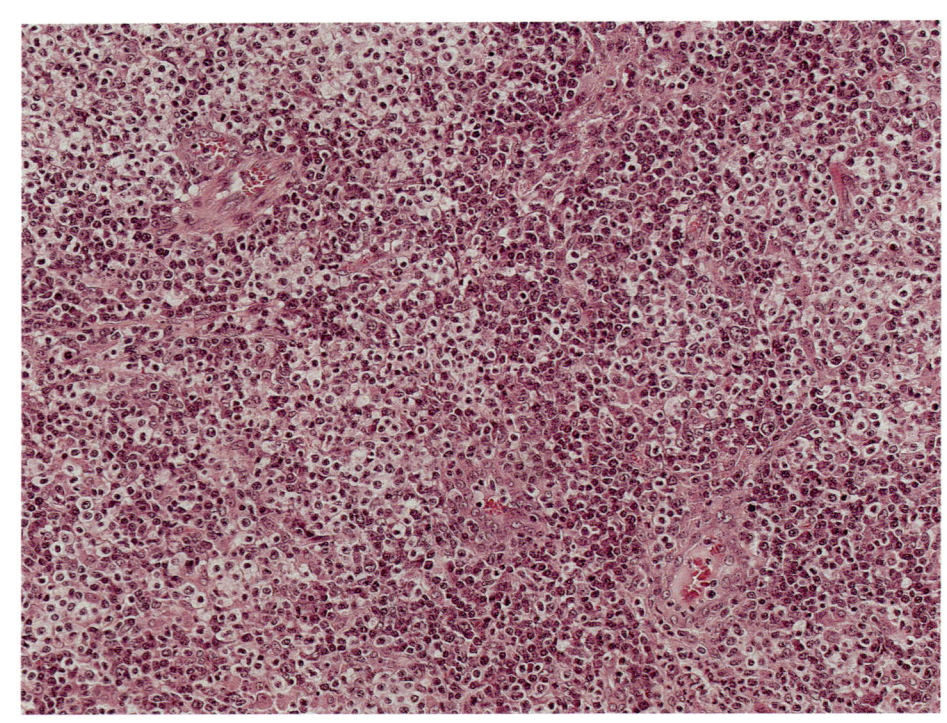

▲図1　リンパ節としての基本構築は失われ，リンパ節洞や濾胞は認識し難い．多彩な細胞浸潤と高内皮細静脈増生を背景に多数の淡明細胞が巣状に分布している．

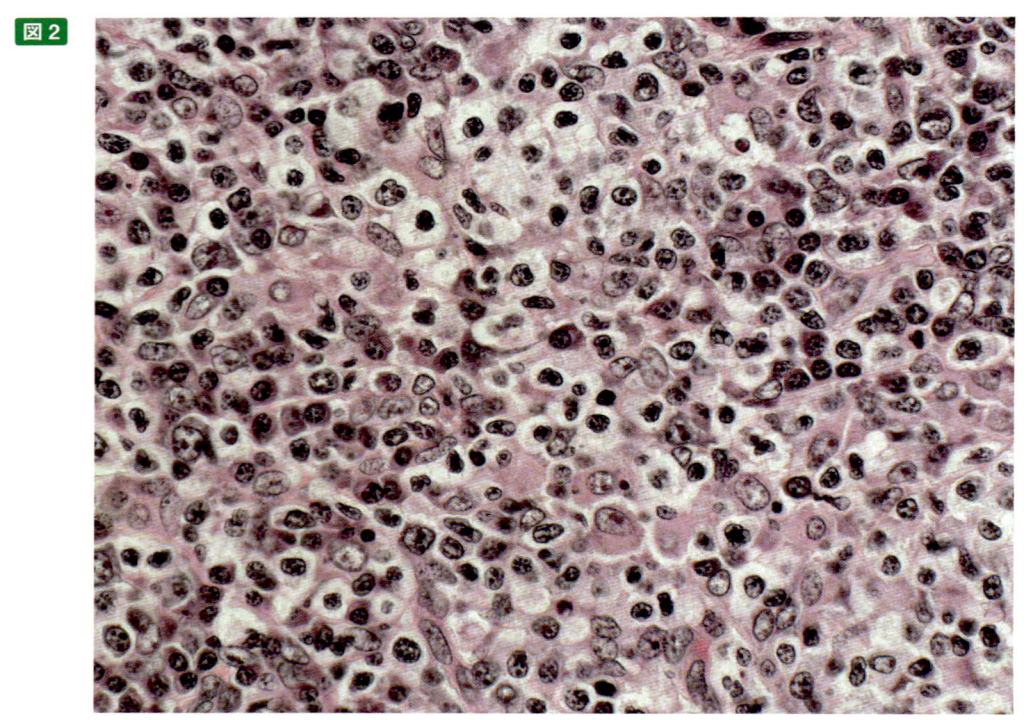

▲図2　形質細胞，組織球などの多彩な細胞浸潤を背景に，細胞境界の明瞭な淡明な胞体を持つ中型から大型の細胞，すなわち淡明細胞が巣状あるいは孤在性に認められる．

疾患 disease

血管免疫芽球性 T 細胞性リンパ腫
Angioimmunoblastic T-cell lymphoma

概略

- 血管免疫芽球性 T 細胞性リンパ腫（angioimmunoblastic T-cell lymphoma，AITL）[1] は，WHO 分類では「全身症状を伴い，病理学的にはリンパ節を侵す多彩な細胞浸潤，高内皮細静脈（high-endothelial venule, HEV）と濾胞樹状細胞（follicular dendritic cell, FDC）の著明な増殖で特徴づけられる末梢性 T 細胞性リンパ腫（peripheral T-cell lymphoma，PTL）」と位置づけられている．
- Suchi は組織中にみられる淡明細胞（clear cell）の存在に着目し，AITL が T 細胞の増殖性疾患であると指摘した．

血管免疫芽球性 T 細胞性リンパ腫

- AITL は主に中高年に認められ，性差は認められない．臨床症状は掻痒感を伴う皮疹，浮腫，胸腹水，関節炎など多彩であり，全身性のリンパ節腫大，肝脾腫が認められる．
- 予後は一般に不良で，他の組織型のリンパ腫に進展することも稀でない．
- リンパ節の基本構築は失われて副皮質領域の拡大が著明であるが，リンパ洞や濾胞は認識しがたい．胞体が明るく抜けてみえる細胞が巣状に分布する（図 1）．強拡大像では HEV の増生があり，形質細胞，好酸球，大型リンパ球（B 細胞性の免疫芽球）など多彩な細胞の浸潤，増殖がみられる（図 2）．
- こうした多彩な細胞浸潤を背景に細胞境界の明瞭な淡明な胞体を持つ中型から大型の細胞（clear cell）が巣状あるいは孤在性に分布して認められる．核は類円形で，核縁の不整は他の T 細胞性リンパ腫に比べると目立たない．
- AITL の病理診断は典型例であれば困難ではないが，実際には AITL の組織像はとりうるスペクトラムが広いために鑑別診断に難渋することも少なくない．

免疫組織化学

- CD21 の免疫組織化学を行うと FDC の不規則な増殖がみられ，その中心には血管が認められることが多い（図 3）．
- 腫瘍細胞は CD3，CD2，CD5 陽性，CD4 >> CD8 であるが，しばしば CD7 陰性となる．また，CD10 および CXCL13 発現は本症の濾胞中心ヘルパー T 細胞由来を示す（図 4）．

> **▶1：血管免疫芽球性 T 細胞性リンパ腫**
> - 多クローン性 γ グロブリン血症，自己免疫性溶血性貧血などさまざまな免疫異常をともなう．
> - 早期に骨髄浸潤をきたす例もみられる．
> - 反応性の副皮質過形成を呈するウイルス性疾患，薬剤性リンパ節腫脹やホジキンリンパ腫などとの鑑別が問題となる．そこで淡明細胞の増生所見が診断クルーとして有用となる．
> - 腫瘍細胞の CD10 発現や FDC の増生，あるいは EB ウイルス感染 B 細胞などの証明も補助診断法として心得ておくべきである．

> **Note** AITL の背景の形質細胞や B 細胞は多くの場合多クローン性であるが，乏／単クローン性のことがある．これらの B 細胞は EB ウイルス陽性であるが，Zhou らによれば HHV6B 感染例も存在する．

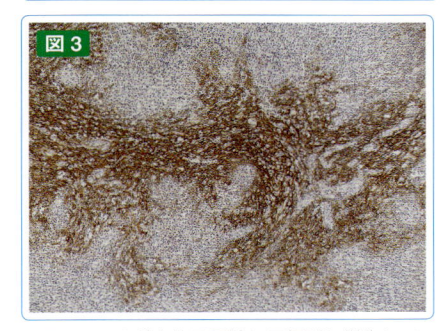

▲図 3　FDC が血管周囲性に不規則に増生している（CD21 免疫組織化学）．

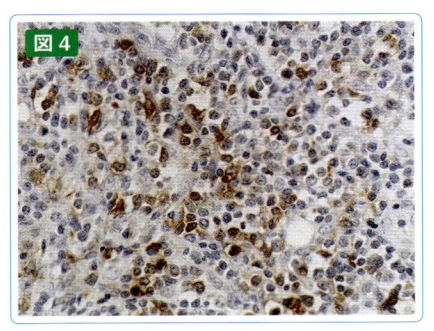

▲図 4　腫瘍細胞の一部が CD10 に陽性となる．

着眼ポイント keypoint	リンパ節病変で，多彩な細胞浸潤，著明な血管増生に加えて，淡明細胞を認めた場合は血管免疫芽球性 T 細胞性リンパ腫が示唆される．

参考文献
1) Suchi T: Atypical hyperplasia of lymph nodes with poor prognosis – Immunological characterization of the proliferating cells. Recent Adv RES Res 1978, 18:124-133
2) Zhou Y, Attygalle AD, Chuang SS, et al.: Angioimmunoblastic T-cell lymphoma: histological progression associates with EBV and HHV6B viral load. Br J Haematol 2007, 138: 44-53
3) Attygalle AD, Chuang S-S, Diss TC, et al.: Distinguishing angioimmunoblastic T-cell lymphoma, unspecified, using morphology, immunophenotyping and molecular genetics. Histopathology 2007, 50: 498-508

25 診断クルー diagnostic clue ▶ リンパ節における星芒状肉芽腫
Stellate granuloma in lymph node

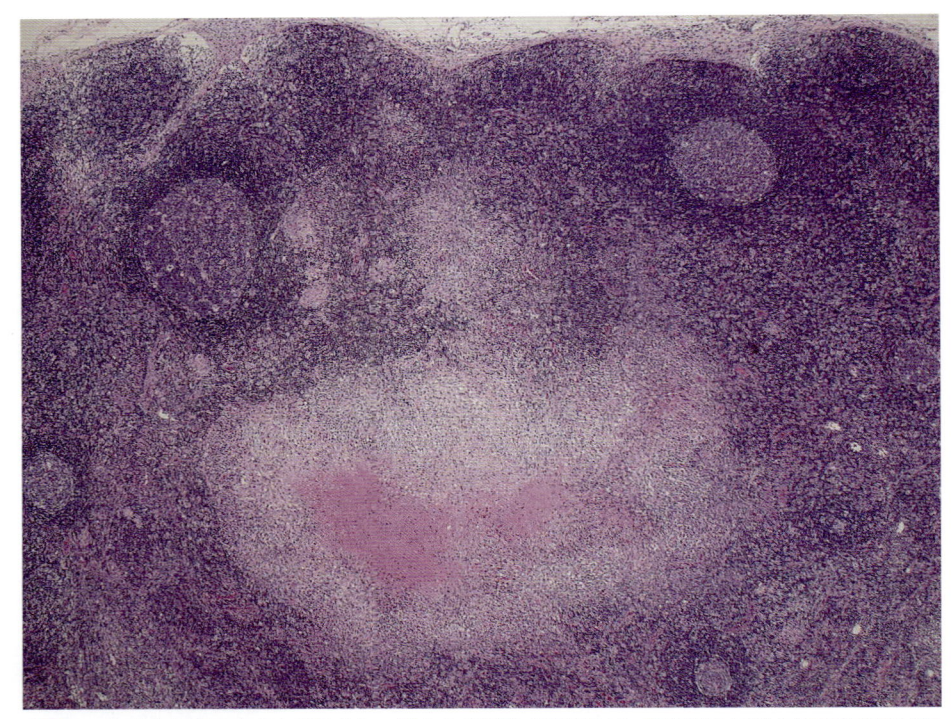

▲図1 比較的初期の病変と考えられ，胚中心の過形成を背景に，不規則な形状の壊死巣を取り囲む肉芽腫が認められる．

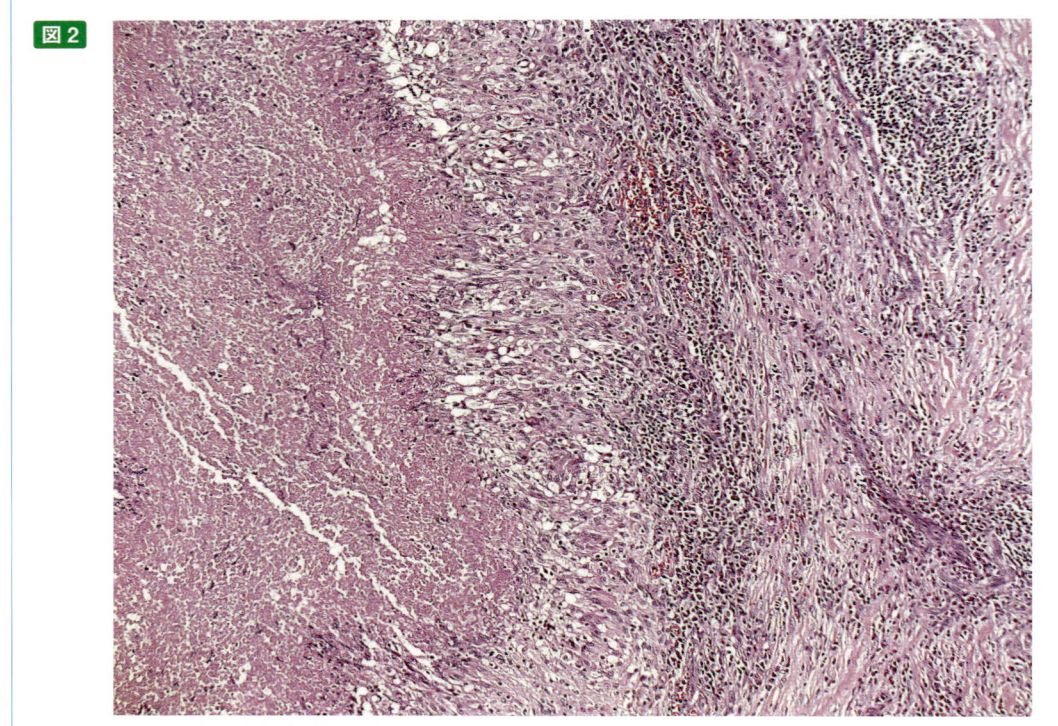

▲図2 類上皮細胞が層を成して柵状に配列している．

疾患 ▶ **猫ひっかき病**
Cat scratch disease

疾患概念

- 猫ひっかき病（cat-scratch disease，CSD）はグラム陰性桿菌である *Bartonella* 菌感染による反応性リンパ節炎である．

- 典型的な臨床経過としては，猫に噛まれる，ひっかかれるなどの外傷から3～10日後に，菌の侵入部位の皮膚に虫さされに似た病変が形成され，丘疹から水疱へと進展する．化膿巣や潰瘍となる場合もある．2週間ほど経過すると受傷部の所属リンパ節が腫れる．通常，局所の疼痛を伴い，数週間から数ヵ月持続する．

- リンパ節の腫大は，頸部あるいは腋窩部に片側性にみられることが多いが，鼠径部リンパ節の腫大も稀ではない．一般に予後は良好で自然に軽快する．

- 猫との接触歴が重要で，小児や若年成人に多く，秋から冬にかけて多い．

病理所見

- 3期に分類され，初期では類上皮細胞の増生はみられず，胚中心過形成など非特異的反応とともに小さな壊死巣がみられる．中期以降に stellate granuloma あるいは palisading granuloma と呼ばれる所見がみられる（図1）．stellate granuloma[1] とは星芒状あるいは不規則な形状の壊死巣に注目した表現であり，palisading granuloma とは図2のように，壊死を取り囲む類上皮細胞の柵状配列に着目した表現で，いずれも化膿性肉芽腫である．

- 病期が進むと膿瘍はしばしば癒合し，肉芽腫も拡大し，しばしば炎症像がリンパ節を越えてみられる．

- 化膿性肉芽腫では2種類の形態がみられる．1つは類上皮細胞が厚く層をなし，中心の壊死巣には好中球が少なく，CD8陽性 cytotoxic T-cell と形質細胞が認められるものである．もう1つは，類上皮細胞は少なく，中心の壊死巣に好中球が多く，周囲に大型の monocytoid B-cell が認められるものである．壊死巣には好中球浸潤や核破砕物が目立つ．

- CSDの鑑別対象となる疾患は多岐に渡り，非特異的な化膿性炎症，非定型抗酸菌症，結核，ブルセラ症，野兎病，伝染性単核症，コクシジオマイコーシス，ヒストプラズマ症，サルコイドーシス，あるいはホジキンリンパ腫などがあるが，これらとの鑑別については Memo 34（診断クルー27 参照）に掲げた表を参照されたい．

Note

- 猫咬傷に関連する病態が初めて記載されたのは1931年で，1940年代に Hanger-Rose 血清反応による診断法が考案されたが，原因菌が特定されたのは1992年のことであった．AIDS 患者の皮膚細菌性血管腫（bacillary angiomatosis）から新種の細菌 *Bartonella henselae* が分離され，これが契機となって CSD の原因菌の特定に至った．

- *B. henselae* が CSD の原因菌と判明して以来，世界各国で猫の *Bartonella* 保菌状況が報告され，わが国の調査では7.2%の猫が *Bartonella* 菌を有し，3歳以下の猫に多くみられる．また地域差があり，西日本の猫の保菌率が高く，米国でも気候が温暖で湿潤な地域で猫の *B. henselae* 抗体の保有率が高いという．

- わが国が空前のペットブームといわれて久しいが，CSD は届出の義務がないため，発生状況には不明な点も多く，非定型例も存在する．他の *Bartonella* 感染症とともに人畜共通感染症（zoonosis）として認識することが今後重要で CSD の名称も再考すべき時期にあるのかもしれない．

▶1：Stellate granuloma のみられるリンパ節炎としては，鼠径リンパ肉芽腫，野兎病，エルシニア感染症が重要である．特に鼠径リンパ肉芽腫（Lymphogranuloma venereum, Chlamydia trachomatis 感染による）との組織学的鑑別は困難で，*B. henselae* の存在を証明することが確定診断に不可欠である．組織学的には CSD の60%の例で Warthin-Starry 染色で菌体が確認される．

着眼ポイント keypoint	リンパ節で星芒状肉芽腫ないしは柵状肉芽腫を認めた場合は，化膿性肉芽腫の鑑別診断を考慮し，猫との接触歴があれば猫ひっかき病が第一に考えられる．

参考文献
1) Lamps LW, Scott MA: Cat-scratch disease: historic, clinical, and pathologic perspectives. Am J Clin Pathol 2004, 121 Suppl: S71-80
2) 丸山総一：話題の感染—猫ひっかき病— Cat-scratch disease. モダンメディア 2004, 50: 203-211

26 診断クルー diagnostic clue ▶ リンパ腺小体
Lymphoglandular bodies

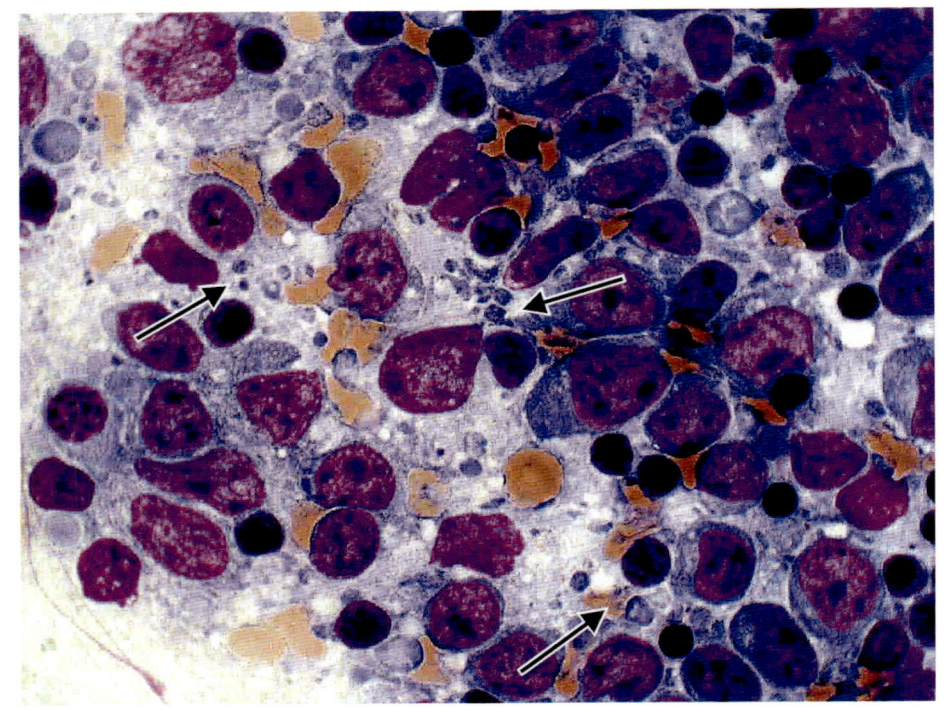

▲図1 悪性リンパ腫の捺印標本（Giemsa染色）．好塩基性の粒状構造として多数認められるのがリンパ腺小体（矢印）である．

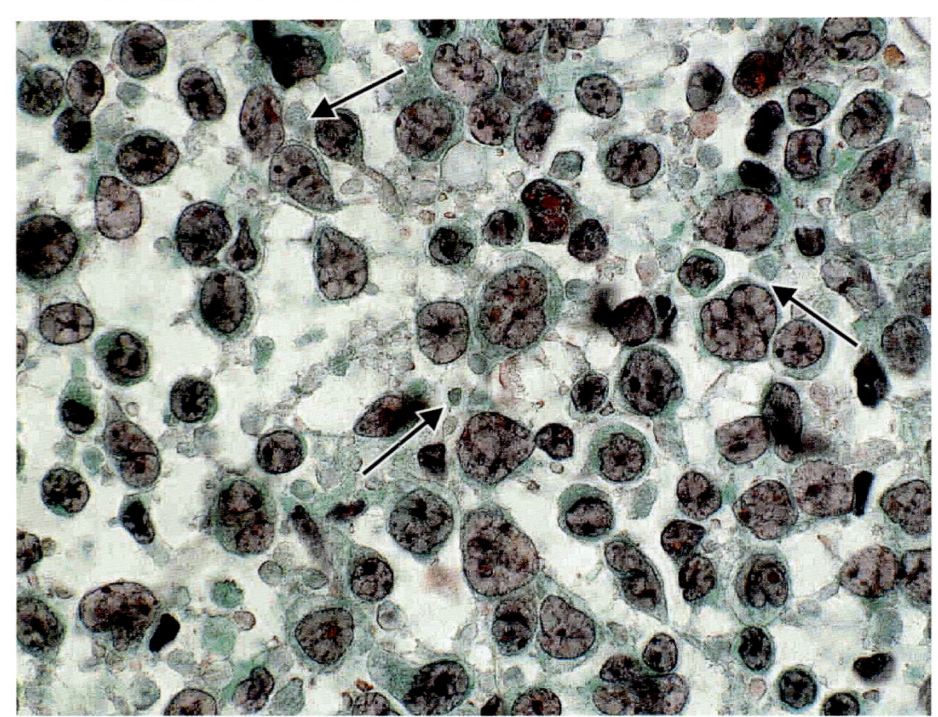

▲図2 悪性リンパ腫の捺印標本（Papanicolaou染色）．ライトグリーン好性の大小のリンパ腺小体（矢印）が多数認められる．ただし，Papanicolaou染色では背景の壊死像や破砕赤血球と混同しやすいので注意が必要である．

疾患 disease ▶ 悪性リンパ腫を含むリンパ組織
Organized lymphoid tissue (including malignant lymphoma)

疾患概念

- リンパ腺小体（lymphoglandular bodies, LGB）は，1968 年に Söderstrom らによって提唱され，細胞診ではリンパ節，扁桃，胸腺，脾臓を含む，いわゆる organized lymphoid tissue を示唆する所見として有用である．他の悪性腫瘍との鑑別に有用で，悪性リンパ腫ではみられる頻度が高いが，非リンパ系腫瘍では低い．
- LGB の形態特徴は，大きさ 2〜7μm の円形で，好塩基性の境界明瞭な cytoplasmic fragments，正確には detached blebs of lymphocytic cytoplasm である．

細胞診における LGB の意義

- 穿刺吸引細胞診で異型細胞がみられる場合に LGB が存在すれば悪性リンパ腫の可能性が高い．もちろん良悪性の判定にはこれ以外に細胞の結合性やクロマチンパターンなどが重要ではあるが，腫瘍細胞のみが認められる場合には診断クルーとなる．
- LGB は原著では，Giemsa 染色の一法である Romanowsky 染色で認められるものを言うが，Papanicolaou 染色などでも認識が十分可能である．図 1 は濾胞性リンパ腫の捺印，Giemsa 染色標本で，好塩基性の粒状構造として多数認められるのが LGB である．大きさはさまざまであるが，赤血球よりも大きくなることは通常なく，染色性からも赤血球との区別は容易である．図 2 はびまん性大細胞型 B 細胞性リンパ腫の捺印，Papanicolaou 染色標本で，ライトグリーンに陽性の大小の LGB が多数認められる．

HE 染色組織標本での LGB の認識

- LGB は細胞診のみならず，HE 染色組織標本でも認識できる．我々の検討ではリンパ系腫瘍の 40% の HE 染色組織標本に LGB が認められたが，非リンパ系腫瘍では 4% 程度の例にごく少数みられたのみで，HE 標本でも診断クルーとなりえる（図 3）．

鑑別診断

- LGB と鑑別を要するものとしては，染色法によるが，核破砕物（nuclear debris），核塵（nuclear dust），赤血球，血小板などが挙げられる．

Pitfall LGB のピットフォール

- リンパ節に癌の転移がある場合の穿刺吸引などでは正常のリンパ節組織も吸引されるため LGB を認めることがある．
- 例外的にユーイング肉腫（Ewing's sarcoma），セミノーマ（seminoma），神経芽腫（neuroblastoma）などの small round cell tumor などの場合にも LGB 様の構造が認められることがある．
- LGB は reactive hyperplasia，ホジキンリンパ腫，非ホジキンリンパ腫を含む悪性リンパ腫などの良性および悪性のリンパ系疾患で認められるので，単に LGB が存在するからと言って悪性リンパ腫と診断するのは早計である．
- T 細胞性リンパ腫（T-cell lymphoma）や未分化大細胞型リンパ腫（anaplastic large cell lymphoma），組織球性リンパ腫（true histiocytic lymphoma）では LGB はあっても少量のことが多い．
- ピットフォール 2 も参照されたい．

Note

- 細胞診（捺印標本・穿刺吸引標本）では LGB の認識が容易であるが，体腔液ではみつけにくい．
- 免疫組織化学では，LGB は LCA（CD45）が陽性であるが，Tunnel 法では陰性となるので，アポトーシスの際にみられる核破砕物とは異なる．

図 3 ▶ 腫瘍細胞の核は核線状に変性しており，細胞質はほとんど認められないが，多数の LGB が認められる．

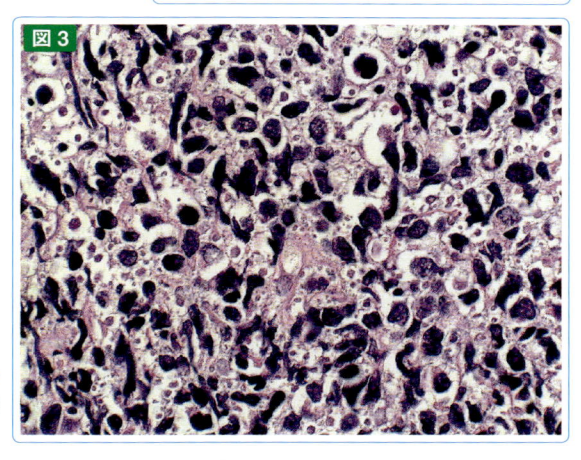

着眼ポイント keypoint

リンパ腺小体（LGB）が多数認められる場合はリンパ系疾患である可能性がきわめて高い．LGB のみで良悪性の判定はできないが，リンパ節以外からの穿刺吸引細胞診で明らかに異型のある腫瘍細胞が主体で，結合性を欠く場合は，悪性リンパ腫の診断は可能と言えよう．

参考文献

1) Söderstrom N: The free cytoplasmic fragments of lymphoglandular tissue (lymphoglandular bodies). A preliminary presentation. Scand J Haematol 1968, 5: 138-152
2) Murakami T, Kayano H, Itoh T, et al.: Lymphoglandular bodies in malignant tumors: with special reference to histologic specimens. Ann Diagn Pathol 2008, 12: 249-251

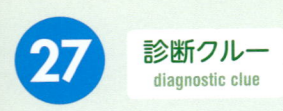

27 診断クルー diagnostic clue ▶ リンパ節における好中球を伴わない核破砕物
Nuclear debris without neurtophils in lymph node

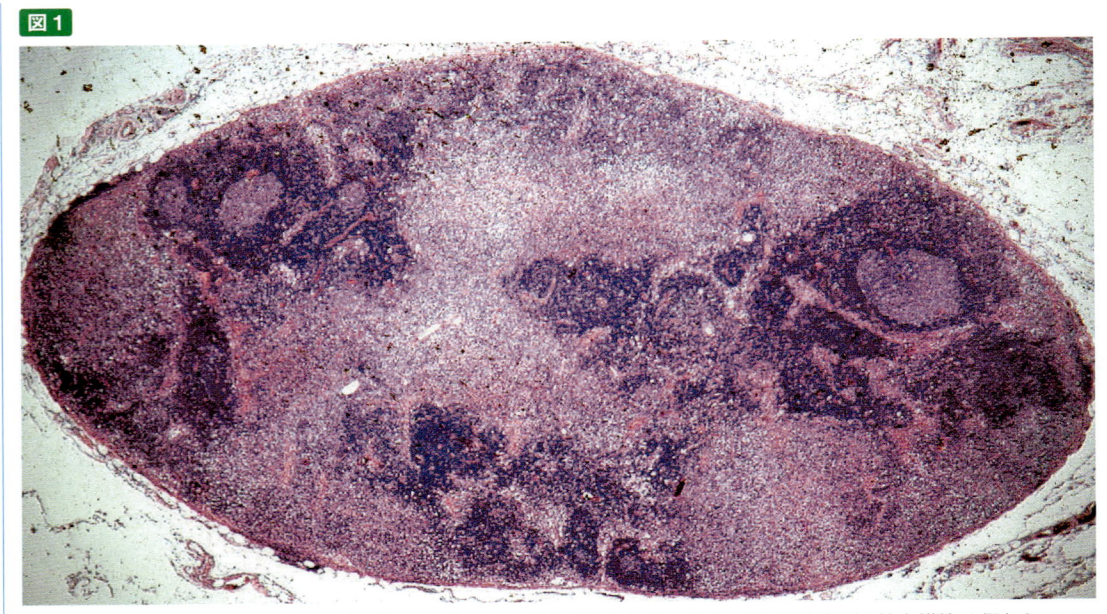

▲図1 頸部リンパ節．傍皮質に地図状に広がる病変が認められるが，それ以外の部分では基本構築は保たれている．この例では数個の胚中心が認められる．

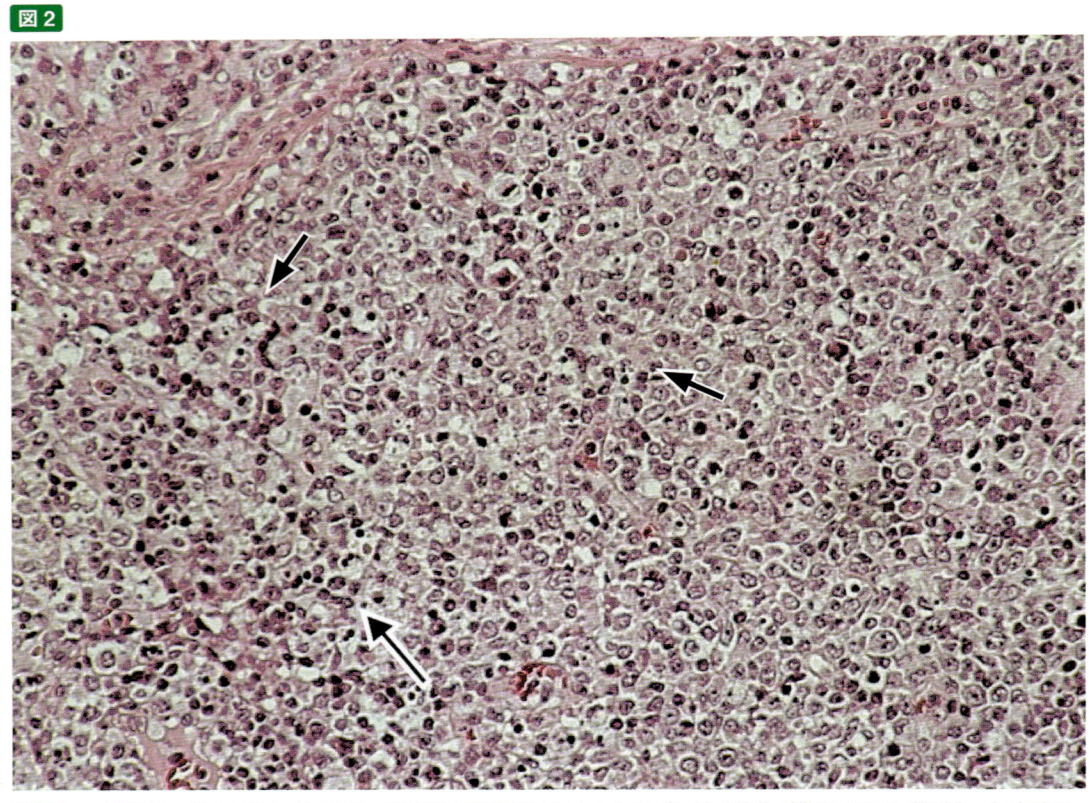

▲図2 大型リンパ球の増殖が目立ち，壊死巣や組織球は目立たないが，核破砕物が散見される（矢印）．好中球は認められない．

疾患 disease	菊池病（亜急性壊死性リンパ節炎）

Kikuchi-Fujimoto disease（subacute necrotizing lymphadenitis）

疾患概念

- 反応性リンパ節腫大の組織像は，傍皮質（paracortex）の拡大・濾胞（皮質，cortex）過形成・洞組織球症・肉芽腫などに大別され，一部に壊死がみられることは珍しいことではない．ここでは壊死をきたすリンパ節病変として菊池病を取り上げる．

- 菊池病[1]は 1972 年に初めて記載されたリンパ節炎で，アジア地域に多い原因不明の疾患である．30 歳代前後の女性に多く，圧痛を伴う頸部リンパ節の腫大で発症する．発熱・白血球減少を伴うことが多く，2 割の例では皮疹を認める．多くの場合，2 ヵ月程度でリンパ節腫大は消退する．骨髄や皮膚などリンパ節以外に病変を認めることがあり，全身性疾患と考えられる．

病理所見

- 菊池病では，傍皮質から皮質にかけて，巣状または癒合した形で地図状に分布する病変を認める（図1）．それ以外ではリンパ節構築は保たれ，濾胞は萎縮することが多い．さまざまな程度に壊死および大型リンパ球，組織球が混在してみられ，壊死は好中球浸潤を欠き，濃染する粒状の核破砕物（nuclear debris）[2]が認められる．

- 大型リンパ球は CD8 陽性の T 細胞が主体を占め，一部は形質細胞様単球（plasmacytoid monocytes）と呼ばれる T 細胞である．組織球は血球貪食像を伴うこともあるが，偏在する半月状の核（crescentic nuclei）と豊かな胞体のみられる組織球が特徴的である．

- 菊池病は，病変を構成する壊死の程度と細胞形態から，①増殖相（proliferative phase，図2），②壊死相（necrotizing or necrotic phase），③黄色腫相（xanthomatous phase，図3）に分けられる．肉芽形成は認められない．

鑑別診断

- 全身性エリテマトーデス（systemic lupus erythematosus，SLE）では 30 ～ 60％の例にリンパ節腫大（特に頸部）がみられる．臨床的にも比較的若い女性に多くみられるなどの類似点があり，組織学的にも核破砕物と凝固壊死ないし類線維素性壊死がみられ，好中球浸潤を欠くことがある．しかし，血管炎所見やヘマトキシリン体（変性 DNA が 5 ～ 12 μm の好塩基性の球状体となったもの，PAS 陽性）が特徴的で，壊死傾向も菊池病より強い．形質細胞が目立つことも鑑別点となる．

- その他の鑑別疾患は Memo 34 にまとめたので参考にされたい．

▶1：Word 菊池病（Kikuchi-Fujimoto disease, KFD, necrotizing lymphadenitis）の同義語には，亜急性壊死性リンパ節炎（subacute necrotizing lymphadenitis），組織球性壊死性リンパ節炎（histiocytic necrotizing lymphadenitis）などがある．

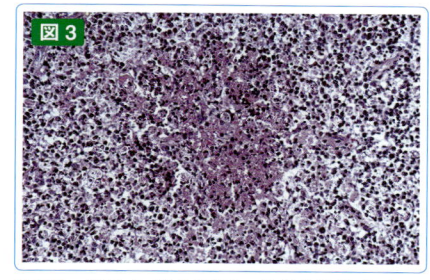

▲図3 菊池病（黄色腫相）．泡沫状組織球が目立つ xanthomatous な像の中に凝固壊死像が認められる．核破砕物が散見されるが好中球浸潤は認められない．

▶2：核破砕物

- 濃染する粒状の核破砕物（karyorrhectic debris）は，断片化した DNA や細胞内小器官の変性物であり，アポトーシス小体に他ならない．
- バーキットリンパ腫，びまん性大細胞型リンパ腫でも核破砕物がよくみられる．単調な細胞増殖から成る病変では鑑別は容易だが，組織球が多数混在するような場合には免疫組織化学はもとより，PCR や染色体解析・FISH などの手法が必要な場合もある．

着眼ポイント keypoint	壊死を伴うリンパ節病変において，好中球浸潤を伴わない核破砕物がみられた場合，まず最初に菊池病を鑑別診断に挙げることが大切である．

参考文献
1) 菊池昌弘：特異な組織像を呈するリンパ節炎について．日血会誌 1972, 35: 379-380
2) Ohshima K, Shimazaki K, Suzumiya J, et al.: Apoptosis of cytotoxic T-cells in histiocytic necrotizing lymphadenitis. Virchows Arch 1998, 433: 131-134

28 診断クルー diagnostic clue ▶ 免疫組織化学にて濾胞間にB細胞のびまん性シート状の増殖
"Diffuse sheets of B-cells in interfollicular zone" observed in immunohistochemistry

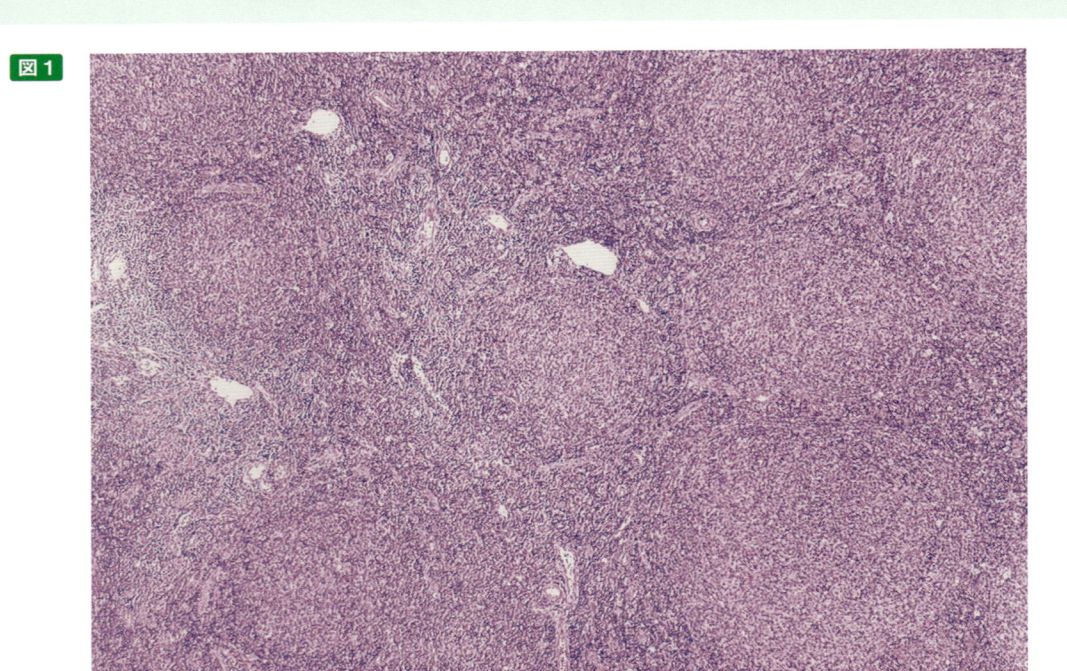

▲図1 比較的大きさの揃った濾胞がみられ，胚中心は不明瞭である．このHE染色から濾胞性リンパ腫が疑われる所見である．

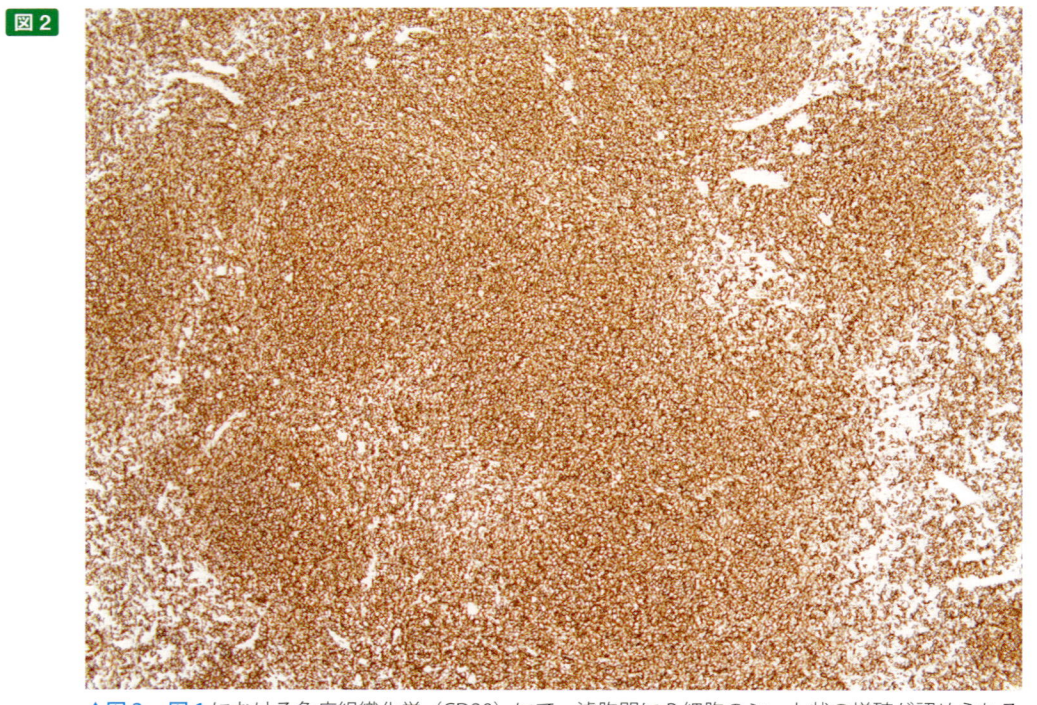

▲図2 図1における免疫組織化学（CD20）にて，濾胞間にB細胞のシート状の増殖が認められる．正常の分離した結節状の染色性ではなく，濾胞同士が癒合しているようにみえる．このdiffuseなシート状の染色パターンからB細胞性の悪性リンパ腫が示唆される．

疾患
disease

B 細胞性リンパ腫
B-cell lymphoma

疾患概念

- 本邦における B 細胞性リンパ腫（B-cell lymphoma）の頻度であるが，成人 T 細胞性白血病／リンパ腫の多い九州地区を除けば，全リンパ腫の約 75％を占める．

- B 細胞性リンパ腫の頻度では，びまん性大細胞型 B 細胞リンパ腫 33.1％，濾胞性リンパ腫 18.3％，MALT リンパ腫 4.2％，マントル細胞リンパ腫 2.7％で，他の腫瘍は少ないとされている．

病理診断（免疫組織化学）のアプローチ

- HE 染色標本で悪性リンパ腫を疑った時に，基本となる免疫組織化学は CD20（L26）と CD3 の 2 種である．CD20 の正常リンパ節での染色性は，濾胞に一致した結節状の陽性像を基本とし，それに加えて濾胞間領域に散在性，孤在性に陽性細胞が分布する（図3, 4）．一方，CD3 の正常リンパ節での染色性は，濾胞間領域に多数，濾胞内にも散在性に陽性細胞が認められるパターンである．多くの B 細胞性リンパ腫でもある程度多数の T 細胞が混入しているが，異型の乏しい小型リンパ球であることで反応性と判断できる．

- これに対して，B 細胞性リンパ腫では CD20 の染色がびまん性に陽性となる．濾胞性リンパ腫（図1, 2）では，正常パターンが崩れ，濾胞が融合し back-to-back の所見を示し，濾胞間領域にシート状に密な陽性細胞がみられる．ただし，このクルーは T 細胞には当てはまらず，シート状の CD3 陽性細胞の存在からリンパ腫と断定してはならない．その理由は，反応性の病変では T 細胞が主体となり，シート状にみえることがあるからである．

- 上記で確信が得られない場合，異常な免疫組織化学パターン（aberrant phenotypic pattern）が有用な場合がある．すなわち，B 細胞性リンパ腫疑いであれば CD5（小リンパ球性リンパ腫，マントル細胞リンパ腫などで陽性），CD43 などの共発現である．CD43 の共発現は MALT リンパ腫やマントル細胞リンパ腫など小型のリンパ球で構成される悪性リンパ腫で高頻度にみられ，しばしば診断根拠の 1 つとなる（Memo 35 参照）．

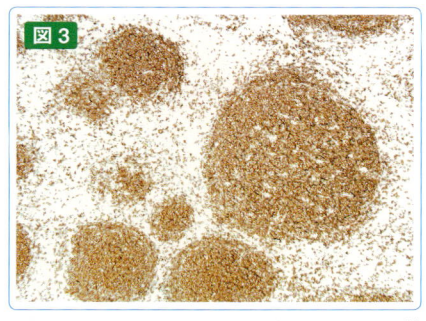

▲図3　Reactive hyperplasia における CD20 の染色態度．濾胞に一致した nodular な陽性像と，濾胞間では孤在性の陽性細胞が認められる．

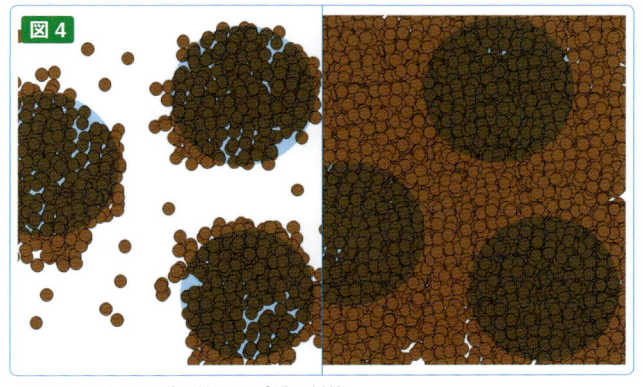

▲図4　正常および悪性リンパ腫の対比
左は CD20 陽性細胞の正常の分布パターンであり，濾胞間には孤在性の B 細胞を認めるのみである．一方，右は悪性リンパ腫を強く疑うパターンで，濾胞間に密な B 細胞のシートが認められる．

> **Pitfall** CD3 の評価の注意点
> 反応性病変でもシート状に染色されることと，T-cell rich B-cell lymphoma の存在を留意しておく必要がある．後者では，大型の異型 B 細胞が T 細胞の海の中に浮かぶが如く存在し，注意深く観察しないと T-cell lymphoma と誤診する可能性がある．腫瘍細胞を免疫組織化学的にきちんと同定し，どの細胞が染色されているかを読み取ることが重要である．

着眼ポイント keypoint　CD20 陽性細胞がびまん性にシート状に認められる場合は B 細胞性の悪性リンパ腫が強く疑われる．ただし，CD3 陽性細胞が同様のパターンを示す場合は必ずしも悪性リンパ腫が示唆されるわけではない．

参考文献
1) Aoki R, Karube K, Sugita Y, et al.: Distribution of malignant lymphoma in Japan: analysis of 2260 cases, 2001-2006. Pathol Int 2008, 58: 174-182
2) Chan JKC: Tumors of the lymphoreticular system, including spleen and thymus: Diagnostic Histopathology of Tumors, Volume 2, (Fletcher CDM ed.), Elesevir/Saunders, philadelphia, 2013, 1343-1614

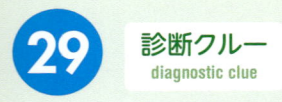

29 診断クルー ▶ 胚中心における核片貪食マクロファージの欠如
Absence of tingible body macrophages in germinal centers

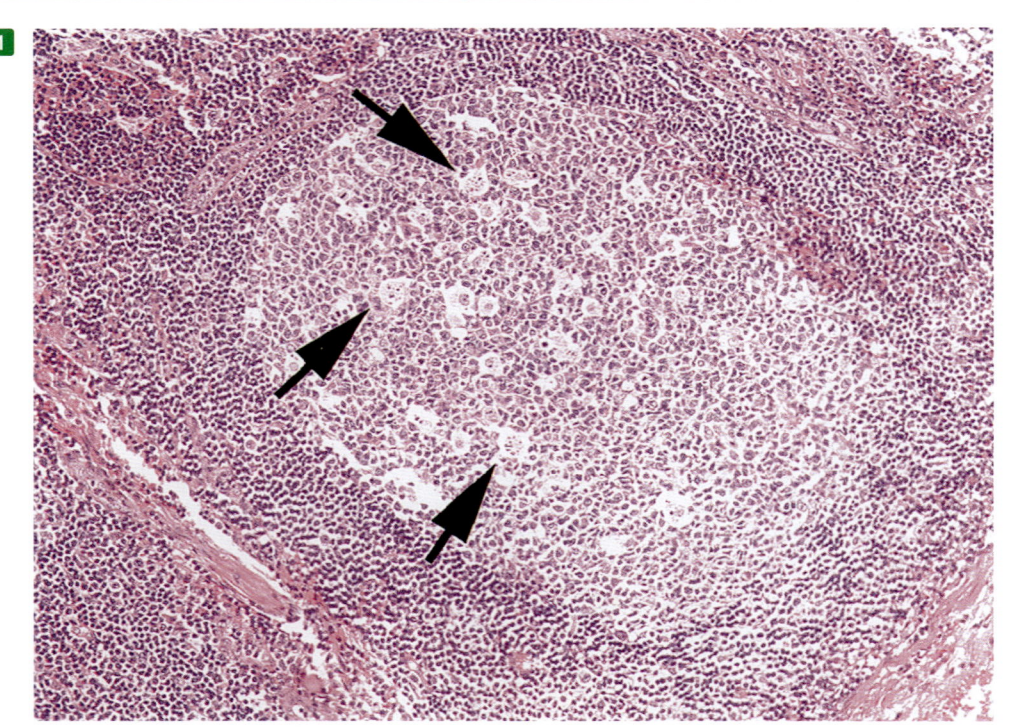

▲図1 Reactive follicle の胚中心には明瞭な tingible body macrophages（矢印）が認められる．これに対し，図2 の濾胞性リンパ腫では認められない．

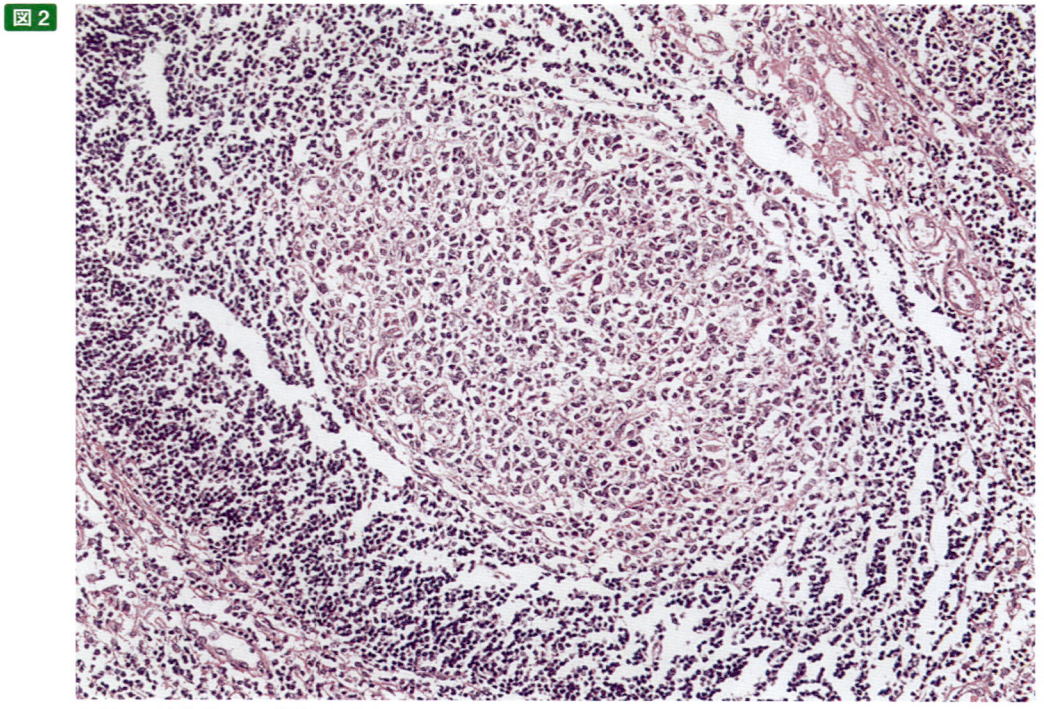

▲図2 濾胞性リンパ腫の胚中心には tingible body macrophages が認められない．この所見は濾胞性リンパ腫を疑う重要な所見である．

疾患 disease ▶ **濾胞性リンパ腫**
Follicular lymphoma

濾胞性リンパ腫（follicular lymphoma）

- 濾胞性リンパ腫のリンパ濾胞を弱拡大でみると，各濾胞の大きさが比較均一であり，マントル帯が不明瞭である．
- 胚中心の所見では，反応性に腫大したリンパ濾胞は，胚中心（germinal center）に明瞭な tingible body macrophages（核片を貪食したマクロファージ）を有する．一方，濾胞性リンパ腫では，この tingible body macrophages を欠くことが多い（図1, 2）．
- 濾胞性リンパ腫の grading と reporting of pattern は Memo 36 を参照されたい．
- 濾胞性リンパ腫ではリンパ濾胞の癒合（back-to-back）を認めることが多い．これで確信が得られない場合は，以下の抗体を用いて免疫組織化学を行えばよい．また，濾胞の反応性過形成と濾胞性リンパ腫の鑑別点を Memo 37 に示したので参考にされたい．

リンパ節病変の診断の際に有用な抗体

① Bcl-2：非腫瘍性の濾胞では，胚中心は染色されない．一方，濾胞性リンパ腫では胚中心に多数の陽性細胞を認める（図3, 4）．ただし，例外があるので，胚中心が染色されないだけでリンパ腫を否定してはならない．

② CD10 or bcl-6：CD10 ▶1 あるいは bcl-6 は非腫瘍性では胚中心のリンパ球にのみ陽性像を示す．濾胞性リンパ腫では，このパターンが崩れ，胚中心の他に濾胞間にもシート状陽性がみられることが多い．また，濾胞性リンパ腫の一部は CD10 陰性であるが，このような場合明らかな胚中心にも関わらず CD10 が陰性であることも異常な濾胞の根拠となる所見である．

③ Ki-67：反応性の胚中心には多数の陽性細胞がみられ（半数以上），かつグラデーション状に分布，すなわち，暗調域に多数，明調域に少数染色される（極性を有する）．一方，濾胞性リンパ腫では，反応性濾胞よりも陽性細胞が少なく（15％前後），極性を失う．

④ κ，λ：Memo 38 を参照のこと．

鑑別疾患

- 結節様構造を呈するリンパ腫が鑑別に挙がる（Memo 39 参照）．
- 鑑別疾患のなかでもマントル細胞リンパ腫は予後不良であり，迅速に病理診断を下す必要がある．HE 染色では細胞が非常に均一にみえることが特徴で，マントル帯が拡大しているようにみえる "mantle zone pattern" も特徴的である．免疫組織化学では cyclin D1 が核に陽性になる．

Pitfall 一見濾胞性リンパ腫と思っても，細胞が単調である場合は，マントル細胞リンパ腫の可能性があるため cyclin D1 を必ず染色する必要がある．ちなみに cyclin D1 は正常のリンパ球には通常全く染まらない．血管内皮，組織球，一部の上皮細胞に陽性となり，染色上のコントロールとして利用できる．

▶1：CD10 は比較的染色しづらい抗体であるため，陽性コントロールを必ずチェックすることが必要である．CD10 は濾胞性リンパ腫の他にも，Burkitt リンパ腫，胚中心由来のリンパ腫（結節性リンパ球優位型ホジキンリンパ腫など），びまん性大細胞型 B 細胞性リンパ腫の一部にも陽性を示す．

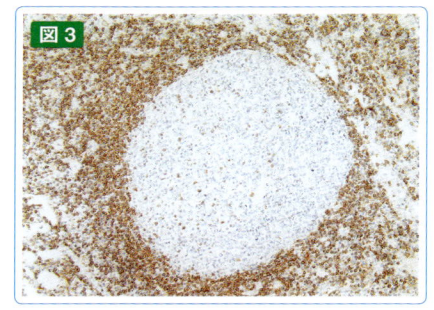

▲図3　免疫組織化学では，reactive follicle の胚中心は bcl-2 が陰性である．

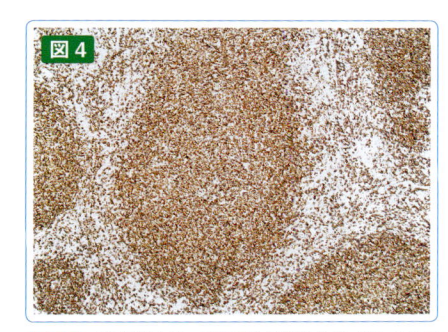

▲図4　濾胞性リンパ腫では濾胞全体が bcl-2 で陽性所見を示している．

着眼ポイント keypoint：リンパ節あるいは節外でリンパ濾胞をみた際に，胚中心における tingible body macrophages の存在は，良悪性の判断の第一となる所見である．Tingible body macrophages がみられない場合には，濾胞性リンパ腫を疑い免疫組織化学のオーダーに進む必要がある．

2 ピットフォール pitfall ▶ 小円形細胞腫瘍 Small round cell tumor

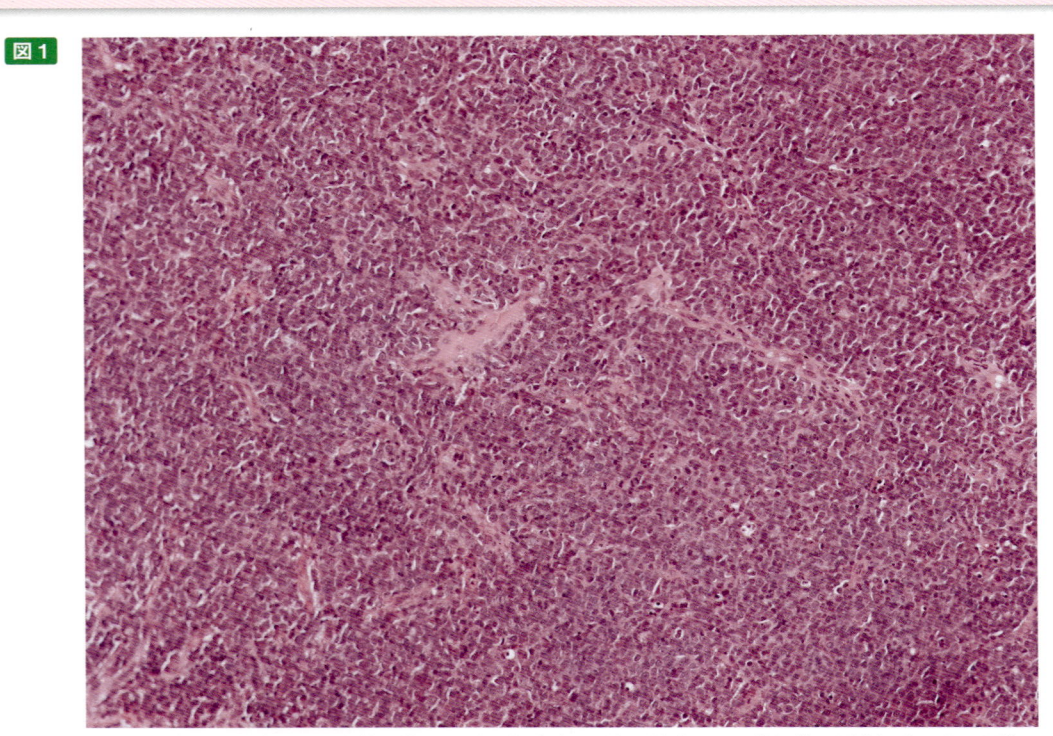

▲図1　鼻咽頭腫瘍からの生検組織．異型細胞がびまん性に増殖し，正常組織は腫瘍細胞により置換されて認められない．

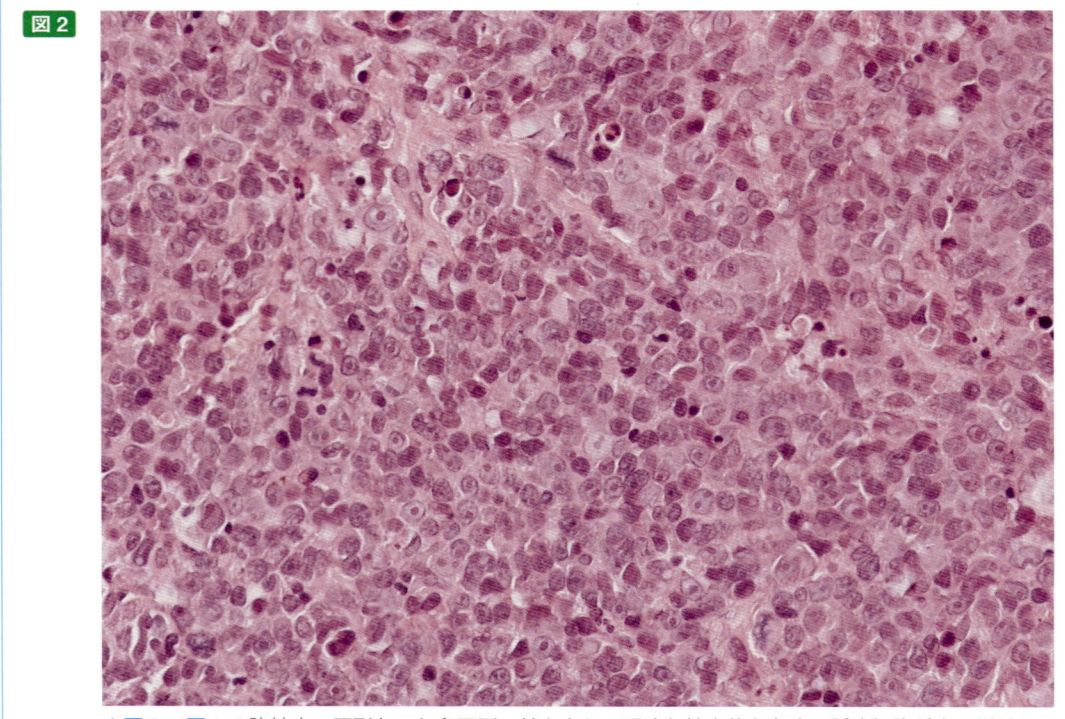

▲図2　図1の強拡大．円形ないし卵円形の核を有し，明瞭な核小体を有する腫瘍細胞が密に増殖している．いわゆる小円形細胞腫瘍の像である．

小円形細胞腫瘍（Small round cell tumor）

- 小円形細胞腫瘍が diffuse に増殖する場合，いくつかの鑑別診断が挙がってくる．たとえば，小脳であれば髄芽腫（medulloblastoma），皮膚であればメルケル細胞腫瘍（Merkel cell tumor），子宮であれば子宮内膜間質肉腫（endometrial stromal sarcoma）というように，臓器によってもある程度鑑別診断は限定されてくる（Memo 19 参照）．

- 本例は鼻咽頭腫瘍であることから，表1 の疾患が鑑別診断として挙がってくる．このうち患者が高齢者ということであれば，鑑別診断はさらに狭まり，最初の4疾患が鑑別の対象となるであろう．

- 臨床医から治療を急ぐので診断を HE 標本でいいのでつけてほしいというような依頼がきた，あるいは仕事が遅れていて早急に報告書を出さねばならない状況であったと想定しよう．実は，ピットフォールはこのような場合に起こってしまうのである．

- 本例ではよくみると辺縁部に図3のような領域がみられる．これは診断クルー 26 にあるリンパ腺小体（lymphoglandular bodies）で，これを重視すれば悪性リンパ腫の診断に至るかもしれない．ただし，診断クルー 26 でも述べたが，悪性リンパ腫以外，すなわち未分化癌でもリンパ腺小体がみられることがあることを知っている病理医はこの所見だけでは断定できないと考え，核クロマチン，核小体，核形不整などから未分化癌と診断するかもしれない．このように逆に例外的な知識を持っていることにより，ピットフォールに陥ってしまうこともある．

ピットフォール

- 表2 にピットフォールに陥りやすい状況を記したので参考にされたい．これ以外にもちろん経験不足に起因するものに対しては，それを解消すべく，先人の残してくれた英知と言える教科書を熟読することや，先輩や知人の話に耳を傾ける，すなわち，耳学問も大切である．講習会，セミナー，病院内で行われる各科との臨床病理カンファレンスなどに積極的に参加することも必要であろう．また，病理部内で抄読会や勉強会を設けて知識の収集に努めることも大切である．

- また，診断困難時に相談できる環境を作る，すなわち，内部あるいは外部コンサルテーションを行うこと，臨床からの無理な要求に安易に対応しない，無理なスケジュールを組まないといったことも重要である．さらに身体面や精神面の管理も忘れてはいけない．

Note
図1，2の標本を鼻咽頭腫瘍からの生検標本として数人の病理専門医に HE 標本のみで診断してもらったところ興味深い結果が得られた．血液病理を専門とする病理医は悪性リンパ腫を，皮膚病理を専門とする病理医は悪性黒色腫をまず考え，それ以外の病理医は未分化癌を第一に考えるという結果であった．

表1 鑑別疾患
- 悪性リンパ腫（malignant lymphoma）
- 未分化癌（undifferentiated carcinoma）
- 悪性黒色腫（malignant melanoma）
- granulocytic sarcoma
- ユーイング肉腫（Ewing's sarcoma）／原始神経外胚葉性腫瘍（primitive neuroectodermal tumor，PNET）
- 横紋筋肉腫〔rhabdomyosarcoma（embryonal type）〕

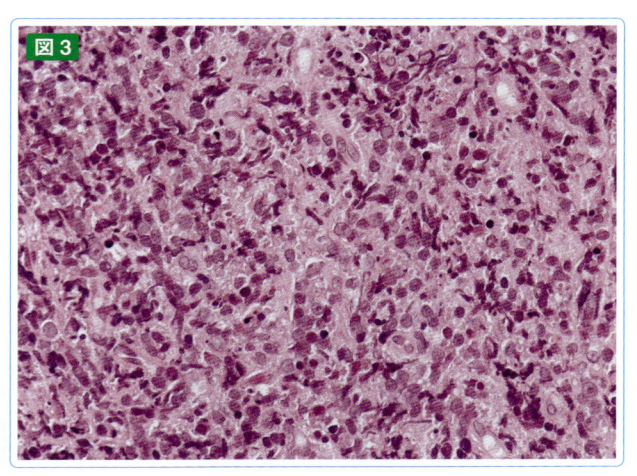

▲図3 図中央部の腫瘍細胞間に lymphoglandular bodies が認められる．

表2 ピットフォールに陥りやすい状況
- 1つの所見に固執
- 思い込み
- 中途半端な知識
- 臨床情報不足
- 臨床診断を過度に重視
- 不十分な組織が提出
- 免疫組織化学の解釈（コントロールの陽性像の確認は怠らないこと）
- 術中迅速診断時
- 体調不良
- 精神的ストレス

着眼ポイント keypoint ：病理診断のピットフォールに陥る場合，種々の原因が挙げられる．その中で，特に身体面および精神面の管理は忘れがちであり，普段からある程度の余裕を持つよう心がけるべきである．

30 診断クルー diagnostic clue
唾液腺腫瘍における形質細胞様細胞
Plasmacytoid hyaline cells in the salivary gland tumor

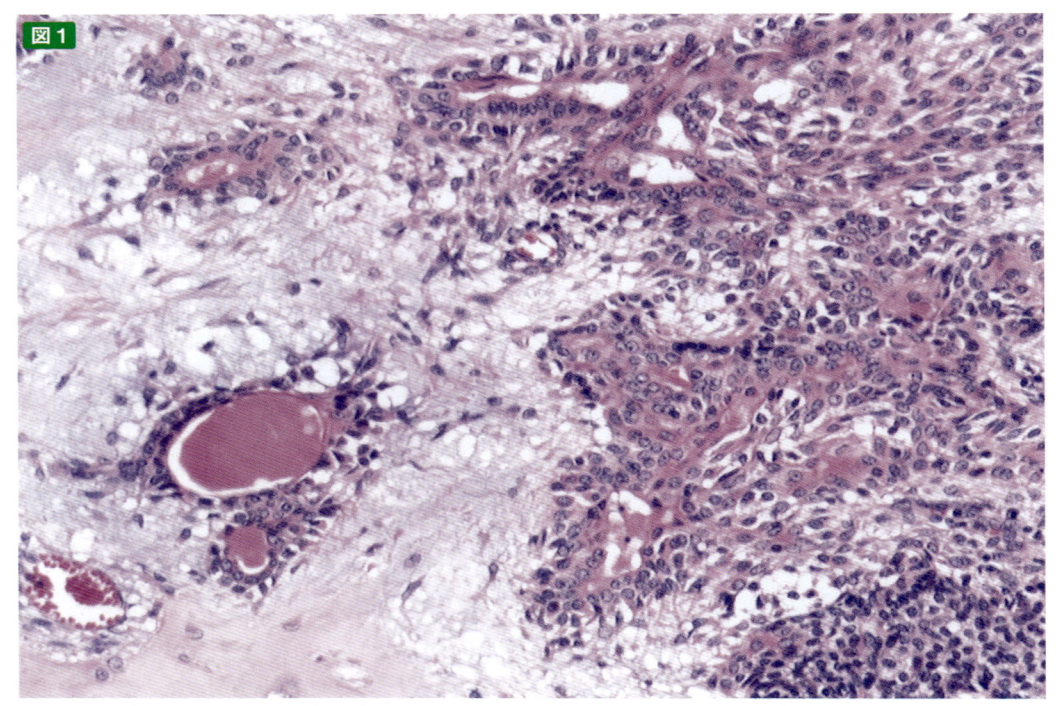

▲図1 上皮様，筋上皮様の細胞増殖とともに粘液腫様，軟骨腫様の間葉系組織がみられる．筋上皮細胞から成る細胞増殖巣の細胞が間葉系組織に溶け込むように移行する "melting phenomenon" の像もみられる．

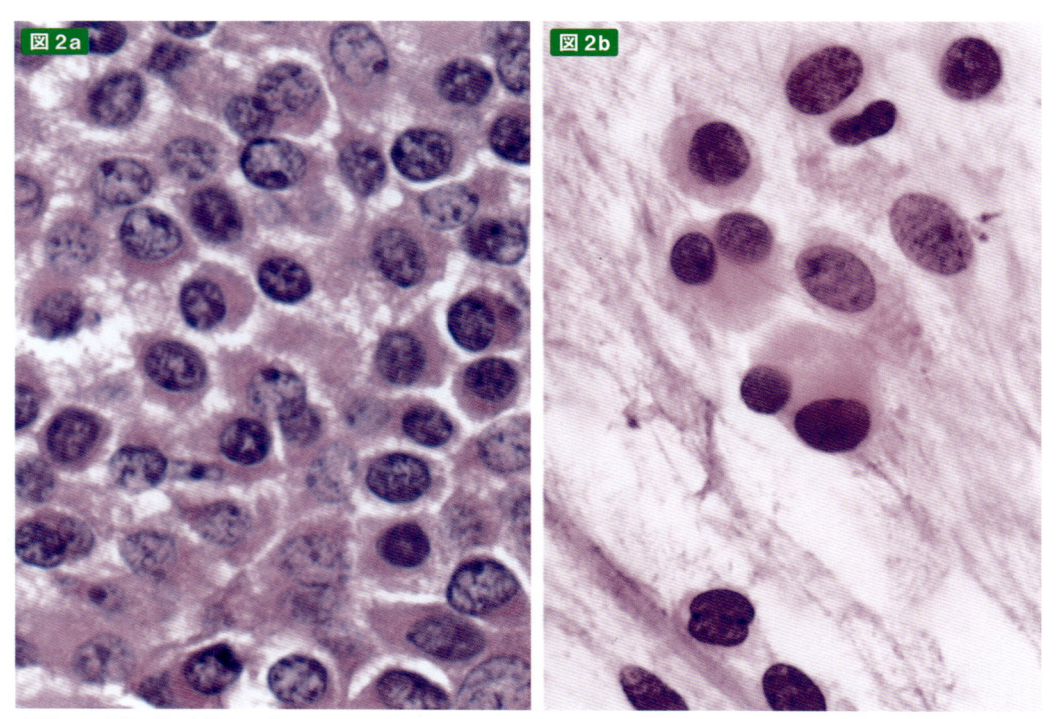

▲図2 胞体が好酸性かつ均一で，核が細胞質辺縁に存在する形質細胞類似の細胞を認める．a は HE 染色組織像で，b は術中迅速診断時の捺印細胞診の HE 染色による像である．

疾患 disease
唾液腺の多形腺腫
Pleomorphic adenoma of the salivary gland

疾患概念

- 唾液腺の多形腺腫（pleomorphic adenoma，PA）は唾液腺の腫瘍のうち最も高頻度にみられ，混合腫瘍（mixed tumor）とも呼ばれる．混合腫瘍と呼ばれるのは，腫瘍中に上皮様，筋上皮様の細胞増殖とともに粘液腫様，軟骨腫様組織の部分がみられ（図1），この部分を間葉系組織由来の増殖とみなし，上皮系・間葉系両成分が腫瘍性増殖をきたしたものと考えられたためであった．

- 現在では，電子顕微鏡的，免疫組織化学的および分子病理学的検索により，PAは上皮性腫瘍と考えられている．上皮細胞の多方向性分化に関連した上皮および筋上皮性の腫瘍で，この腫瘍に特徴的な間葉系成分は，通常の筋上皮細胞が種々の特徴を有する筋上皮細胞に変化した modified myoepithelial cells₁ に由来するとされている．

- 今回の診断クルーとなる plasmacytoid hyaline cell₂ （図2）もこの modified myoepithelial cells のうちの1つで，PAおよび筋上皮腫（myoepithelioma）に特徴的に出現する細胞である．形質細胞との形態学的類似性からこの名称がつけられた．ここでは頻度の高いPAの診断クルーとして取り上げる．

病理所見

- PAの典型例では，前述のごとく上皮・筋上皮成分の増殖とともに，粘液腫様，軟骨腫様の間葉系組織が混在する多彩な像を示す．上皮細胞は，管腔に面してみられ，しばしば扁平上皮化生を示し，時に好酸性細胞や脂腺細胞もみられる．

- 筋上皮細胞から成る細胞増殖巣と間葉系組織との境界がきわめて不明瞭で，細胞が間葉系組織に溶け込むように移行する "melting phenomenon" と呼ばれる像も診断に重要な所見である（図1）．この像は，modified myoepithelial cells が粘液を細胞外に分泌した結果細胞密度が疎となり，間葉系組織に溶け込むような像を呈したものと理解されている．

- 粘液腫様，軟骨腫様の部分も modified myoepithelial cells から産生された間質粘液（コンドロイド硫酸やヒアルロン酸等）によるものである．このようにPAの組織の多彩性は，筋上皮とその変化した細胞である modified myoepithelial cells がその要因をなしており，筋上皮細胞についての理解を深めることは重要と考える．

- 特に plasmacytoid hyaline cell は筋上皮細胞の変化したものでありながら smooth muscle actin は陰性である．主な modified myoepithelial cells の染色態度は Memo 43 を参考にされたい．

▶1：Modified myoepithelial cells は多様な形態を示し，その機能とともに非常に興味深い細胞であり，免疫組織化学的に特徴的な所見を示す．上皮細胞は CK，EMA，CEA が陽性となる．一方，筋上皮細胞は，CK，vimentin は陽性となるが EMA や CEA は陰性である．S-100 蛋白は筋上皮系細胞の最もよいマーカーである．Glial fibrillary acidic protein（GFAP）も陽性となる．actin 等の筋系のマーカーはさまざまな染色性を示す．

▶2：特に生検材料のような小さな検体においては，plasmacytoid hyaline cell の存在は PA の診断にきわめて重要な所見とされており，また，術中迅速診断時に，捺印標本の HE 染色を併用すると，しばしばこの細胞が認められることより（図2b），PAの診断の手がかりとなる．ただし，きわめて稀であるが，PA の悪性転化（malignant transformation）による多形腺腫由来癌（carcinoma ex pleomorphic adenoma）の症例も存在するので注意が必要である．

Note PA，筋上皮腫，基底細胞腺腫の関係

- PA，筋上皮腫，基底細胞腺腫（basal cell adenoma）の3種類の腫瘍は，一連の腫瘍としてとらえると理解しやすい．

- 基底細胞腺腫は，基底細胞様の腫瘍細胞が主体をなし，上皮成分および筋上皮成分より構成される．腫瘍胞巣辺縁には柵状に並ぶ細胞配列を認め，腫瘍胞巣と結合組織間質が基底膜で明瞭に区画されており，PAの成分のうち間葉系成分のないものと位置づけられる．

- 筋上皮腫は，PAの成分のうち，上皮成分が全くみられないものとする考え方よりも，5～10％以内の上皮成分の混在のあるものも筋上皮腫とするという考え方のほうが一般的である．このため，PAのうち筋上皮成分が腫瘍の大部分を占める富細胞性多形腺腫（cellular PA）と筋上皮腫の鑑別が問題となる．筋上皮腫には軟骨様の間葉成分はみられないとされるものの，粘液腫様の間葉成分を伴うことがある．ただし，"melting phenomenon" は認めず，この像の有無が最も有用な鑑別点となる．

着眼ポイント keypoint：唾液腺腫瘍における plasmacytoid hyaline cell の存在は，多形腺腫の診断の手がかりとなるきわめて重要な所見である．生検材料のような小さな検体のみならず，術中迅速診断時の捺印標本においても有用である．

31 診断クルー diagnostic clue ▶ 粘液球・硝子球（穿刺吸引細胞診）
Mucous balls and/or hyaline balls (in fine needle aspiration)

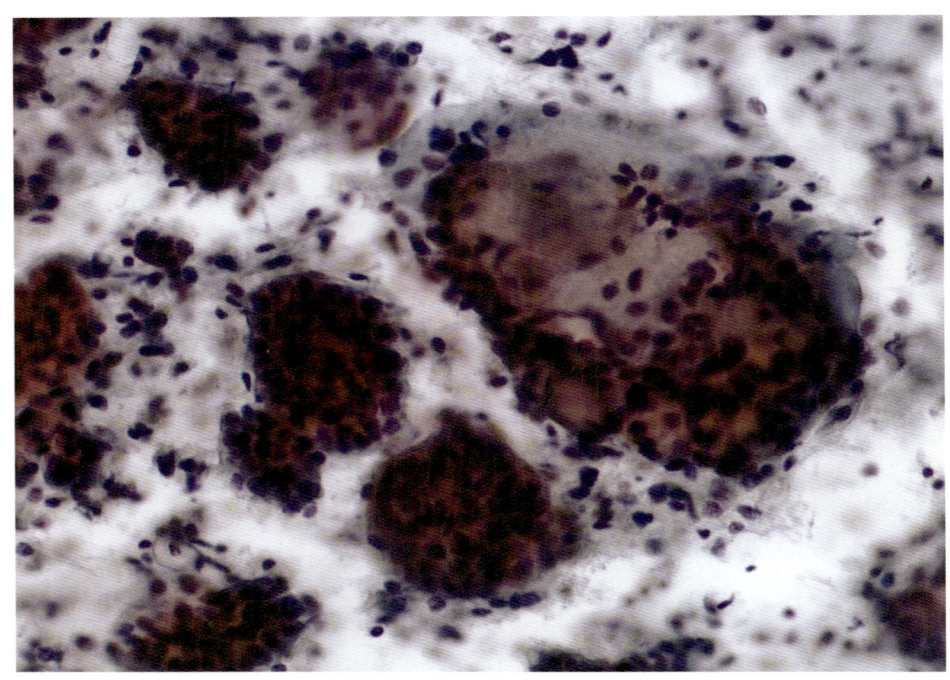

▲図1 唾液腺腫瘍の穿刺吸引細胞診．Papanicolaou 染色で透明にみえる粘液状物質に小型で均一な腫瘍細胞が立体的に張り付くように配列している．細胞集塊中にこの構造が多数みられ，篩状構造を示していることがわかる．粘液球と呼ばれる所見である．

▲図2 唾液腺腫瘍の穿刺吸引細胞診．Papanicolaou 染色で淡染する硝子様物質に腫瘍細胞が立体的に配列している．硝子球と呼ばれる所見である．

疾患 disease : 唾液腺の腺様嚢胞癌
Adenoid cystic carcinoma of the salivary gland

疾患概念
- 腺様嚢胞癌（adenoid cystic carcinoma）[1]は唾液腺に原発する悪性腫瘍として比較的頻度が高く，全唾液腺腫瘍の約4～10%を占める．中年以降に好発し，女性にやや多い．
- 耳下腺においては，粘液癌（mucinous carcinoma）や腺房細胞癌（acinic cell carcinoma）より発生頻度は低いとされるが顎下腺および小唾液腺では最も高頻度にみられる悪性腫瘍である．
- 腫瘍の発育は遅いものの周囲組織に浸潤性に増殖し，その境界が不明瞭であることから，切除時に腫瘍細胞が残存することが多く，再発傾向の高い腫瘍として知られている．
- 腺様嚢胞癌の穿刺吸引細胞診において出現する腫瘍細胞は，大小不同に乏しく，核は濃染するものの異型性が低く，この腫瘍を細胞診で診断するためには細胞異型より構造異型を優先することが重要である．この構造異型の代表的なものが，診断クルーとなる粘液球（mucous balls）や硝子球（hyaline balls）である．

粘液球および硝子球
- 粘液球および硝子球[2]とは，大小不同の乏しい比較的均一な腫瘍細胞が，Giemsa染色で異染性を示す（ピンク色に染色）粘液様物質もしくは硝子様物質を取り囲むようにして立体的に配列する所見を指す（図1, 2）．細胞集塊の中で多数みられ，篩状の構造を思わせる像を示す場合はきわめて有用である（図1）．
- 粘液球の中心部はPapanicolaou染色では透明にみえ，PAS染色で弱陽性，Alcian blue染色で陽性，Type IV collagenが陰性から弱陽性であり，間質粘液と考えられる．
- 硝子球の中心部はPapanicolaou染色でライトグリーンに濃染もしくは淡染し，PAS染色で陽性，Alcian blue染色で弱陽性，Type IV collagenが陽性で，球形や棍棒様の形態を示すものがあり，基底膜様の硝子様物質と考えられている．

病理所見
- 腺様嚢胞癌は組織学的に，cribriform type（篩状型），solid type（充実型），tubular type（管状型）の3つの組織亜型[3]に分けられるが，1つの腫瘍の中で混在することが多い．

鑑別診断
- 唾液腺の細胞診で粘液球もしくは硝子球が出現した時に鑑別すべき疾患として多型低悪性度腺癌[4]が挙げられる．他に頻度は低いが粘表皮癌（mucoepidermoid carcinoma）で粘液球が，基底細胞腺腫（basal cell adenoma）や基底細胞腺癌（basal cell adenocarcinoma），上皮筋上皮癌（epithelial myoepithelial carcinoma）などで硝子球が出現することがある．

▶1：**腺様嚢胞癌**
- 腺様嚢胞癌は唾液腺だけでなく，気管支や乳腺といった他臓器でも発生し，診断に苦慮することがある．今回の診断クルーである粘液球や硝子球は，唾液腺に限らず，本腫瘍の診断にきわめて有用な所見である．
- 腺様嚢胞癌では，免疫組織化学的にc-kitが陽性となる．

▶2：Word 粘液球および硝子球は，よく知られた細胞像であるにもかかわらず，この2つの用語はしばしば曖昧に使用されている．本来，粘液球は中心部に粘液状の物質を認める構造，硝子球は中心部が硝子様物質から成る構造を意味する．しかし，両者を一括して粘液球もしくは硝子球と呼称し，ほぼ同義語として使用する場合もある．

▶3：いずれの組織亜型でも神経浸潤がしばしばみられ，疼痛や顔面神経麻痺などの臨床症状が出現することも本腫瘍の特徴である．

⇒ 腺様嚢胞癌の組織亜型をMemo 44に詳説したので，参考にされたい．

▶4：**多型低悪性度腺癌**（polymorphous low-grade adenocarcinoma）
- 欧米における発生頻度は高いとされるものの本邦においては稀であり，唾液腺穿刺吸引細胞診で粘液球や硝子球の出現をみた時には，まず腺様嚢胞癌を考慮すべきである．
- きわめて予後の良い腺癌で，多くは小唾液腺，特に口蓋に発生する．
- 組織学的に異型のない均一な小型の細胞が，小葉状，充実性，乳頭状，篩状，索状，管状などの種々のパターンが混在して増殖し，組織像としてはきわめて多彩である．また，間質はしばしば粘液様あるいは硝子様を示す．

| 着眼ポイント keypoint | 唾液腺腫瘍の穿刺吸引細胞診において出現する粘液球および硝子球は，腺様嚢胞癌の重要な診断クルーである． |

32 診断クルー diagnostic clue ▶ 唾液腺腫瘍にみられる空胞細胞
Vacuolated cells in the salivary gland tumor

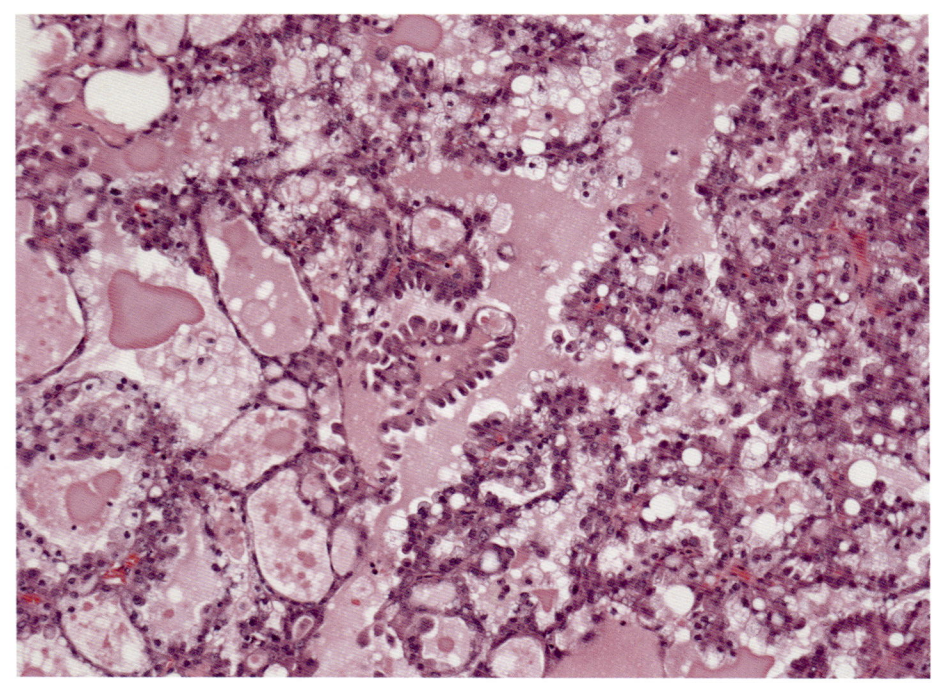

▲図1 乳頭状から小嚢胞状構造を示す腫瘍で，介在導管上皮様細胞，淡明細胞，空胞細胞など多彩な細胞で構成されている．腺房細胞への分化は明らかではない．

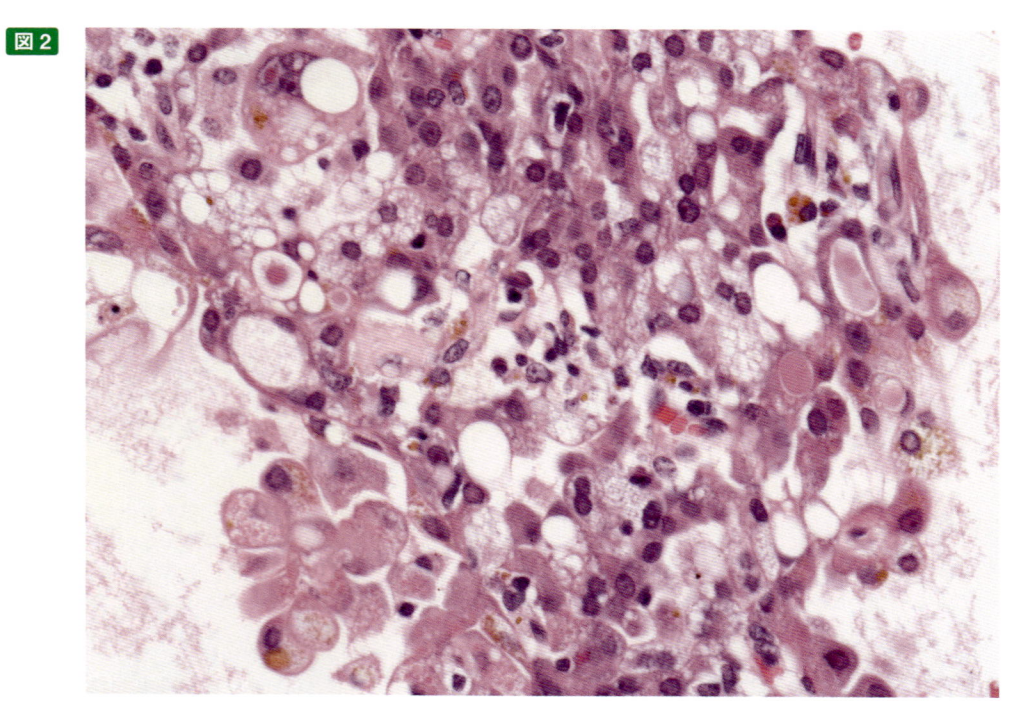

▲図2 多彩な空胞細胞を認める．微細な小型空胞，1つの大型空胞，円形物質を内部に持つ滴状空胞など細胞によって異なった形態の空胞が混在している．空胞を取り巻く細胞質は好酸性で，一部の細胞はヘモジデリンの沈着を伴う．核所見は，多くは介在導管上皮型細胞の核に類似しているが，少数の大型核も認められる．

疾患 disease
唾液腺の腺房細胞癌（乳頭嚢胞亜型）
Acinic cell carcinoma (papillary cystic variant) of the salivary gland

概略
- 唾液腺の腺房細胞癌（acinic cell carcinoma）は漿液性腺房細胞への分化を示す悪性腫瘍で，その診断は，チモーゲン顆粒を有する好塩基性の細胞質を持つ漿液性腺房細胞への分化がポイントとなる．腺房細胞癌の基本型と亜型に認められる細胞の特徴を理解しておくことが重要である．

- 腺房細胞癌は，唾液腺腫瘍の3～6%，悪性腫瘍の7～17.5%を占め，耳下腺に好発する．女性にやや多く，発症年齢は幅広く（平均44歳），小児では粘表皮癌に次いで多い．多くは低悪性度癌で，5年生存率は76～90%である．

▶1：空胞の大きさや数は細胞によって多彩で，微細な空胞，脂腺細胞様の小型空胞，脂肪芽細胞様の中型空胞，単発の中大型空胞，円形物質を内部に持つ滴状の空胞などさまざまな形態を示す．

病理所見
- 組織像は，腺房細胞（acinar cell）への分化が基本であるが，介在導管上皮（intercalated ductal cell）への分化を示す細胞，分化の不明な腺上皮細胞（non-specific glandular cell），淡明細胞（clear cell），および本診断クルーである空胞細胞（vacuolated cell）[1]がさまざまな割合で混在し，多彩な組織像を呈することが多い（図3）．

- 空胞細胞は，胞体内に空胞を持つ細胞で，空胞を取り巻く細胞質は好酸性で，時にヘモジデリンの沈着を伴う．その大きさは，腺房型細胞に類似するが，空胞により大型化したものもみられる．核所見は介在導管上皮型細胞に類似するが，核異型が目立つものも散見される．この空胞は脂質，グリコーゲン，粘液を染めるいずれの染色にも陰性である．

- 細胞診においても，腺房型細胞が主体の腺房細胞癌の診断は容易であるが，腺房型細胞の少ない場合は，診断が困難なことが多く，その際，空胞細胞の存在は有用である（図4）．嚢胞性病変で，空胞細胞を含む乳頭状細胞集塊を認めた場合は，小嚢胞型や乳頭嚢胞型の腺房細胞癌を第一に考える．

▲図3 乳頭嚢胞型腺房細胞癌．介在導管上皮型細胞，分化の不明な腺上皮細胞，淡明細胞および空胞細胞がさまざまな割合で混在している．挿入図（別症例）にみられるような腺房型細胞への分化が不明瞭なために診断に苦慮する症例が少なくない．

鑑別診断
- 空胞化細胞が存在する腫瘍，すなわち低悪性度粘表皮癌や脂腺細胞への分化を示す腫瘍〔sebaceous adenoma（脂腺腺腫），sebaceous lymphadenoma，sebaceous carcinoma（脂腺癌），sebaceous lymphadenocarcinoma〕が鑑別に挙がる．

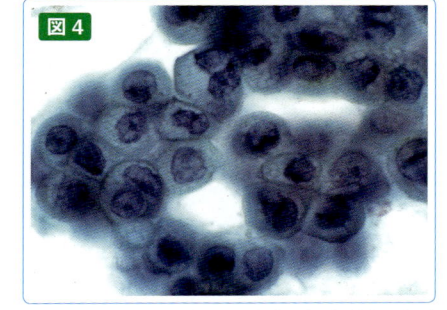

▲図4 乳頭嚢胞型腺房細胞癌の細胞診像．細胞診においても，腺房細胞への分化が明らかでない症例では，空胞細胞の存在が腺房細胞癌の診断に有用な所見となる．

着眼ポイント keypoint	嚢胞型や乳頭嚢胞型の腺房細胞癌では，腺房細胞への分化が不明瞭なため病理診断が困難なことが多い．このような症例では，空胞細胞の存在が診断に有用である．

参考文献
1) World Health Organization: Salivary glands in Pathology & Genetics, Head and Neck Tumours, IARC Press, Lyon, 2005, 209-282
2) Cheuk W, Chan JKC: Salivary Gland Tumors in Diagnostic Histopathology of Tumors, 3rd ed., Vol.1, Churchill Livingstone Elsevier, Philadelphia, 2007, 284-288
3) 広川満良：腺房細胞癌．日本唾液腺学会（編）：唾液腺腫瘍アトラス，金原出版，東京，2005, 82-88

33 診断クルー　胸膜弯入
Pleural invagination (folded pleura)

▲図1　胸膜下に円形の腫瘤がみられ，肺部分切除が施行された症例の組織像である．右側にみられる臓側胸膜を追っていくと胸膜が肺実質側に弯入し，いわゆる folded pleura の像を呈している．

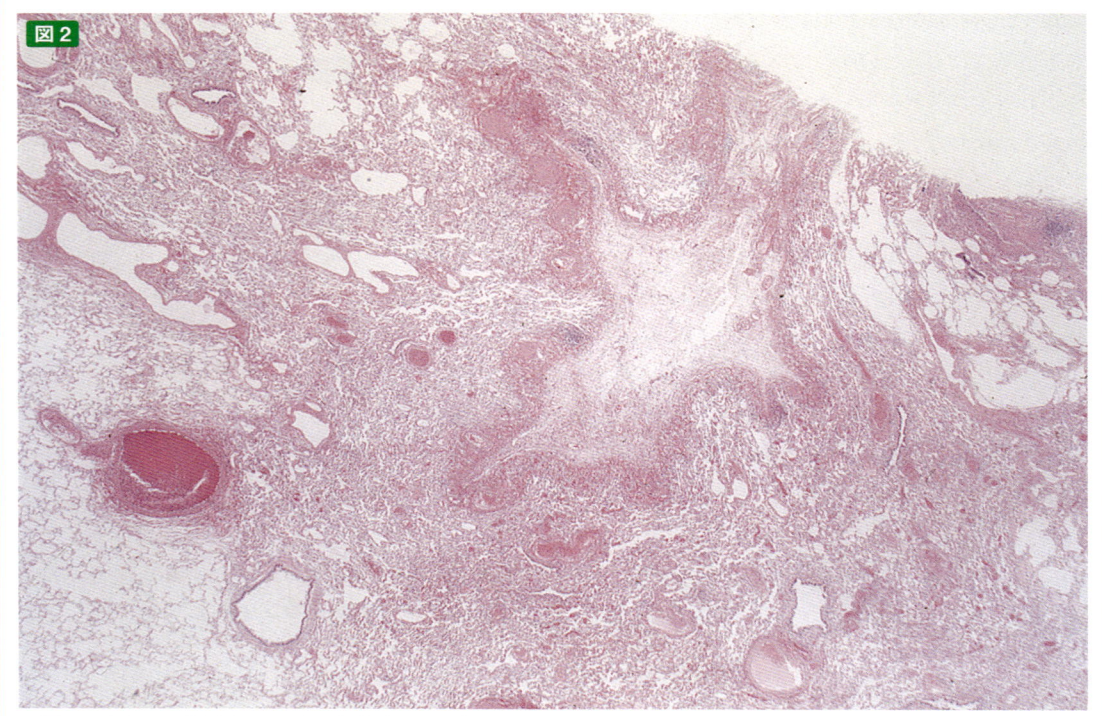

▲図2　右上では認められるべき胸膜が，切り出し時人工的に切断され欠如しているが，それを除けば図1 に示した像とほぼ同様の像である．

疾患 disease ▶ 円形無気肺 Round atelectasis

疾患概念

- 円形ないしは類円形の腫瘤影を呈する末梢無気肺の特殊型で，肺癌や特発性器質化肺炎（cryptogenic organizing pneumonia，COP）を含めた腫瘍性病変と鑑別を要する疾患である．
- 円形無気肺（round atelectasis）の名称自体は 1971 年に Hanke によって提唱されたもので，その後 folded lung, shrinking pleuritis with atelectasis, pleuroma, helical atelectasis, atelectatic pseudotumor, rounded atelectasis 等種々の名称で報告されている．
- 発生機序としては胸水貯留に伴い発生すると考えられる folded theory と，胸膜の肥厚に伴って生じてくると考えられる fibrosing theory 等がある（図3）．
- 報告例の多くではアスベストの曝露歴が認められる．

臨床

- 無症状のことが多く，大部分は単発性の病変であるが，稀に多発例や両側肺にみられることもある．
- 円形ないしは類円形の病変で，大きさは 2〜7 cm で，多くは下葉の背側ないしは側底部に認められる．
- 画像所見としては，胸膜肥厚とともにしばしば comet-tail lesion と呼ばれる，腫瘤影に向かう圧迫された肺血管や気管支の弓状の収束像が認められる．

病理所見

- 肉眼的には胸膜下に線維化がみられ，円形の腫瘤として認められるが，病変が小さいと腫瘤の認識が困難な場合があり，切り出し時に病変が確認できないことがある．
- 胸壁側からの針生検（transthoracic needle biopsy）では硝子化した組織のみが採取され，胸膜の硝子化（hyalinosis of the pleura）と誤診される可能性がある．
- 組織学的にはリンパ管，血管，弾性線維を含む胸膜の肺実質側への折れ曲がりを示す弯入がみられ，その周囲の肺組織は圧迫され無気肺になっている（図1）．
- 特殊染色として弾性線維染色を行うと胸膜の弾力膜の同定が容易となり診断の一助となる（図4）．

▲図3 円形無気肺の発生機序．a：folded theory（胸水貯留に伴い，肺が浮遊し，さらに虚脱が起こり，最終的には図のように胸膜が弯入し，病変が形成される），b：fibrosing theory（炎症に伴い胸膜の最終層に線維化が生じ，その肥厚とともに収縮が起こり，図のように胸膜が弯入し，病変が形成される）．

Word COP は閉塞性細気管支炎器質化肺炎（bronchiolitis obliterans organizing pneumonia, BOOP）と同義である．

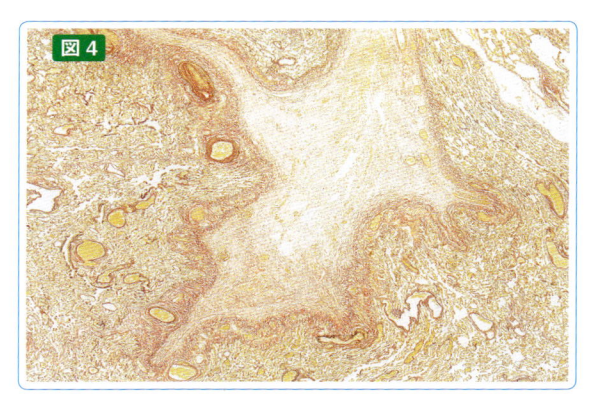

▲図4 特殊染色にて弾性線維が明瞭となり，胸膜が容易に認識できる（elastica van Gieson 染色）．

Note 治療・予後
一般的には治療の必要はなく，予後も良好である．しかし，診断がつかず悪性腫瘍などの疑いのもとに切除されることがある．

| 着眼ポイント keypoint | 術前診断が悪性腫瘍あるいは特発性器質化肺炎等の疑いで手術が施行され，摘出標本の切り出し時に病変が発見できない場合には，円形無気肺の可能性を考慮する必要がある． |

参考文献　1）Menzies R, Fraser R: Round atelectasis. Pathologic and pathogenetic features. Am J Surg Pathol 1987, 11: 674-681

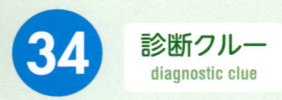

34 診断クルー ▶ 間質性肺炎における多数の線維芽細胞巣
Frequent fibroblastic foci in interstitial pneumonia

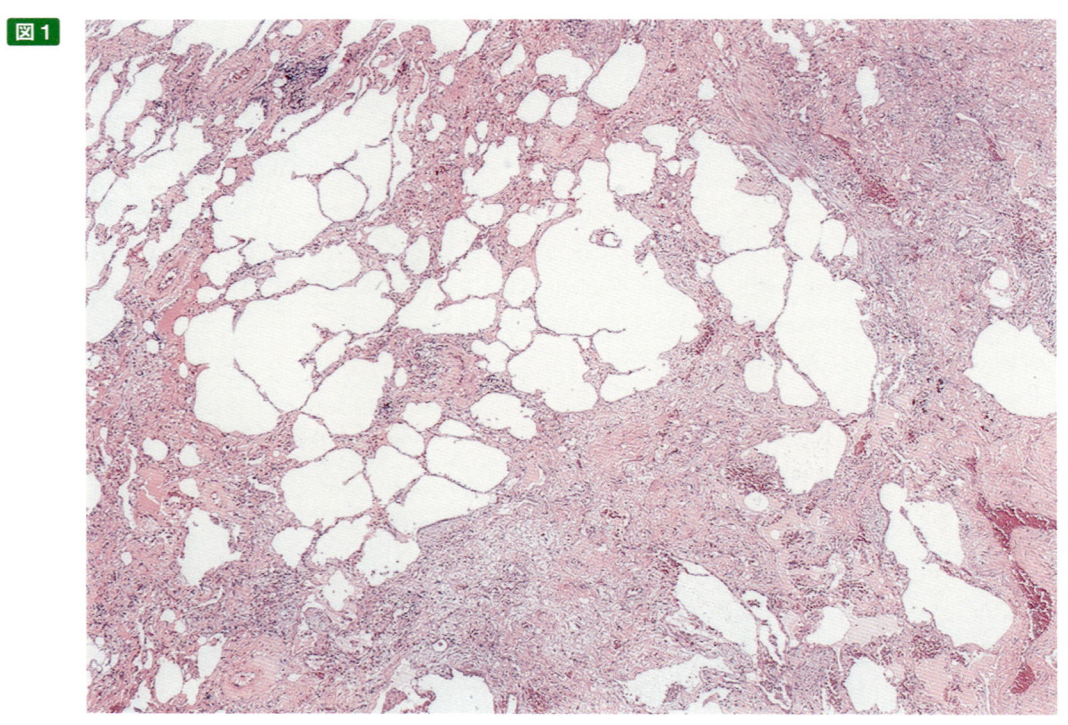

▲図1　弱拡大では，病変の分布は斑状で，線維化部分の間に，正常の肺組織が介在する．

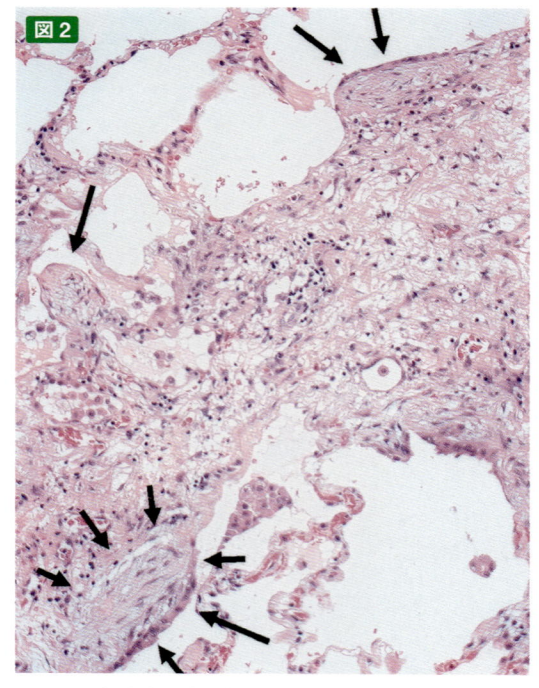

▲図2　気腔内に半月状に隆起する線維化巣，すなわち線維芽細胞巣（矢印）が多数みられる．これだけの数は非特異型間質性肺炎では決してみられない．

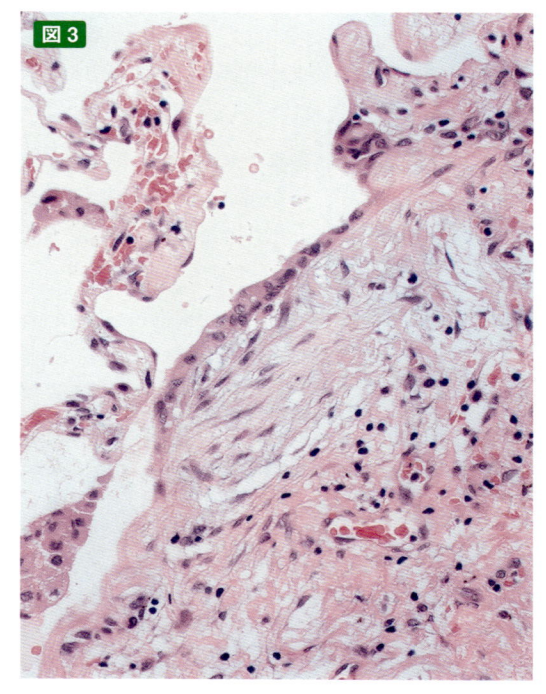

▲図3　線維芽細胞巣の強拡大像．

疾患 disease

通常型間質性肺炎
Usual interstitial pneumonia(UIP)

疾患概念

- 原因を特定しえない間質性肺炎（特発性間質性肺炎）は，2002年のAmerican Thoracic SocietyとEuropean Respiratory Societyの国際的コンセンサス分類により，表1の7つに分類された．

表1　2002年の分類

① 特発性肺線維症（idiopathic pulmonary fibrosis, IPF）
② 非特異型間質性肺炎（nonspecific interstitial pneumonia, NSIP）
③ 特発性器質化肺炎（cryptogenic organizing pneumonia, COP）
④ 急性間質性肺炎（acute interstitial pneumonia, AIP）
⑤ 呼吸細気管支炎関連性間質性肺疾患（respiratory bronchiolitis-associated interstitial lung disease, RB-ILD）
⑥ 剥離性間質性肺炎（desquamative interstitial pneumonia, DIP）
⑦ リンパ球性間質性肺炎（lymphocytic interstitial pneumonia, LIP）

- さらに2013年にその改定版によってidiopathic pleuroparenchymal fibroelastosis（特発性PPFE）が加わり，unclassifiable idiopathic interstitial pneumonias（分類不能型特発性間質性肺炎），idiopathic interstitial pneumonias（特発性間質性肺炎）の大項目が付加された（Memo 45参照）．

- これらのうち，IPFでは，病理診断は通常型間質性肺炎（usual interstitial pneumonia, UIP）ないしはUIP patternとなる．ステロイドは無効で，現時点では有効性が証明された治療法はない．

- NSIPはステロイド治療に反応し，予後は良好とされるが，線維化が強い例では予後はIPFと変わらないとの報告もある．

病理所見

- UIPの病態の基本は，時相の異なった多彩な病変である．病変の分布は斑状（patchy）で，古い線維化巣，activeな線維化[1]，正常肺が不規則に混在する不均一（heterogeneous）な病変である（図1）．一方，NSIPでは時相が揃い，分布はびまん性である．

- 病変の分布の把握は，まず，プレパラートを顕微鏡にのせる前に透かしてみる（セミマクロ的な観察）ことが有用である．UIPはpatchyな病変分布である．

- 顕微鏡下ではUIPの最も明確な所見は今回取り上げた線維芽細胞巣（fibroblastic foci）である．その他，炎症細胞浸潤や，honeycomb changeの程度なども鑑別点として挙げられる．

- 線維芽細胞巣は，間質から気腔内に半月様に盛り上がる肉芽様組織である（図2, 3）．少量のcollagen fibersの沈着を伴うfibroblast様紡錘形細胞の増生であり，表面は上皮に覆われている．この線維芽細胞巣が古い線維化巣内に多数認められることがUIPの特徴的所見である．

Note Masson body
線維芽細胞巣の鑑別としては，COPで有名な気道内のポリープ状の肉芽組織が挙げられる（以後ポリープ型と記載）．これはMasson bodyとも呼ばれるが，NSIPでも多数みられることがある変化で，線維芽細胞巣とは明確に区別しておく必要がある．

Word
COPは閉塞性細気管支炎器質化肺炎（bronchiolitis obliterans organizing pneumonia, BOOP）と同義である．

▶1：間質性肺炎で認められる肺胞腔内の線維化

Bassetらによる図を改変したものを記載する（図4）．ポリープ型は，消化管で言えば山田4型ポリープのような形態をしていると考えられ，間質から有茎性のポリープとして隆起する．実際の標本では，間質と連続せず，気腔内にあたかも浮いているようにみえることもあり，線維芽細胞巣の山田2型ポリープのような形態とは異なる．両者の違いは上皮傷害の程度によるものと考えられ，軽度であれば再生がよく起こりポリープ状となる．線維芽細胞巣は中等度傷害と考えられ，最も強い傷害では閉塞型となり，気腔を線維化が埋め，肺胞構造の改築につながっていく．

図4

ポリープ型（COP pattern）

壁在型（fibroblast foci）

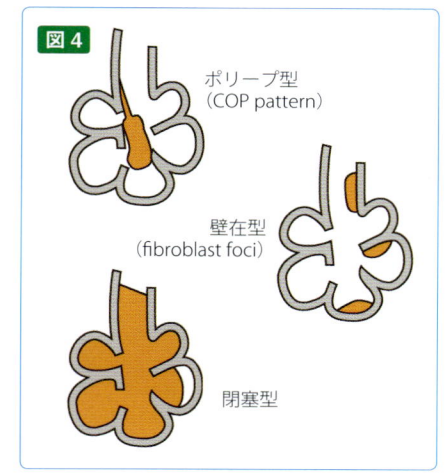

閉塞型

▲図4　間質性肺炎における肺胞腔内線維化の型

→ UIPとNSIPの鑑別表をMemo 46に示したので参照されたい．

着眼ポイント keypoint：セミマクロ的な観察で病変がpatchyで，顕微鏡下で古い線維化巣内に線維芽細胞巣を容易に見出せれば通常型間質性肺炎の存在が示唆される．

35 診断クルー diagnostic clue ▶ 星芒状の線維性結節
Stellate fibrotic nodule

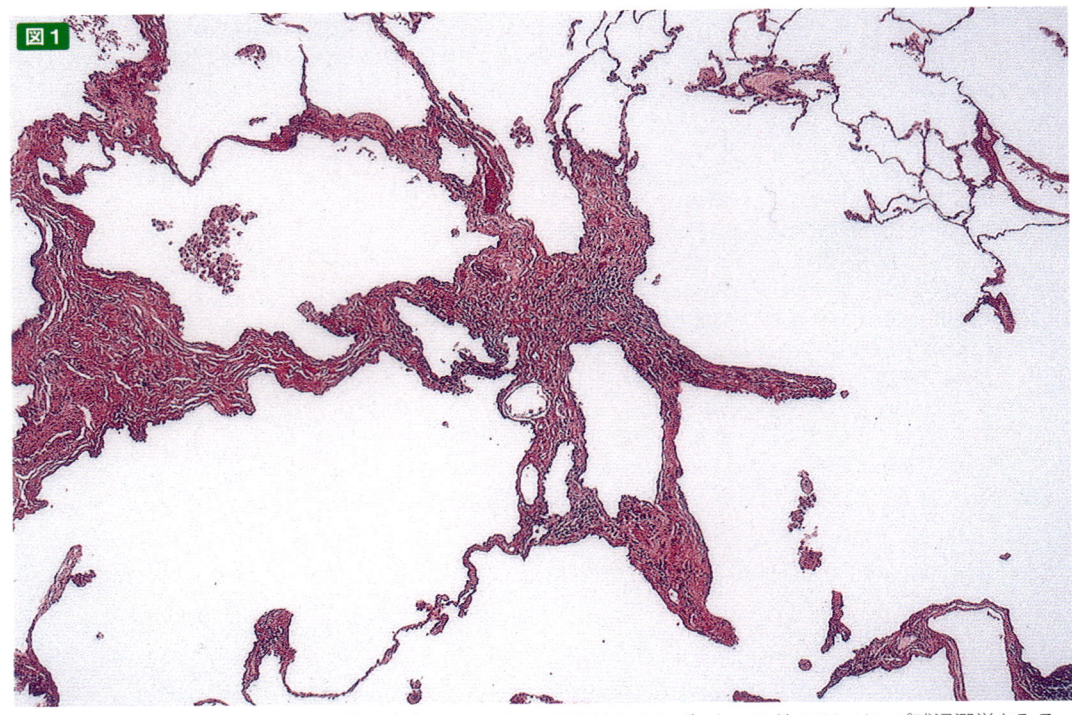

▲図1 肺にみられる星芒状の線維性の瘢痕．Langerhans細胞はみられず，ところどころにリンパ球浸潤巣をみる．

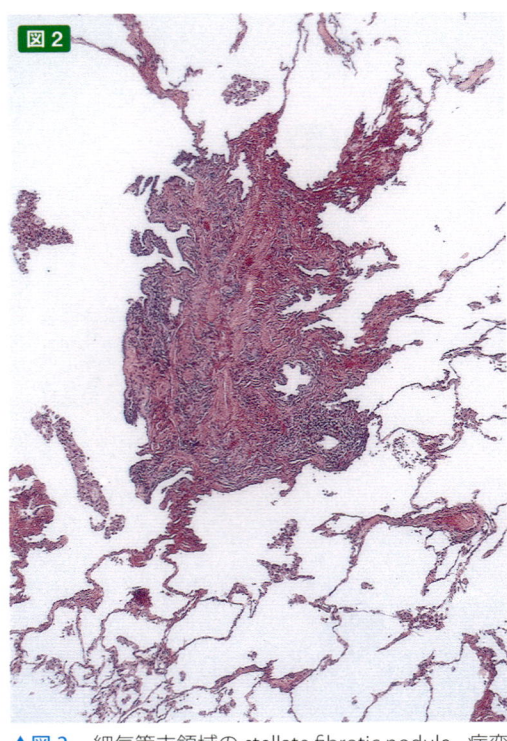

▲図2 細気管支領域のstellate fibrotic nodule．病変中心部に線維化を認める．

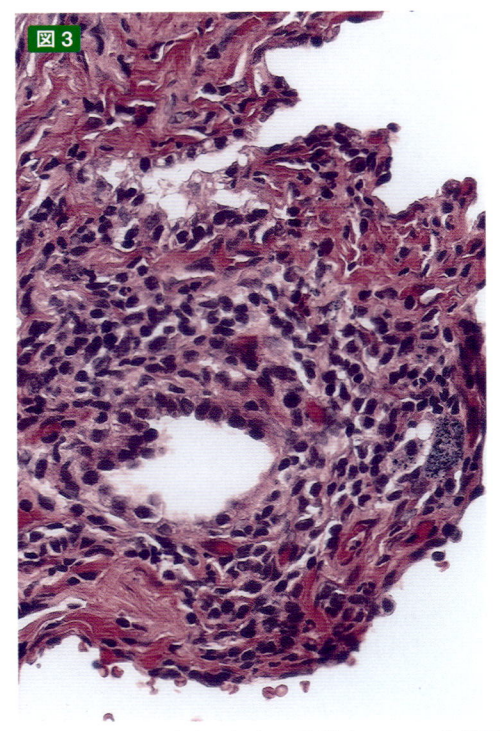

▲図3 図2の病変辺縁部の強拡大．リンパ球浸潤に混在して，少数の好酸球，Langerhans細胞を認める．

| 疾患 disease | 肺好酸球性肉芽腫 Pulmonary eosinophilic granuloma |

疾患概念

- 肺好酸球性肉芽腫（pulmonary eosinophilic granuloma，EG）[1]は，Langerhans細胞の非腫瘍性増殖とそれに伴う好酸球の浸潤を特徴とする比較的稀な原因不明の疾患で，肺ヒスチオサイトーシスX（pulmonary histiocytosis X），ランゲルハンス細胞肉芽腫症（Langerhans cell granulomatosis），肺ランゲルハンス細胞組織球症（pulmonary Langerhans cell histiocytosis）とも呼ばれる．

- EGの病変は，終末細気管支から呼吸細気管支を中心にした領域に結節状にみられ，個々の病変は離れて存在する．初期には細気管支を取り囲むようにLangerhans細胞[2]が増殖し，好酸球，リンパ球浸潤が高度に認められ，空洞形成を示すこともある．病変は時間の経過とともに中心部に線維化を伴い，徐々に周囲間質に星芒状に広がる．線維化が高度になるに従い，Langerhans細胞や好酸球は減少して，病変周辺部にのみ認められるようになる．

病理所見

- EGの病理組織診断を確定するにはLangerhans細胞を証明することが必須で，しばしば低倍率での鏡検時にEGの診断を予測することが可能である．図1に示す星芒状の線維性の瘢痕や図2に示すような星芒状の線維性結節（stellate fibrotic nodule）[3]は低倍率で鏡検する際にEGを疑う特徴的な組織変化である．

- EGの疾患名からLangerhans細胞の高度の増殖像や好酸球の密な浸潤像を思い浮かべるが，Langerhans細胞の増殖の程度や好酸球などの炎症細胞浸潤の程度は，症例ごともしくは同一症例でもさまざまで，病変の経時的変化による．瘢痕様の病変と細胞成分の多い病変が隣り合わせで存在することも稀ではない．

- 生検材料の鏡検時，このstellate fibrotic noduleがみられると，同一切片中の他の部位にLangerhans細胞を含む細胞成分が豊富な病変が共存していることが多いが，時に切片中にstellate fibrotic noduleの像しかみられない場合もある．この時に単にfibrosisの記載にとどめることなく，EGの正診に結びつけることが貴重な生検材料を無駄にしないためにも重要と考える．

鑑別診断

- 呼吸細気管支炎（respiratory bronchiolitis，RB），剝離性間質性肺炎（desquamative interstitial pneumonia，DIP）：細気管支内や肺胞内に褐色マクロファージを認める．

- 通常型間質性肺炎（usual interstitial pneumonia，UIP）：EGでは線維化が細気管支中心性に存在する．

- 好酸球性肺炎（eosinophilic pneumonia，EP）：EGでは好酸球浸潤が間質中心であるが，EPは好酸球浸潤が肺胞内中心である．

▶1：EGは，Hand-Schüller-Christian病やLetterer-Siwe病とともにランゲルハンス細胞肉芽腫症（ヒスチオサイトーシスX）と呼ばれる疾患群の一スペクトラムと理解されているが，肺初発のものの多くは，20〜40歳を中心とする若年男性に多い．またその90％以上が喫煙者であり，禁煙により症状の改善がみられることより，喫煙との関連が示唆されている．しばしば経過が良好で，自然消退するものもあることから，全身性のランゲルハンス細胞肉芽腫症とは異なった疾患としてとらえるべきとの意見もある．

▶2：Langerhans細胞は組織球であるが，核は折れ曲がったような深い切れ込みやくびれを持ち，細胞質は好酸性を示す（図4）．免疫組織化学的にはS-100蛋白，CD1陽性を示し，電顕的検索では細胞質内に棍棒状またはテニスラケット状の封入体であるBirbeck顆粒が観察される．

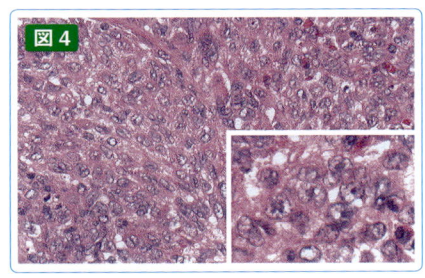

▲図4 活動性の強い病変部の強拡大像．くびれをみる核と好酸性の胞体を有するLangerhans細胞を認める．

▶3：**Word** Stellate fibrotic nodule
この星芒状の病変には現在のところ定まった名称はなく，成書ではstellate fibrotic lesion，stellate-shaped fibrotic scarなどの記載もあるが，本稿では，stellate fibrotic noduleを用いる．

| 着眼ポイント keypoint | 肺において，弱拡大でstellate fibrotic noduleをみた時には，好酸球性肉芽腫を念頭において，徹底的にLangerhans細胞を含む病変を探し出すことが大切である． |

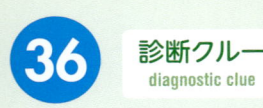

36 診断クルー つぶれたピンポン玉様の微生物
Crushed ping-pong ball-like organism

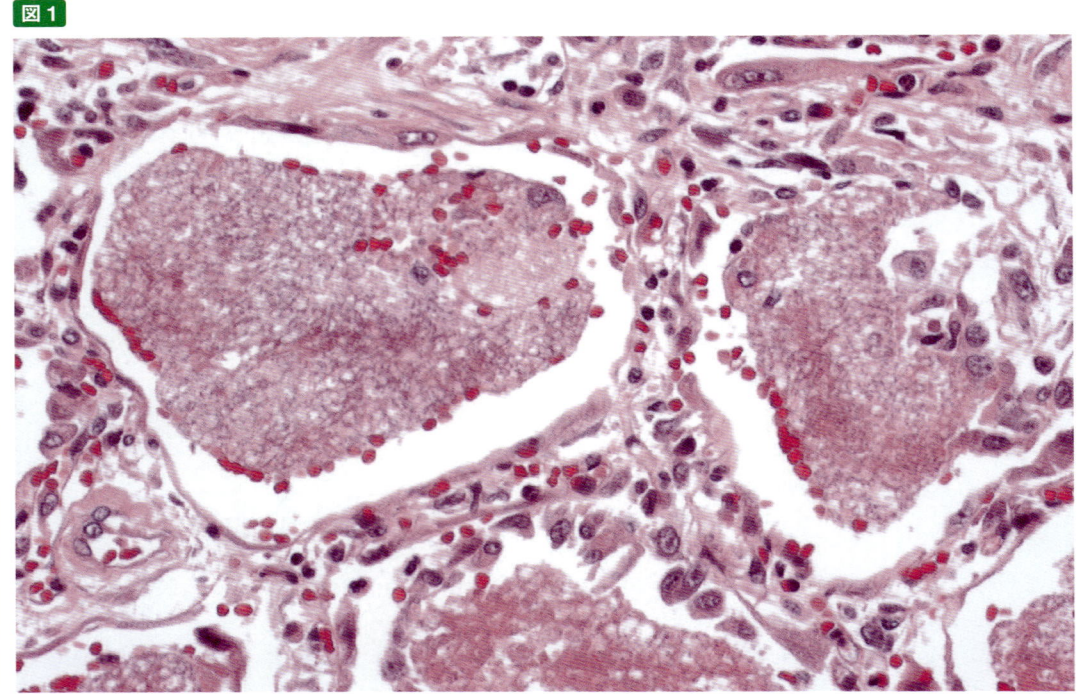

▲図1 *Pneumocystis jirovecii* 肺炎．HE 標本では，肺胞腔に充満する好酸性で泡沫状の滲出物を認める．滲出物内に散在性に好塩基性小顆粒（栄養体の核）が認められる．

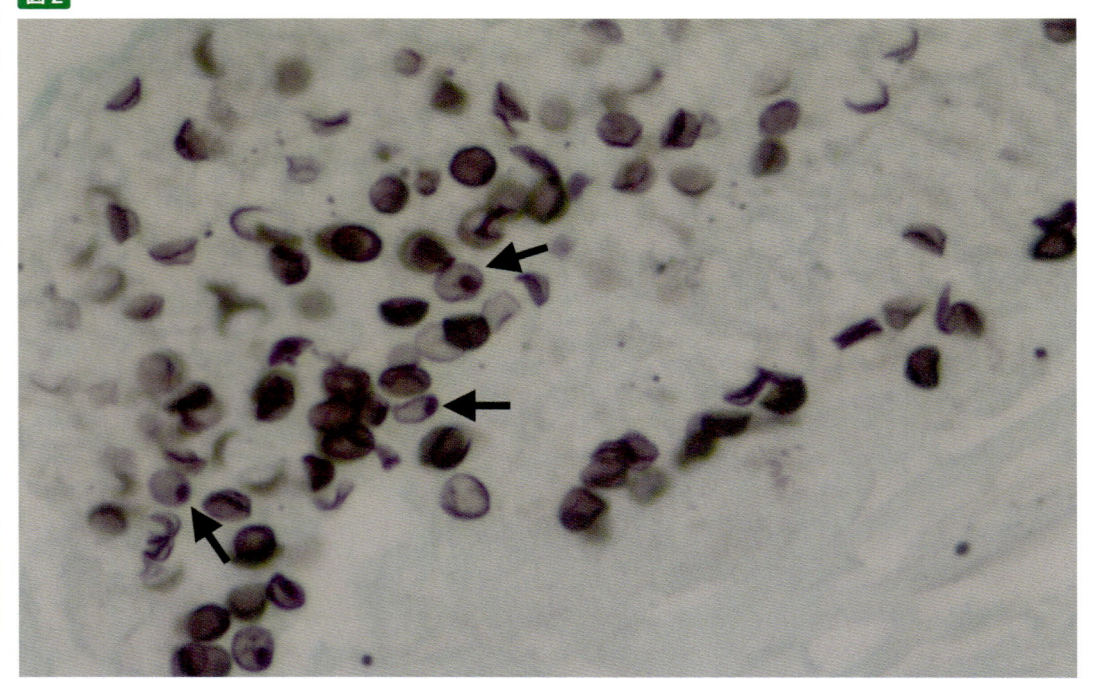

▲図2 図1と同一症例の Grocott 染色．肺胞腔に直径 4〜6μm の crushed ping-pong ball または，helmet 状嚢子が黒色を呈している．また，嚢子内に 1〜2 個の dot 状の領域（矢印）が存在する．

疾患 disease	ニューモシスチス肺炎
	Pneumocystis jirovecii pneumonia

疾患概念

- *Pneumocystis jirovecii*（ニューモシスチス・イロベチイ）[1]は白血病、AIDS、腎移植などの免疫不全状態の患者でみられる日和見感染症の病原体で、その肺内感染巣はニューモシスチス肺炎[2]と呼ばれる。

- ニューモシスチス肺炎の組織像は、肺胞腔を充満する好酸性の泡沫状滲出物と、その中に散在する好塩基性小顆粒（栄養体の核）が特徴である（図1）。肺胞間質は肥厚し、リンパ球や形質細胞の浸潤を認める。Fibrinous intra-alveolar pneumonia with foamy appearance（典型例、図1）、lymphoplasmacytic interstitial pneumonia, granulomatous intra-alveolar pneumonia, diffuse alveolar damage（びまん性肺胞傷害）などの像を呈する。

- HE染色のみではニューモシスチス肺炎と確定できないため、Grocott染色を行い、肺胞腔内の *Pneumocystis jirovecii* の嚢子 cyst を確認する。Grocott染色では嚢子は4〜6μm大の crushed ping-pong ball、すなわちつぶれたピンポン玉のように陥凹を伴う円形の形態として黒色に染色される。それ以外にも円形、三日月状、杯状、helmet状などの形態としても認められる。嚢子内に小さい1〜2個の dot 状の領域が存在するのも特徴である（図2）。

免疫不全患者でみられる感染症

- サイトメガロウイルス感染症（cytomegalovirus infection）：herpes virus（5型）で、不顕性感染となることが多い。初期感染は免疫不全のない患者にも起こるが、抗癌剤療法後や臓器移植後、AIDSなどの免疫不全状態で活性化することが多く、重篤な感染症は主に新生児や免疫不全患者に生じる。感染細胞は巨細胞化し、ウイルス封入体を伴う（図3）。

- 単純ヘルペスウイルス（herpes simplex virus, HSV）感染症（HSV-1とHSV-2）：口内・口唇炎や陰部潰瘍等の原因となるが、免疫不全患者では、HSV感染が全身に及び、重篤な食道炎、気管支肺炎、肝炎等が生じることがある。組織像では、周囲に halo を伴った好酸性の核内封入体（Cowdry type A）や、好塩基性ですりガラス状の核内封入体（Cowdry type B）、多核巨細胞が認められる。

- トキソプラズマ症（toxoplasmosis）：健常人では不顕性感染や軽度のリンパ節炎を生じる程度であるが、子宮内胎児や AIDS 患者に対する感染は、細胞性免疫の低下により重篤な日和見感染となりうる（図4）。

- クリプトコッカス症（cryptococcosis）：厚い莢膜を有する球形酵母型真菌である *Cryptococcus neoformans* の感染症である。免疫不全患者では肺、皮膚、リンパ節などに日和見感染を生じるが、髄膜炎を生じることも多い。組織学的には、円形病原体の周囲に粘液性莢膜と考えられる halo が認められる。

▶1：*Pneumocystis jirovecii* はこれまで原虫として扱われてきたが、現在では真菌に分類されている。

▶2：ニューモシスチス肺炎は、これまでニューモシスチス・カリニ（*pneumocystic carinii*）によるとされていたが、ヒトで肺炎を起こすニューモシスチスはラットのそれとの間に DNA 塩基配列の相違がみられることから、*Pneumocystis jirovecii*（ニューモシスチス・イロベチイ）と命名され、これによる肺炎はニューモシスチス肺炎と名称が変更された。

Note 免疫機能の低下のない健康人にみられる限局性の病変の場合、*Cryptococcus neoformans* は莢膜形成を欠き、菌体が小型となることが多い（capsule-deficient form）。このような場合には、小型の菌体壁は嗜銀染色反応陽性で、Fontana-Masson 染色が cryptococcus の同定に有用である。

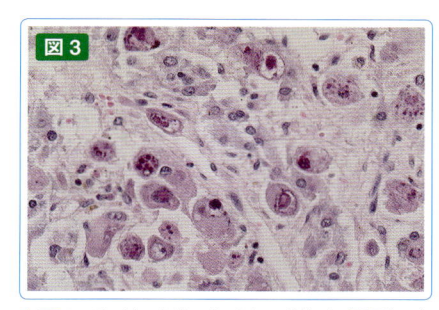

▲図3 サイトメガロウイルス感染症（副腎）。細胞は腫大し、ウイルス封入体を認める。核内封入体は無構造で周囲に halo を伴った owl's eye（ふくろうの目）に似た像を呈し、細胞質封入体は好塩基性、顆粒状である。組織反応は乏しい。

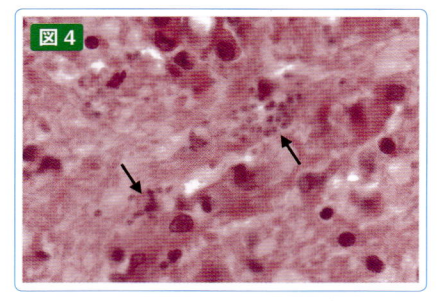

▲図4 AIDS 患者にみられたトキソプラズマ脳症。*Toxoplasma gondii* の嚢子が破れて周囲に散布したタキゾイトが認められる（矢印）。

着眼ポイント keypoint	ニューモシスチス肺炎の診断には、Grocott 染色でつぶれたピンポン玉のようにみえる嚢子が診断クルーとなる。

37 診断クルー diagnostic clue ▶ 食道生検における上皮内好酸球浸潤
Intraepithelial eosinophils in esophageal biopsy

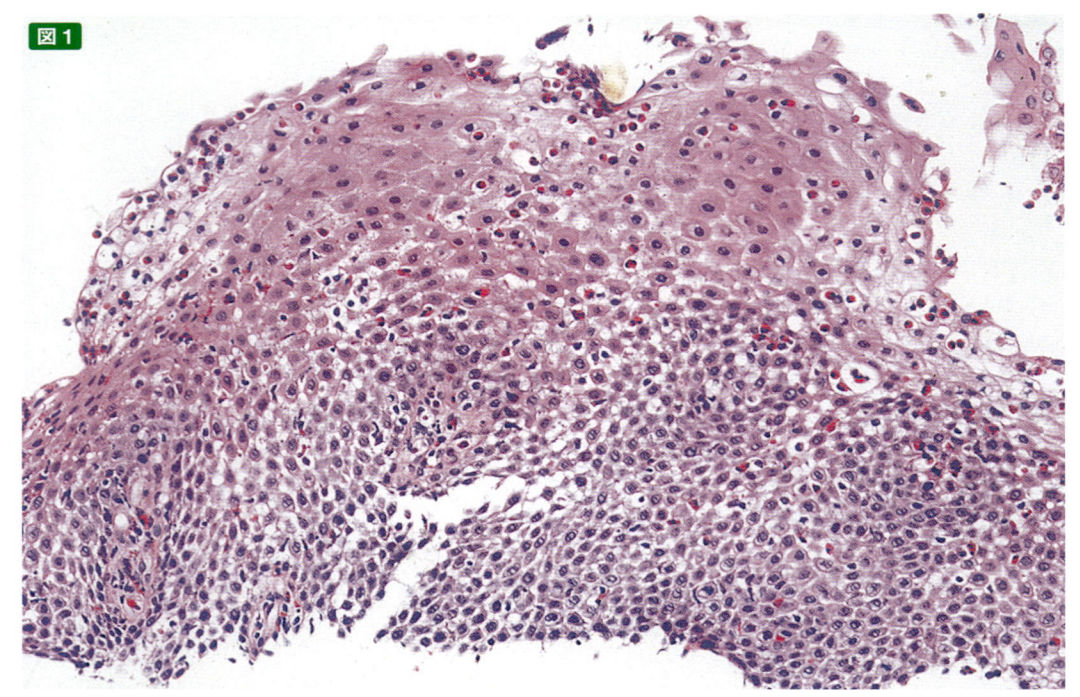

▲図1 基底細胞過形成がみられ，重層扁平上皮内に好酸球浸潤がみられる．逆流性食道炎が示唆される所見である（食道生検）．

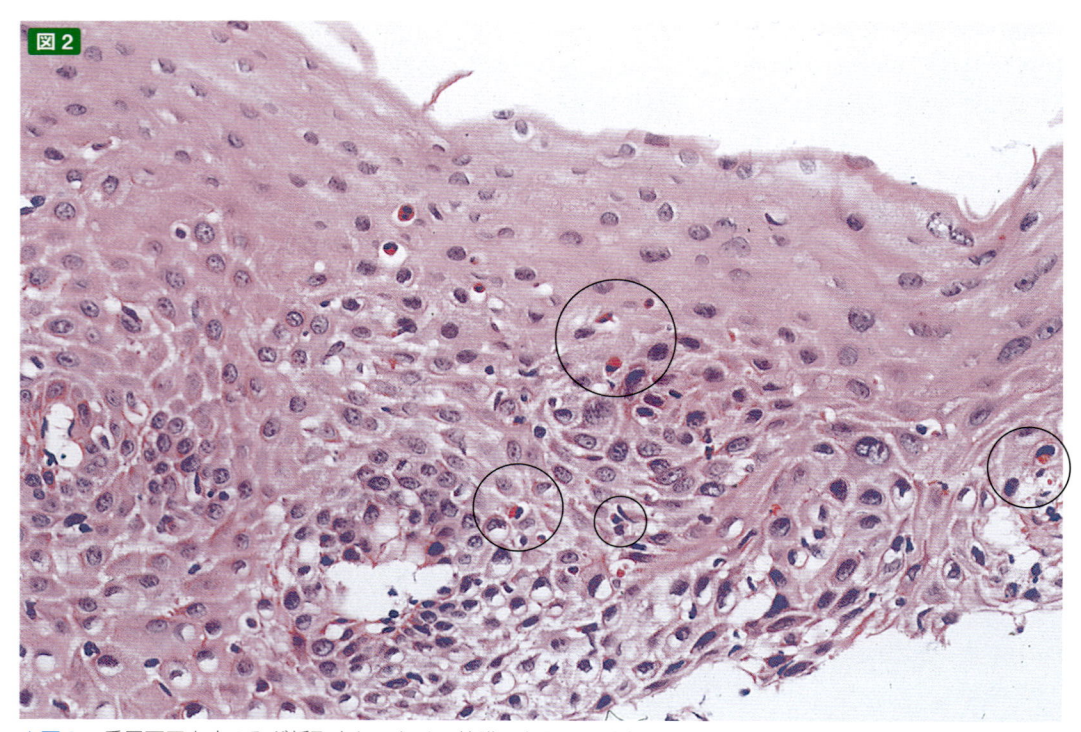

▲図2 重層扁平上皮のみが採取されており，粘膜固有層は認められない．この拡大で上皮内に少なくとも数個以上の好酸球（○）が認められる（食道生検）．

疾患	逆流性食道炎
disease	Reflux esophagitis

疾患概念

- 胃酸の食道内への逆流による症状・徴候を呈する病態を広く包含した概念として，食道逆流症（gastroesophageal reflux disease, GERD）がある．従来，逆流性食道炎（reflux esophagitis）と呼ばれていた疾患がこの範疇に含まれる．ただし，胸やけ等の自覚症状を呈しながら内視鏡で下部食道粘膜に炎症がみられない症例も含まれる．

- 欧米の病理の教科書では，GERDの病理組織変化を表現した名称がreflux esophagitisとするものや，reflux esophagitisのかわりにGERDを使用しているものもみられるが，本稿ではreflux esophagitisを使用する．

病理所見

- 逆流性食道炎でみられる組織像にはいくつかの所見が挙げられる（Memo 47参照）が，そのうち①上皮内好酸球浸潤（intraepithelial eosinophils），②基底細胞過形成（basal cell hyperplasia），③乳頭延長の3つが特に重要な所見である．

- 基底細胞過形成は粘膜厚の15％以上を基底細胞ないし傍基底細胞が占める場合を言い，乳頭延長は粘膜厚の75％を超えるものを言う．上皮過形成の所見は逆流性食道炎の80％以上の症例でみられるとされているものの，その診断は水平断になった標本では判定困難な場合が多く，必ずしも全症例に適応できない．

- 一方，上皮内好酸球浸潤は水平断標本でも認識可能な所見であり，その意味からは頻度は少ないものの逆流性食道炎と診断する際にはより確実な所見と言える．

- 上皮内好酸球浸潤が逆流性食道炎でみられる頻度は50％以下で，必ずしも全症例に認められるわけではないものの，臨床診断が逆流性食道炎で，その生検標本でこの上皮内好酸球浸潤がみられる場合には，"Esophagus, biopsy：Consistent with reflux esophagitis"という病理診断が可能である．

- 逆流性食道炎では採取部位（潰瘍周囲）やその時期（急性期あるいは活動期）によりむしろ好中球が目立つ場合があり，その場合には組織学的にカンジダ食道炎₁が鑑別に挙がってくる．

- 好酸球食道炎（eosinophilc esophagitis）ではアレルギーを原因とする好酸球浸潤がみられ，逆流性食道炎と鑑別を要する．臨床所見を加味した鑑別が必要である．

Pitfall 上皮内好酸球浸潤についての注意点

- 正常では食道下部において上皮内好酸球浸潤をみることはきわめて稀で，存在したとしても1つの生検で1～2個までであり，図1のように好酸球が明らかに増加している場合には異常所見としてとらえるべきである．
- 小児のアレルギー性胃腸炎や成人の好酸球性胃腸炎等の症例では，食道に好酸球が多数みられることがある．

▶1：カンジダ食道炎

- 一般に，好中球は種々の原因の急性食道炎でみられるが，特に粘膜表層で好中球浸潤が目立つ場合にはまずカンジダ食道炎を疑うべきである．
- HE染色のみでカンジダが同定できれば特殊染色の必要はないが，そうでなければ迷わず特殊染色としてPAS染色あるいはジアスターゼ消化・PAS染色を行うべきである．
- 我々の施設では通常後者の染色を行っているが，その理由は食道生検の場合，グリコーゲンを有する重層扁平上皮ではジアスターゼ消化・PAS染色がPAS染色に比べてカンジダを同定しやすいからである．

Note ヘルペス食道炎

炎症細胞浸潤が著明な場合にはカンジダ以外にヘルペス食道炎も鑑別診断として考慮すべきで，この場合はびらんを伴うことが多く，HE染色では多核巨細胞や核内封入体（ground glass nucleiやhaloを示すもの）を探すことが大切である．

着眼ポイント	食道の生検標本において，複数個の好酸球，すなわち上皮内好酸球浸潤が認められた場合，
keypoint	臨床診断を加味して逆流性食道炎の診断が可能である．

参考文献
1) Brown LF, Goldman H, Antonioli DA: Intraepithelial eosinophils in endoscopic biopsies of adults with reflux esophagitis. Am J Surg Pathol 1984, 8: 899-905
2) Chandrasoma PT, Lokuhetty DM, Demeester TR, et al.: Definition of histologic changes in gastroesophageal reflux disaese. Am J Surg Pathol 2000, 24: 344-351

38 診断クルー diagnostic clue ▶ 食道生検における粘膜表層の小乳頭状突出像
Small papillary projections of surface epithelium in esophageal biopsy

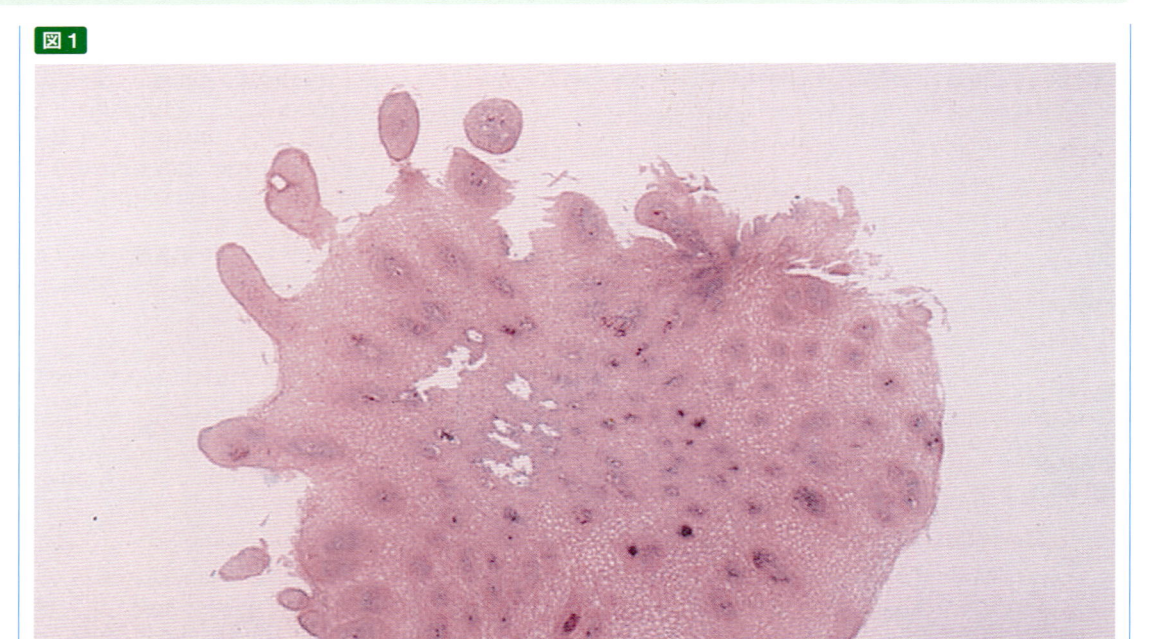

▲図1 粘膜面に平行な水平方向に近い切片で，重層扁平上皮の表層に小さな乳頭状の突出が認められる（食道生検）．

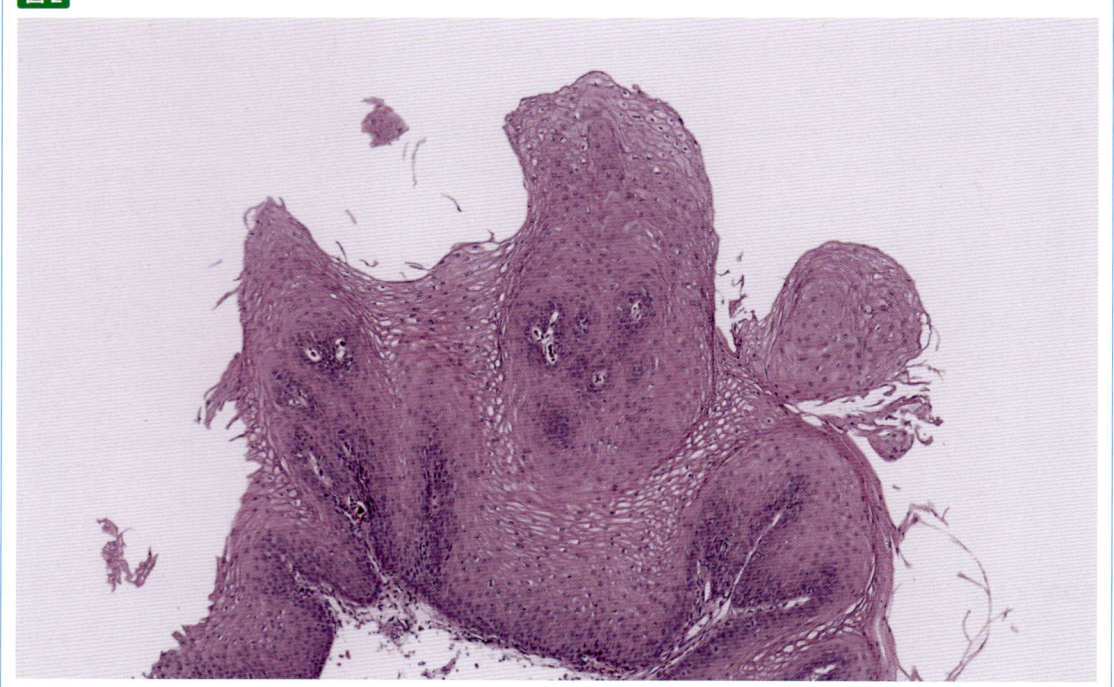

▲図2 図1よりも粘膜面に対してやや垂直方向に切られた切片で，図1に比べると乳頭状構造がわかりやすくなっている（食道生検）．

疾患 disease ▶ 食道乳頭腫
Squamous papilloma of the esophagus

疾患概念
- 食道の乳頭腫（squamous papilloma）は squamous cell papilloma とも呼ばれ，内視鏡では乳頭状，ドーム状，あるいは疣状の5mm以下の白色調小隆起として認められる．

病理所見
- 生検組織の標本が粘膜面に対して垂直方向の切片（perpendicular section）として適切に作製されれば，典型的な乳頭状構造（重層扁平上皮の乳頭状増殖に加えその直下に小血管を含む線維性間質を認める）が認められ，診断は容易である（図3）．
- しかしながら，粘膜面に平行な水平方向に切片（horizontal section）が作製されてしまうと上記の典型的な乳頭状構造が認められなくなる．
- 今回の診断クルーを知っていれば，切片が水平方向に近い形で切られた場合でも，異型性のない食道粘膜の表層に小さな半円形状ないしは乳頭状の突出像（small papillary projections of surface epithelium）を認めれば squamous papilloma の診断が可能となる．
- ただし，このような場合も内視鏡による臨床診断が "squamous papilloma"，あるいは "乳頭状ないしは疣状隆起" と記載されていることが前提となることは言うまでもない．内視鏡所見の裏付けがある場合には，診断名として "suggestive of squamous papilloma" あるいは "consistent with squamous papilloma" と記載可能である．

頻度
- 食道乳頭腫は頻度としては稀とされているが，その頻度が低いと考えられる原因の1つとして，臨床医が必ずしも食道乳頭腫という疾患概念を認識していないことが挙げられる．
- 一方，病理医側の原因としては，上記のような適切な切片が作製されにくいため上皮の乳頭状構造が同定できず，かつ上皮に異型性を認めないことから，食道乳頭腫の病理診断に至らず単に "No evidence of malignancy"，"Mucosal tag" あるいは "Inflammatory polyp" などという曖昧な診断で終わってしまっている可能性が挙げられる．
- 上記のように，臨床医のみならず病理医も食道乳頭腫の診断に関わるいくつかの問題点について熟知しておく必要がある．

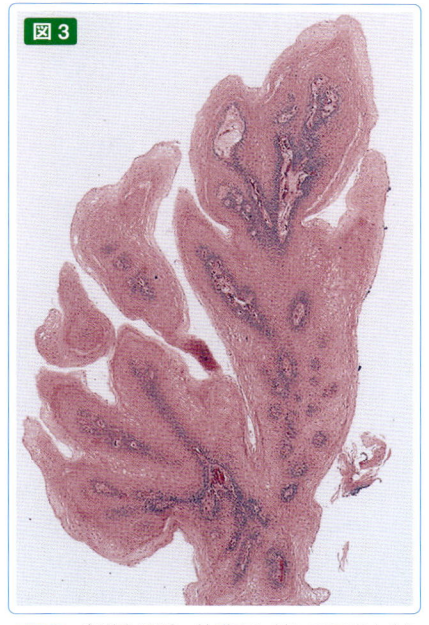

▲図3 食道乳頭腫．粘膜面に対して垂直方向に近い切片で，典型的な乳頭状構造，すなわち重層扁平上皮の乳頭状増殖とその直下に小血管を含む線維性間質が認められる．

> **Note 乳頭腫の病因**
> 逆流性食道炎などの慢性的な刺激による反応性の変化，ヒトパピローマウイルス（human papillomavirus, HPV）感染によるものなどの報告がある．

着眼ポイント keypoint：食道生検で粘膜表層の小乳頭状突出像を認めた場合，病変がどのような方向で切られて切片が作製されたかを3次元的に考えることで，食道乳頭腫の診断が可能となることがある．

参考文献
1) Shimizu M, Sakurai T, Sugihara K: Squamous cell papilloma of the esophagus. Am J Gastroenterol 1996, 91: 2259
2) Mosca S, Manes G, Monaco R, et al.: Squamous papilloma of the esophagus: long-term follow up. J Gastroenterol Hepatol 2001, 16: 857-861

3 ピットフォール pitfall ▶ 偽癌性過形成
Pseudocarcinomatous hyperplasia

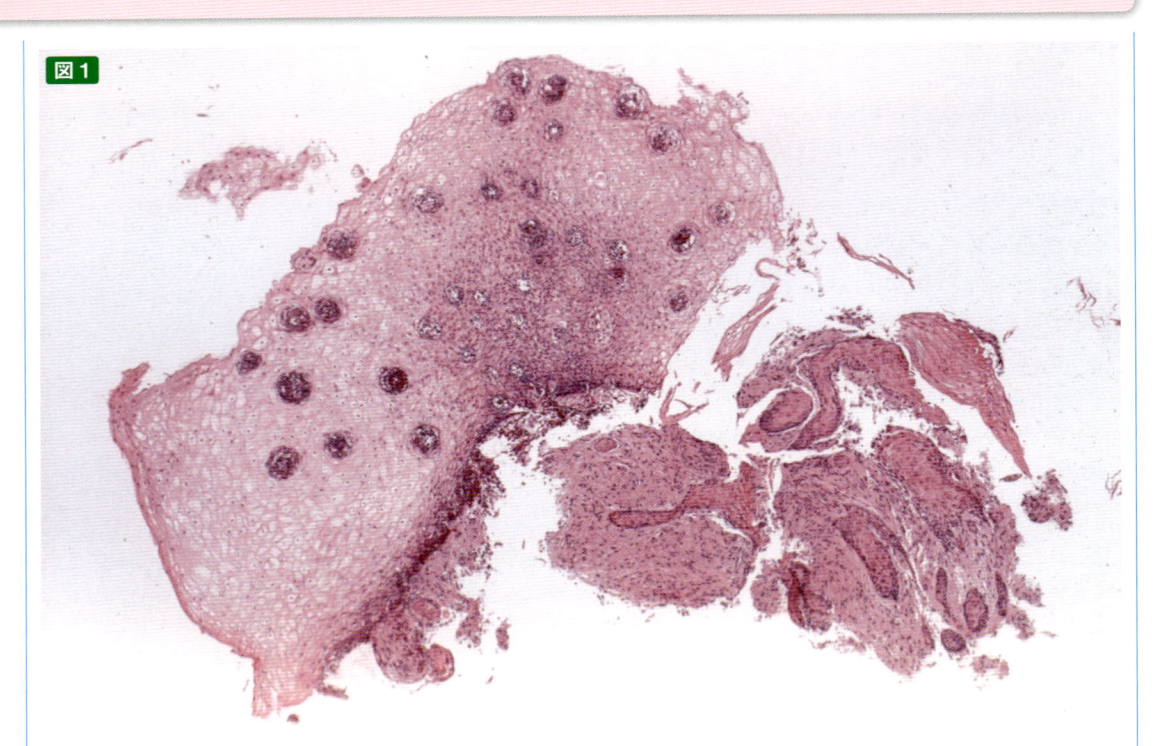

▲図1 食道からの生検（弱拡大）で，図の右下に扁平上皮の浸潤性病変を思わせる領域がみられる．

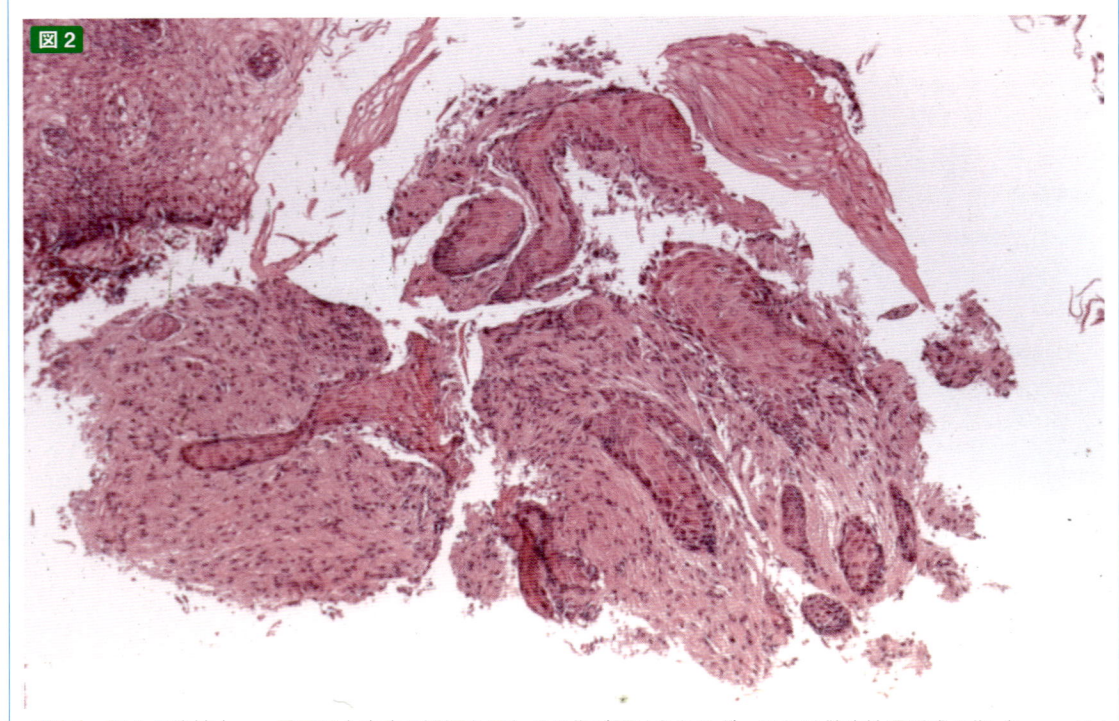

▲図2 図1の強拡大．一見扁平上皮癌の浸潤を思わせる像が認められるが，これは偽癌性過形成の像（tangential section）で，上皮成分には異型は認められない．

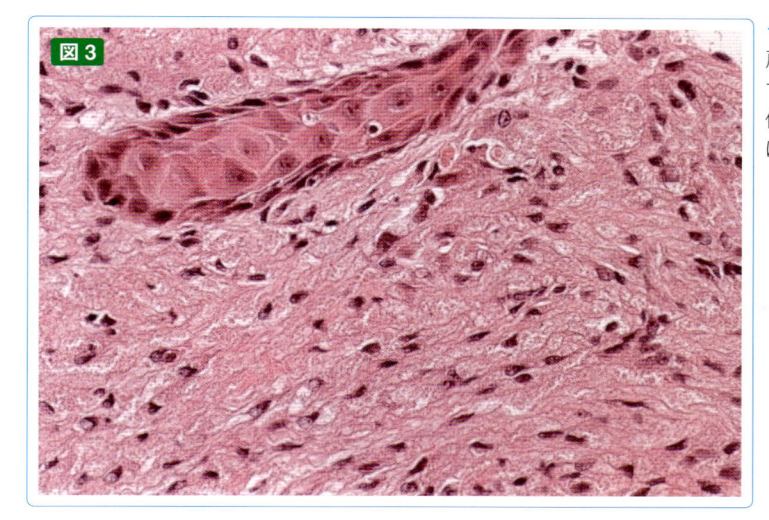

◀図3 図2をさらに拡大したもので，扁平上皮下に顆粒状の豊富な細胞質を有する腫瘍細胞が認められる顆粒細胞腫の像である．なお，扁平上皮成分には異型はみられない．

定義および概念

- 食道の重層扁平上皮が，あたかもの扁平上皮癌のように不規則に著明な増殖を示す状態を偽癌性過形成（pseudocarcinomatous hyperplasia）と呼ぶ．同義語として偽上皮腫性過形成（pseudoepitheliomatous hyperplasia）が使用されることもある．扁平上皮癌との鑑別点は異型の有無である．
- このような所見をみた場合には，この所見が二次的に生じている可能性を考慮することが大切である．本例の病理診断は顆粒細胞腫（granular cell tumor）で，病変は偽癌性過形成の直下に存在している（図3）．
- 皮膚で偽癌性過形成を認めた場合には，感染症（真菌感染症や非定型抗酸菌症など），外傷，生検の既往などを鑑別に挙げる必要がある．

顆粒細胞腫（Granular cell tumor）

- 単発性で大きさ1〜2cmの粘膜下腫瘍としてみられる．
- 腫瘍細胞は楕円形ないしは多角形で，中心部に小型の核を認め，顆粒状の豊富な細胞質を有する．
- PAS染色が陽性で，免疫組織化学的にS-100蛋白に核，細胞質のいずれもが陽性を示す．
- 腫瘍の直上を被覆する重層扁平上皮がしばしば偽癌性過形成を示すことがあり，このことを知っておかないと上皮にのみ着目してしまい，その直下に存在する顆粒細胞腫を見落とすことになる．
- 特に生検材料では，病変の一部しか採取されなかったり，本例のように病変がtangential（接線方向）に切れて，偽癌性過形成の部分像を高分化型扁平上皮癌と誤認する可能性がある．

Note Glycogenic acanthosis
- 内視鏡では白色の限局性の小隆起性病変として認められ，下部食道に好発する．単発のこともあるが，多くの場合多発し，大きさは3mm以下のことが多い．
- 組織学的には大型の淡明細胞質を有する重層扁平上皮細胞の限局性の過形成から成る．このpaleないしはclearな細胞質は豊富なグリコーゲンによるものである．

Pitfall 日常の病理診断においてピットフォールに陥らないためには，常に臨床医（主治医）と密な連絡を取ることが大切である．その対応例を表1に記したので参考にされたい．

表1 病理診断に疑問や違和感を感じたときの対応策

- 主治医に電話連絡（PHSなど）をとり，臨床所見と病理診断が矛盾しないかを尋ねる．
- 主治医と連絡が取れない場合（たとえば検査センターなど）は，"See comment"，"See description"などと付記し，コメントをつけ，臨床医へのメッセージを残す．
- 診断に到達できそうにない場合は，外部コンサルテーション（国内もしくは国外）に出す．

| 着眼ポイント keypoint | 食道の生検組織で偽癌性過形成がみられた場合，扁平上皮癌との鑑別を要するが，その直下に顆粒細胞腫が存在することがある． |

参考文献
1) De Rezende L, Lucendo AJ, Alvarez-Argüelles H: Granular cell tumors of the esophagus: report of five cases and review of diagnostic and therapeutic techniques. Dis Esophagus 2007, 20: 436-443
2) Narra SL, Tombazzi C, Datta V, et al.: Granular cell tumor of the esophagus: report of five cases and review of the literature. Am J Med Sci 2008, 335: 338-341

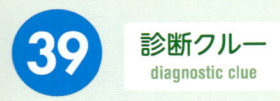

39 診断クルー diagnostic clue ▶ 胃における著明な lymphoepithelial lesion
Prominent lymphoepithelial lesion in the stomach

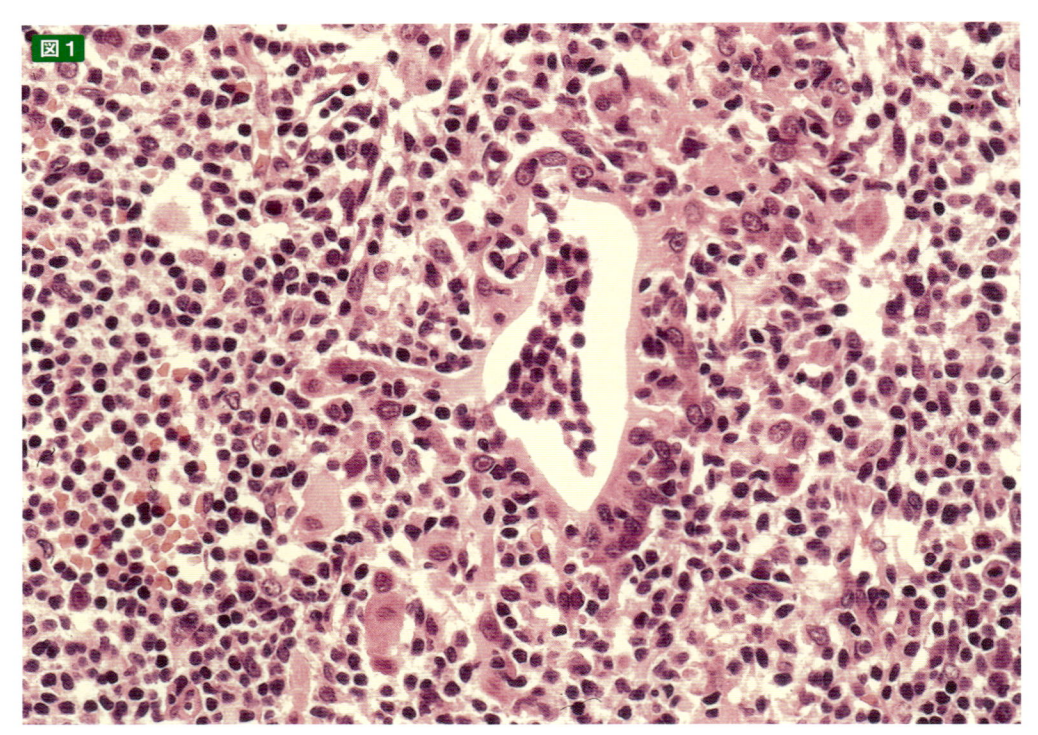

▲図1 腺管上皮間に腫瘍細胞が浸潤し，腺管構造の乱れ（distortion）および破壊（destruction）が認められる．

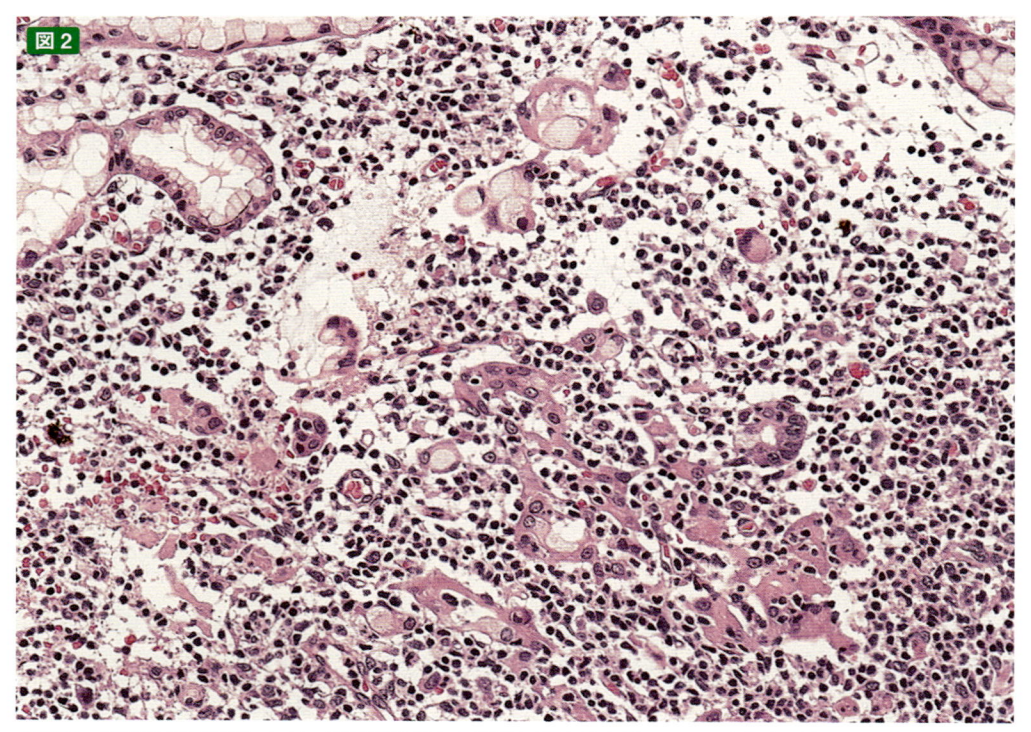

▲図2 細胞質が好酸性になり，印環細胞癌との鑑別を要する症例で，このようなパターンに慣れていないと腺癌と誤診する可能性がある．

疾患 disease ▶ **胃の MALT リンパ腫**
Gastric MALT lymphoma

疾患概念

- MALT リンパ腫（MALT lymphoma）[1] は 1983 年に Isaacson らにより提唱された概念で，現行の WHO 分類では extranodal marginal zone B-cell lymphoma of MALT として分類されているが，本稿では簡略化して MALT lymphoma という用語を使用する．

- 胃の RLH（reactive lymphoreticular hyperplasia, reactive lymphoid hyperplasia）あるいは pseudolymphoma と呼ばれていたものの大部分は，現在では MALT lymphoma（= low-grade B-cell MALT lymphoma, MALToma）と考えられいる．

病理所見

- MALT リンパ腫の組織学像としては，① centrocyte-like cells の増殖，② lymphoepithelial lesion（LEL），③ follicular colonization，④ plasma cell differentiation の 4 つが重要である．

- LEL は腫瘍細胞が腺管上皮間に浸潤し，これを破壊する像[2]を言い，正確には 4 個以上の lymphoid cells（リンパ球様細胞）により腺管構造が拡大あるいは歪められたもの（glandular structures expanded or distorted by groups of more than three lymphoid cells）である（図1）．単に数個の小リンパ球が上皮細胞間に散在性にみられるようなものは LEL の組織像としては不十分と言える．

- LEL で認められる上皮細胞間の lymphoid cells は B 細胞由来（免疫組織染色にて CD20$^+$，CD3$^-$）であり，通常の反応性のリンパ球浸潤が T 細胞由来（CD20$^-$，CD3$^+$）であるのと異なる．反応性のリンパ球浸潤に比べると，その浸潤はより膨張性（expansile）であり，破壊的（destructive）であるのが特徴である．3 つあるいはそれ以上の LEL を認めるような場合，すなわち prominent LEL は MALT リンパ腫の診断クルーと言える所見である．

- Centrocyte-like cells（胚中心細胞様細胞）は小型から中型細胞で，核の軽度のくびれを有し，淡明な細胞質をもった細胞で，核小体は不明瞭である．これ以外にやや大型で，より豊富で淡明な細胞質を有し，いわゆる monocytoid B-cell（単球様 B 細胞リンパ球）に類似する場合や，small lymphocyte-like と呼ばれ，正常の小型リンパ球との鑑別を要する場合がある．

- Follicular colonization は腫瘍細胞が反応性リンパ濾胞過形成を置換するように増生し，monotonous な濾胞を形成したものである．

- Plasma cell differentiation（形質細胞への分化）は MALT リンパ腫の約 1/3 の症例でみられ，粘膜固有層にみられる腫瘍性形質細胞の浸潤を指す．特に dutcher bodies が目立つ場合には MALT リンパ腫が示唆される．

▶ **1：MALT リンパ腫**

- "MALT（musoca-associated lymphoid tissue）" は "粘膜関連リンパ組織" と訳されるが，粘膜を介して外界と接する部位である消化管，唾液腺，気管支などに形成されるリンパ組織を意味し，これらのリンパ組織から発生する節外性悪性リンパ腫が MALT lymphoma である．

- 臨床的には自己免疫性疾患や慢性炎症性疾患などがその発生に関与していると言われ，特に胃では *Helicobacter pylori* の関与が指摘されており，除菌により大半の病変が消失する．

- 甲状腺，乳腺，胸腺，眼窩，結膜，皮膚，前立腺，胆嚢，髄膜，膀胱，舌，扁桃，腎臓など，多くの臓器で同様の悪性リンパ腫がみられる．

- MALT の発音であるが，日本では「マルト」と発音されることが多いが，欧米では麦芽の malt と同じなので「モ（ー）ルト，mɔːlt」と発音される．

- Wotherspoon らにより提唱され，その後一部 Chan により改変された胃の MALT リンパ腫における *Helicobacter pylori* の除菌前後における生検組織評価を Memo 48 に載せたので参考にされたい．

▶ **2**：症例によっては CAM5.2 などの上皮性マーカーの免疫組織化学を行うと，破壊されて部分的に残存する上皮成分が明瞭となる．

Pitfall LEL のピットフォール

- Lymphoid follicle の近傍では上皮間にリンパ球浸潤がみられ，一見 LEL 様にみえることがあるので，overdiagnosis しないように心がけるべきである．

- LEL の中には上皮の細胞質が好酸性になる場合があり，時に印環細胞癌との鑑別を要することがある（図2）．

- マントル細胞リンパ腫等でも LEL が認められることがあり，鑑別を要する．その場合には免疫組織化学（マントル細胞リンパ腫では CD5$^+$，cyclin D1$^+$，MALT リンパ腫では CD5$^-$，cyclin D1$^-$）などを加味して判断する．

着眼ポイント keypoint ｜ リンパ腫により腺管構造が拡大あるいは歪められたいわゆる lymphoepithelial lesion（LEL）が，3 つあるいはそれ以上認められる場合（prominent LEL）は，MALT リンパ腫が示唆される．

40 診断クルー 腺管内壊死性物質
Intraglandular necrotic debris

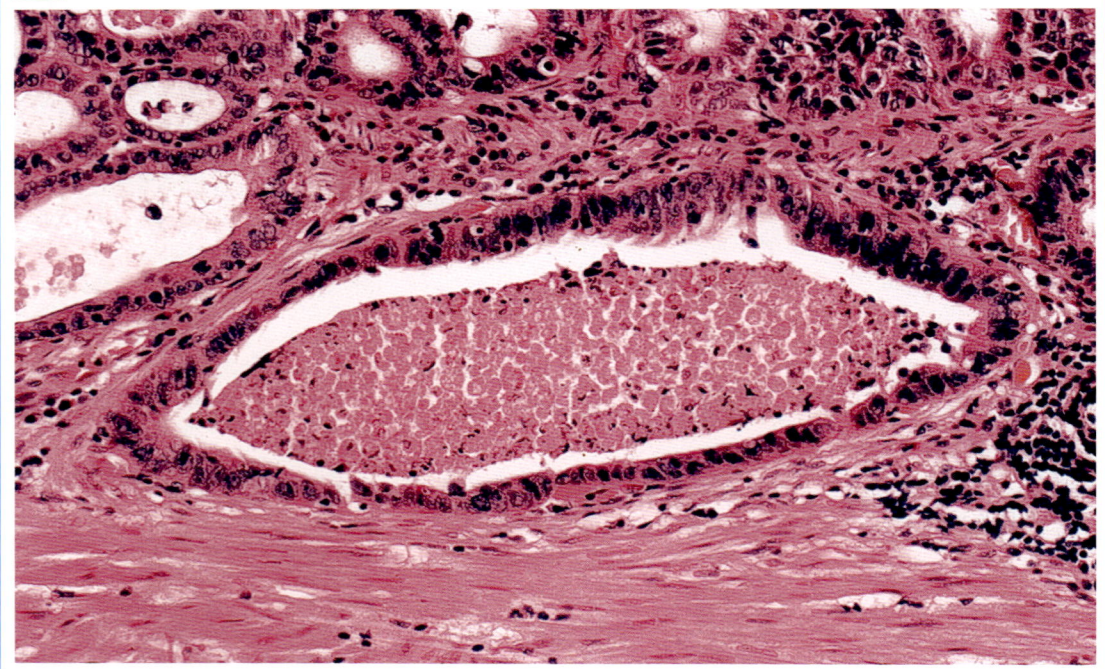

▲図1 異型を示す腺管内腔に好酸性物質がみられる．胃生検標本でみられた腺管内壊死性物質の像で，腺癌が示唆される．

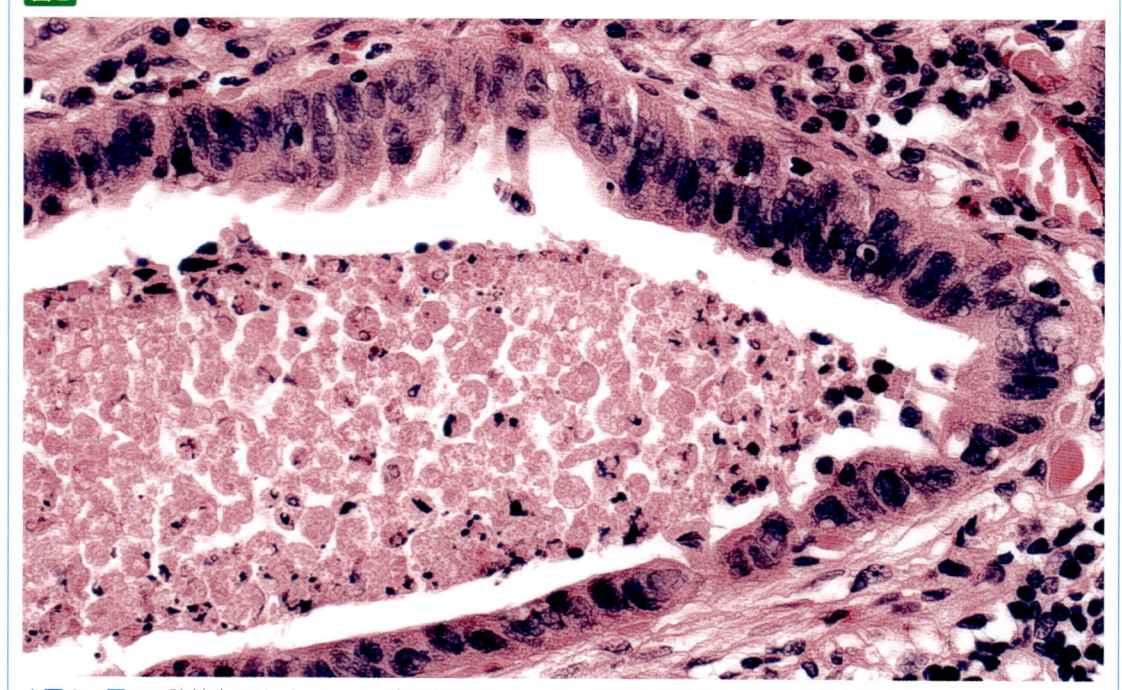

▲図2 図1の強拡大では ghost cells が明瞭に認められる．典型的な腺管内壊死性物質の像である．

| 疾患 disease | ▶ | 胃腺癌 Gastric adenocarcinoma |

定義

- 腺管内壊死性物質（intraglandular necrotic debris, IND）の定義は，"拡張した異型腺管内に認められる好酸性物質で，壊死に陥った上皮の破片を伴うもの"である（図1，2）．英語では"eosinophilic material with necrotic epithelial fragments within the lumen of a dilated atypical gland"と表現できよう．
- 我々の検討では胃生検標本でINDを認めた場合には，腺癌（adenocarcinoma）である可能性がきわめて高いという結果が得られている．ここで言う腺癌とは日本の診断基準に基づくものであり，日本と欧米での胃癌の組織診断基準の違い[1]に注意されたい．

病理所見

- 胃生検標本でINDを認めた場合にはウィーン分類で言うCategory 4ないしCategory 5，すなわちnoninvasive high-grade neoplasiaないしはinvasive carcinomaの可能性が高く，INDはその診断クルーになるものと思われる．実際，我々が生検標本と切除標本を対比検討した結果では，大部分の症例が日本で言う腺癌に相当するものと思われる．しかしながら，INDはCategory 2（indefinite for neoplasia/dysplasia）症例にも27例中1例（4％）において認められており，癌に特異的な所見とは完全には言い切れず，あくまで総合的に判断する必要がある．
- 腺癌症例においてINDが認められる場合，その組織型として最も多いのは中分化型管状腺癌である．次いで高分化型管状腺癌，低分化腺癌の順であるが，印環細胞癌や粘液癌ではINDは認められない．

鑑別診断

- INDと鑑別すべき腺管内腔に認められる内容物（intraglandular contents）としては，①内視鏡操作に伴うartifactであるtelescoping of glands（図3），②腺管内フィブリン（intraglandular fibrinous exudate with or without neutrophils），③腺管内泡沫細胞集簇（intraglandular foam cell aggregation）（図4），④腺管内赤血球（intraglandular aggregation of red blood cell）がある．
- INDでは壊死細胞の存在が認められる点に留意すれば，上記の何れとも鑑別可能である．

▶1：日本と欧米での組織診断基準の違い

- 日本と欧米での胃癌の組織診断基準の大きな相違点は"日本では粘膜固有層（lamina propria）への浸潤の有無にかかわらず，細胞異型あるいは構造異型に基づいて癌と診断する"のに対し，"欧米では粘膜固有層へ浸潤をもって初めて癌と診断する"という点である．
- このため，消化管における診断基準を国際的に統一する目的で，1998年9月にウィーンにおいて会議が行われ，Memo 49で示す国際的なコンセンサス分類であるウィーン分類（Vienna classification）が作成された（著者はそのメンバーの一人）．

Pitfall 大腸腺腫でもINDをみることがあり，胃癌と異なり，大腸癌の診断クルーとしては適用すべきではない．

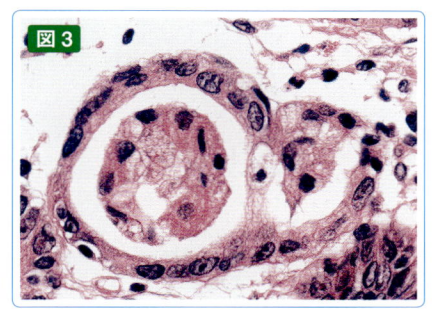

▲図3 Telescoping of glands（胃生検）．内視鏡操作に伴う機械的なartifactで，二重像を示す腺管（gland in gland）が認められる．

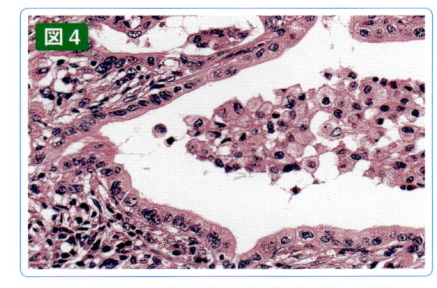

▲図4 腺管内泡沫細胞集簇（胃生検）．腺腔内に泡沫細胞の集簇が認められる．

| 着眼ポイント keypoint | 胃生検で腺管内壊死性物質を認めた場合には，腺癌の可能性がきわめて高いと言える． |

参考文献
1) Watanabe Y, Shimizu M, Itoh T, et al.：Intraglandular necrotic debris in gastric biopsy and surgical specimens. Ann Diagn Pathol 2001, 5: 141-147
2) Schlemper RJ, Itabashi M, Kato Y, et al.: Diff erences in diagnostic criteria for gastric carcinoma between Japanese and Western pathologists. Lancet 1997, 349: 1725-1729
3) Schlemper RJ, Riddell RH, Kato Y, et al.: The Vienna classifi cation of gastrointestinal epithelial neoplasia. Gut 2000, 47: 251-255

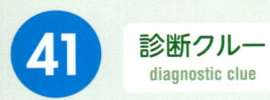

41 診断クルー diagnostic clue ▶ 胃生検でみられる不整な癒合（WHYX 状）腺管
Irregularly fused glands（WHYX lesion）in gastric biopsy

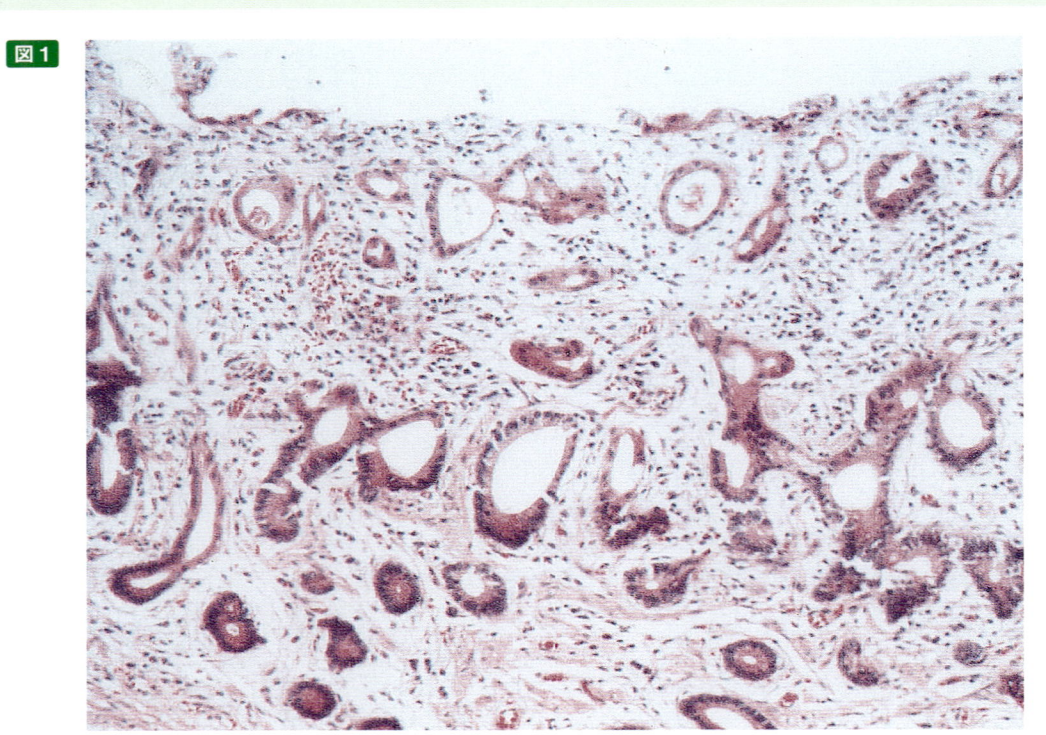

▲図1 食道・胃接合部直下の IIc ＋ IIa 型早期癌の組織像で，粘膜中〜深部（図右中央）にに H 状を呈する不規則な腺管がみられる．

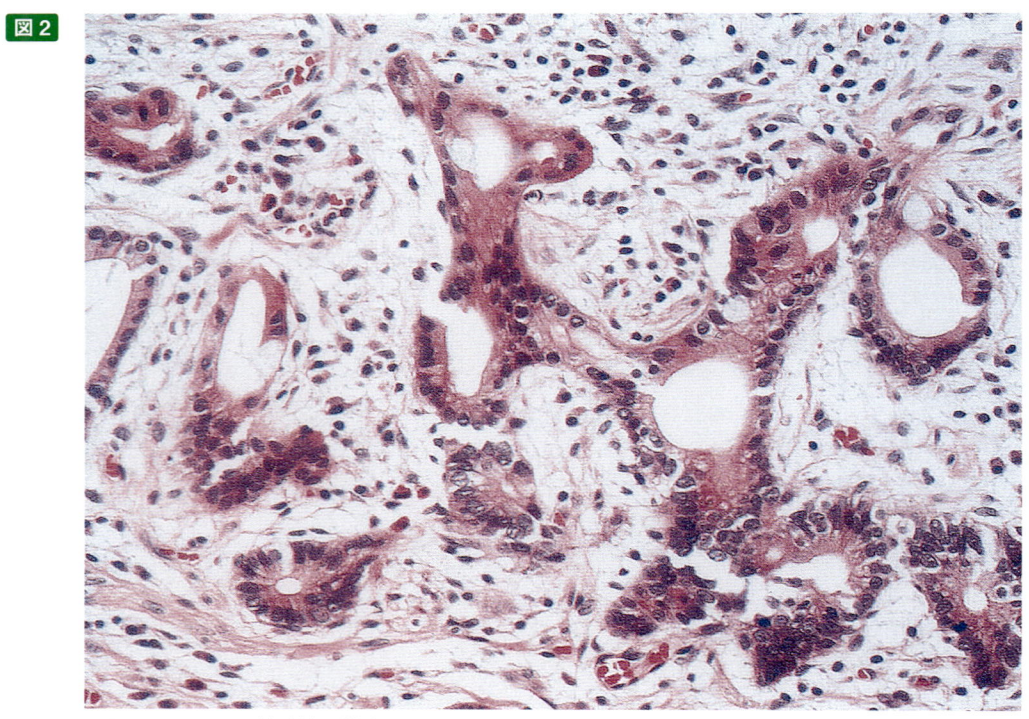

▲図2 図1の H 状腺管の拡大像で，隣り合った腺管が橋渡し状に融合したような像を呈しているが，細胞異型は弱い．

疾患 disease
胃癌（腺癌）
Adenocarcinoma of the stomach

背景

- 胃生検は，日常病理医が最も頻繁に病理診断を行う検体の1つで，本邦では胃癌の頻度が高い．

- 以下の場合には，癌と診断できなかったり，癌が見逃されたりする可能性がある．
  ①生検組織中の癌組織の量が極端に少ない
  ②生検組織に人工的挫滅が加わっている
  ③腺腫と癌との鑑別が難しい（良性悪性境界領域の異型）
  ④癌細胞の異型が弱く再生上皮や他の非癌細胞と区別しにくい

病理組織所見

- 胃癌の組織像は多彩で，腺管形成の明瞭なものからほとんど腺管形成のみられないものまであり，本邦では腺管形成の程度をもとに分化型と未分化型に二大別される．

- 前者の腺管形成を示す胃癌で，個々の癌細胞の細胞異型が弱い場合には，再生上皮などの非癌性上皮との鑑別が問題となる．生検組織診断でこの像を見逃さないためには，腺管の構造異型の認識が重要となる．そのポイントとなる所見が，今回の診断クルーとして取り上げた"irregularly fused glands（不整な癒合腺管）"である．

- かなり以前に太田は，"非癌性の病変の粘膜深部にアルファベットのH，Y，X状の形態を示す腺管が出現することは原則としてない"と記載している．つまり，胃生検組織の粘膜深部にそのような形態の腺管がみられた場合には，たとえ明らかな癌とする細胞異型が認められなくとも癌と診断，もしくは少なくとも癌を強く疑う必要がある．

- 図3は図1，2と同じ癌症例の別部位の粘膜中〜深部に認められた不規則腺管であるが，"もちをひきちぎったような形"と形容することもできるような不規則な融合状を呈している．

- 図4に示すように，横並びの小型腺管が手つなぎ状の融合像を呈することもある．この場合には粘膜表層，中層部にみられることもある．細胞異型は弱いが，これらの不規則腺管も胃癌の診断クルーとなる構造異型のパターンである"irregularly fused glands"ととらえることができる．

> **Note 低異型度小腸型分化型腺癌**
> 図1〜4に示した癌は，刷子縁，杯細胞，Paneth細胞などがみられ，完全型腸上皮化性に類似した形態を呈する分化型腺癌とされ，細胞異型が弱く，腺管の蛇行，分岐，融合などの構造異型が顕著である．

▶1：Word　H, Y, X状腺管は"irregularly fused glands"の1つの形ととらえることができる．H, Y, XにW状の腺管形態を加えて"WHYX lesion"と呼び，"Why X?"という語呂合わせで覚えると記憶しやすい．

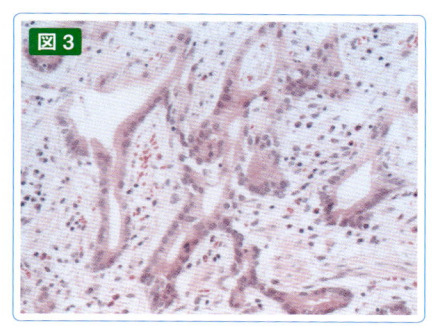

▲図3　"もちをひきちぎったような形"とも形容される不規則な融合状腺管がみられるが，細胞異型は弱い．

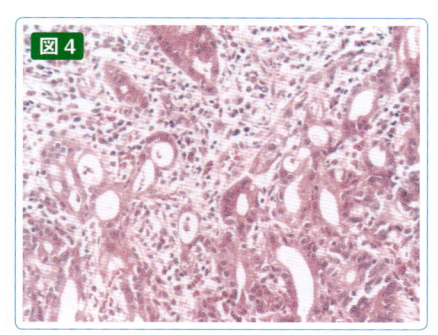

▲図4　横並びの小型腺管が手つなぎ状の融合像を呈している不規則腺管がみられる．細胞異型は弱い．

着眼ポイント keypoint	胃生検の診断にあたっては，細胞異型のみにとらわれることなく，構造異型であるirregular fused glands，すなわちWHYX lesionにも着目することが大切である．

参考文献
1) 中村恭一，喜納勇：消化管の病理と生検組織診断，医学書院，東京，1980, 118-120
2) Kato Y, Yanagisawa A, Sugano H: Biopsy interpretation in diagnosis of gastric carcinoma. Nishi M, et al.(eds.): Gastric Cancer, Springer-Verlag, Tokyo, 1993, 133-150
3) Endoh Y, Tamura G, Motoyama T, et al.: Well-differentiated adenocarcinoma mimicking complete-type intestinal metaplasia in the stomach. Hum Pathol 1999, 30: 826-832

42 診断クルー diagnostic clue ▶ 虫垂内腔の閉塞所見
Obliteration of the appendiceal lumen

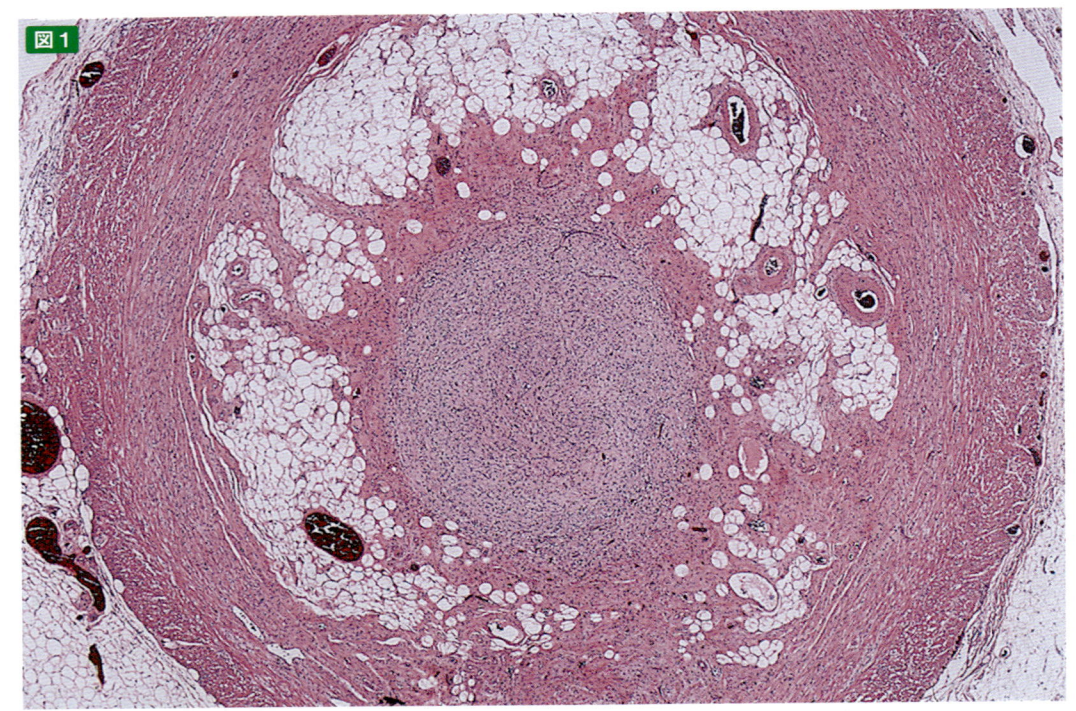

▲図1 虫垂の内腔は完全に閉塞し，管腔構造は認められず，粘膜上皮やリンパ濾胞も消失している．

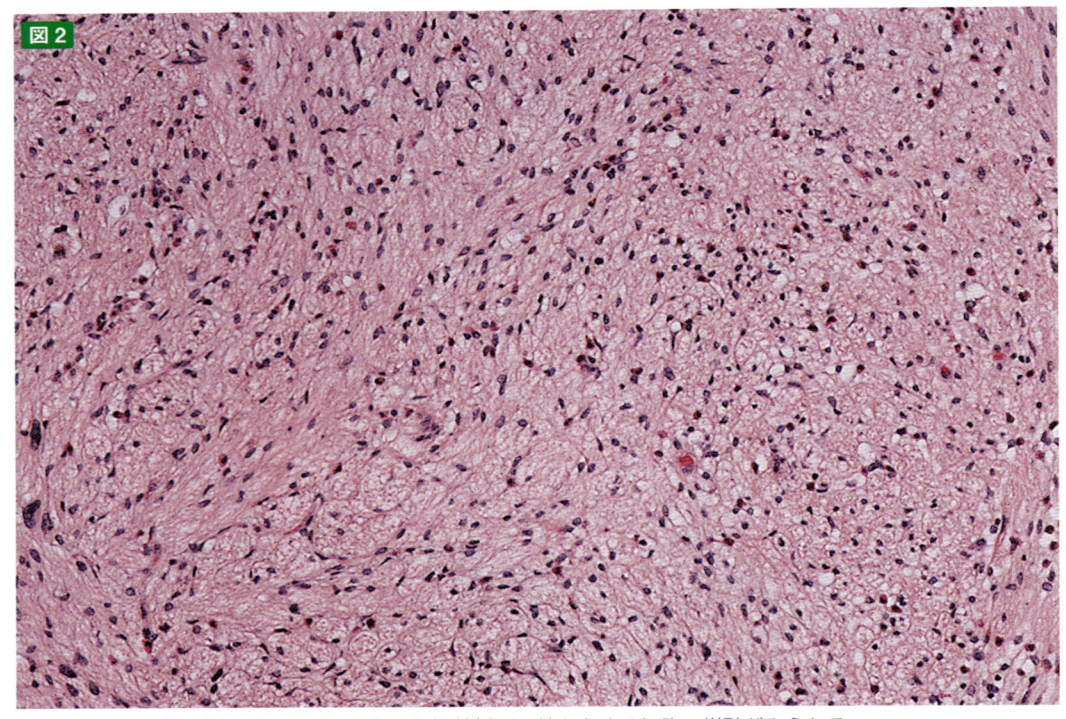

▲図2 虫垂内腔の閉塞部では卵円形ないし短紡錘形の核を有する細胞の増殖がみられる．

疾患 disease ▶ 虫垂神経腫
Appendiceal neuroma

疾患概念

- 虫垂先端に好発する良性病変で，かつては fibrous obliteration（線維性閉塞）とされていたものの多くはこの病変に相当する．1980年代に入り免疫組織化学や電子顕微鏡等の結果から神経原性の細胞の増殖と考えられるようになった．虫垂の内腔が閉塞し，その部分では主として Schwann 細胞が増殖している．

- 同義語としては neuroma of the appendix, neurogenic appendicitis, neurogenous hyperplasia of the appendix, fibrous obliteration of the appendix 等があるが，appendiceal neuroma ないし obliteration of the appendiceal lumen が一般的に使用される．

臨床

- 比較的よく認められる病変で，入念に検索された場合には虫垂切除症例の約30%にみられるとの報告がある．剖検症例などで偶発所見として認められることも多い．

- 加齢とともに頻度は増え，虫垂先端に好発し，内腔に沿って進展することが多い．虫垂全長にわたり内腔が閉塞する症例もある．

病理所見

- 肉眼的には境界明瞭な灰白色ないしは淡黄色調の病変であるが，内腔が閉塞していない場合には認識困難であることが多い．

- 図1は虫垂切除が行われた成人の虫垂（横断面）の組織像（弱拡大）である．虫垂の内腔は完全に閉塞し，管腔構造は認められず，粘膜上皮，陰窩（crypt），さらにリンパ濾胞は完全に消失している．この虫垂内腔の閉塞（obliteration of the appendiceal lumen）は虫垂神経腫の診断クルーとなる所見である．

- 図2は図1の閉塞部の強拡大であるが，卵円形ないしは短紡錘形の核を有する細胞の増殖が認められる．

- 典型例では虫垂の内腔が閉塞し，やや粘液様の背景に紡錘形細胞の増殖が認められる．また，症例によってはコラーゲンの増生や脂肪細胞，好酸球等の慢性炎症細胞を伴うことがある（図3）．

- 増生する紡錘形細胞は免疫組織化学的に NSE および S-100 蛋白（図4）が陽性で，それぞれ neuronal（axons）および perineuronal（Schwann細胞）な性格を有すると考えられている．また，chromogranin A 陽性の endocrine cell も多くの症例で認められる．α-smooth muscle actin は陰性である．

> **Note 虫垂神経腫の成因**
> 成因についてははっきりせず，腫瘍性か否かについても意見が分かれるところであるが，神経腫（neuroma）として記載している教科書が多い．非腫瘍性の立場では虫垂の炎症により二次的に神経内分泌細胞が増殖したものと考えられている．

> **Note 慢性虫垂炎（chronic appendicitis）**
> - 虫垂神経腫の疾患概念を知らないと，単に慢性虫垂炎などと診断されてしまう可能性がある．ちなみに慢性虫垂炎という診断名は臨床的には使用されることがあるが，病理診断名としては使用されない．
> - 臨床的に慢性虫垂炎と診断されているものの多くは再発性急性虫垂炎（recurrent acute appendicitis）であると考えられる．このような理由から線維化や慢性炎症細胞浸潤が目立つような症例には慢性虫垂炎という病理診断名は用いず，resolving appendicitis あるいは submucosal fibrosis の診断名を使う立場もある．

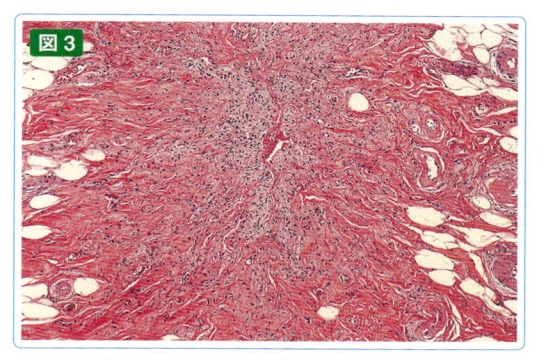

▲図3 短紡錘形細胞の増殖がみられるとともに，コラーゲンの増生や脂肪細胞も認められる．

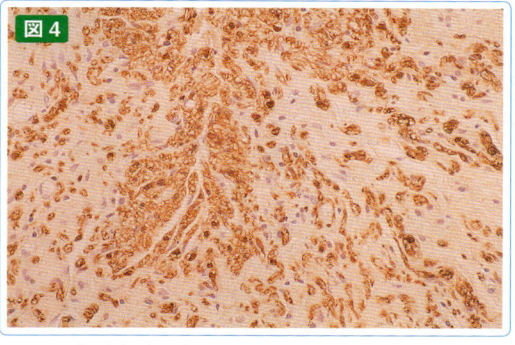

▲図4 虫垂内腔閉塞部の細胞では，免疫組織化学的に S-100 蛋白が陽性の細胞も認められる．

着眼ポイント keypoint | 虫垂の内腔が完全に閉塞し，管腔構造が認められない所見，すなわち obliteration of the appendiceal lumen は，虫垂神経腫の診断クルーとなる所見である．

43 診断クルー diagnostic clue ▶ 大腸生検における上皮直下のコラーゲン層の肥厚
Thick subepithelial collagen band in colonic biopsy

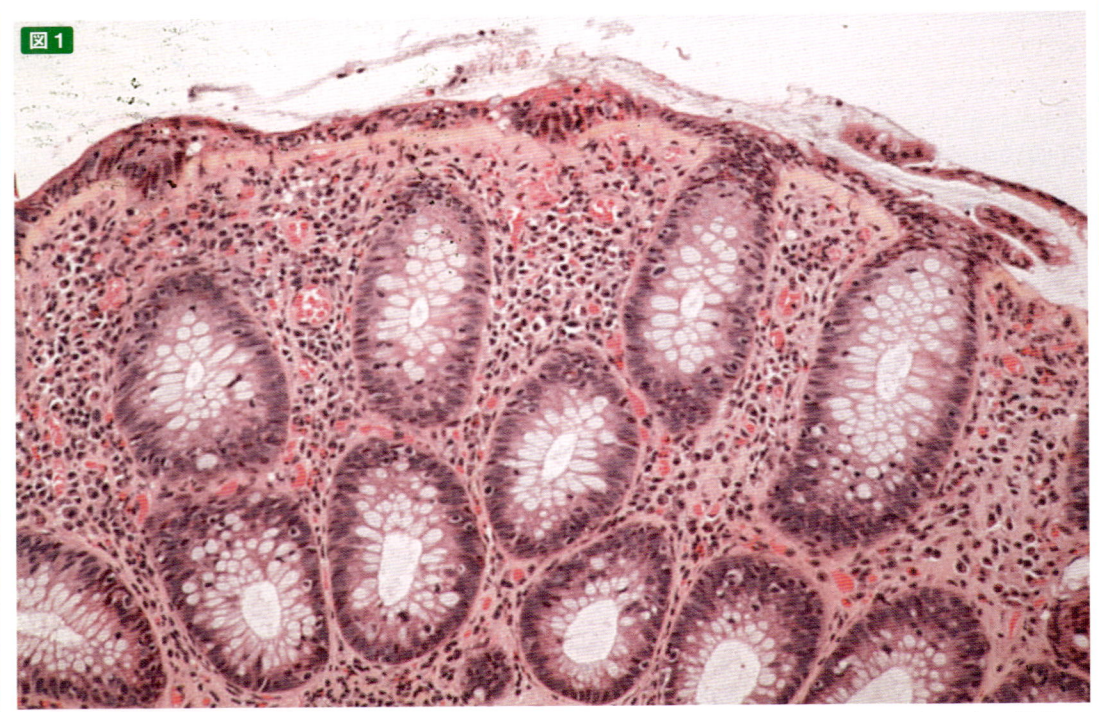

▲図1 大腸生検材料で，粘膜固有層に中等度のリンパ球，形質細胞の浸潤が認められる．上皮直下に細い帯状の好酸性領域がみられる．

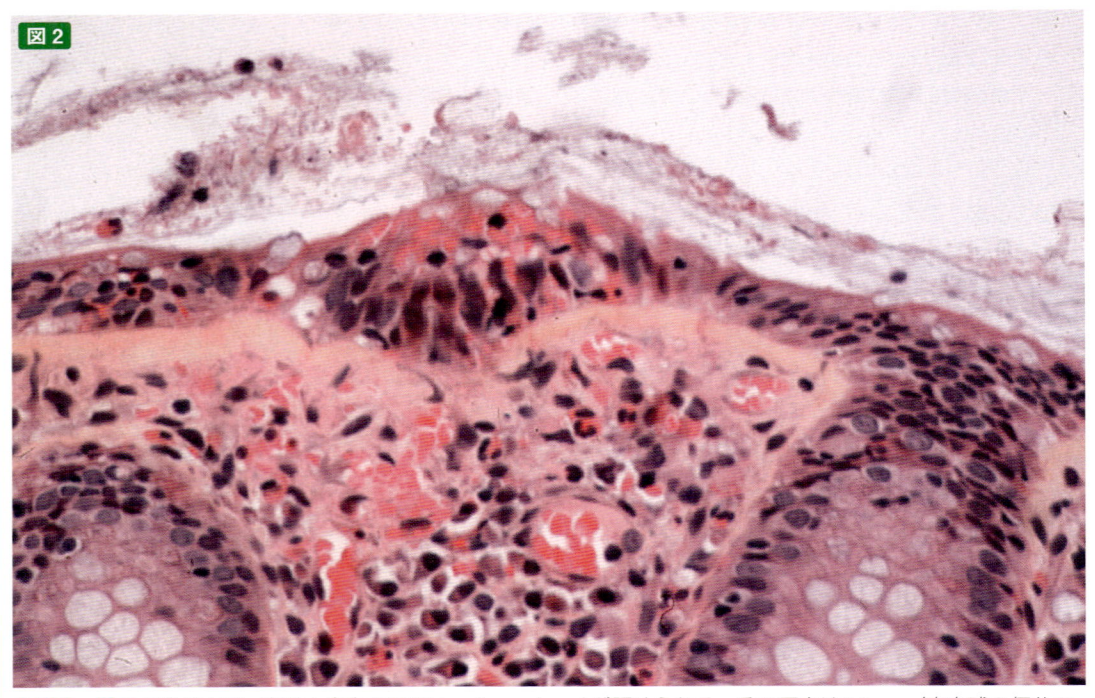

▲図2 図1の強拡大で，表層上皮直下に厚い collagen band が認められる．その厚さは 15μm（赤血球2個分の大きさ）以上である．コラーゲン大腸炎が示唆される像である．

疾患 disease ▶ **コラーゲン大腸炎**
Collagenous colitis

疾患概念

- コラーゲン大腸炎（collagenous colitis）は病理医のみならず，内視鏡医が認識していないと診断に到達しにくい．というのはコラーゲン大腸炎では臨床所見が重要なポイントを占めるからである．

- 患者は長期にわたる水様性下痢を主訴として来院し，多くは50～60歳代の女性である．腹痛などを訴え，長期にわたり過敏性大腸症候群（irritable bowel syndrome）として治療を受けていることもある．注腸造影や大腸ファイバーでは異常所見はみられない．

- 内視鏡で異常所見がみられないため，生検が行われなければ当然診断には到達できない．また，最終的な診断は病理医にかかってくるのでこの疾患の認識はきわめて重要と言える．

病理所見

- 大腸粘膜の基本構築は保たれているものの粘膜固有層に中等度のリンパ球，形質細胞の浸潤（lymphoplasmacytic infiltration）がみられ（図1），好中球を伴うことは稀である．上皮間にリンパ球浸潤（intraepithelial lymphocytes, lymphocytic exocytosis）もみられる．

- 特徴的な所見は表層上皮直下の厚い collagen band で（図2），subepithelial collagen layer あるいは subepithelial collagen table とも呼ばれる．Masson trichrome 染色で青色に染まる（図3）．

- Subepithelial collagen band の厚さは，少なくとも 15μm 以上[1]，すなわち赤血球2個分の大きさ以上のものを thick subepithelial collagen band とみなしている（図1）．その確認にはできるだけ Masson trichrome 染色を併用するのが望ましい．また，thick subepithelial collagen band によるためか表層上皮の剥離（surface epithelial damage）がしばしばみられる．

- 大切なことは，thick collagen band の同定で，生検組織が well-oriented な部分を選び，tangential section による artifact を subepithelial collagen band と誤認しないことである．

- 通常，正常の大腸粘膜の tangential section では，表層上皮の核は1層ではなく偽重層化し，また crypt は acinus-like structure（腺房様構造）になっているので鑑別可能である．

鑑別診断

- 鑑別すべきものとして，虚血性の変化に伴う線維化や高齢者でしばしばみられる basement membrane（基底膜）の肥厚がある．前者ではその分布が subepithelial でなくもっと diffuse であり，後者では炎症所見がみられないことで鑑別可能である．その他の鑑別診断は Memo 50 を参照されたい．

> **Note リンパ球性大腸炎（lymphocytic colitis），顕微鏡的大腸炎（microscopic colitis）**
>
> - コラーゲン大腸炎と臨床所見が酷似する疾患としてリンパ球性大腸炎がある．通常，リンパ球性大腸炎と顕微鏡的大腸炎は同義語として扱われることが多いが，リンパ球性大腸炎とコラーゲン大腸炎を総称して顕微鏡的大腸炎とする立場もある．
> - リンパ球性大腸炎もコラーゲン大腸炎と同じく，患者は中年で，慢性の水様性下痢を認め，注腸造影や大腸ファイバーで異常所見を認めない．ただし，性差はみられない．組織所見ではコラーゲン大腸炎同様，大腸粘膜の基本構築は保たれており，粘膜固有層に中等度のリンパ球，形質細胞の浸潤を認める．
> - 特徴的な所見は intraepithelial lymphocytes で，陰窩（crypt）のみならず表層上皮にも認められる．通常，100個の表層上皮細胞あたり 15 ないしは 20 個以上のリンパ球を認める場合を有意な所見とみなす．ただし，リンパ濾胞（lymphoid follicle）の周囲では，正常でも intraepithelial lymphocytes の数が増加しており，この部位ではカウントしないことが大切である．また，好中球浸潤はほとんどの場合みられず，陰窩炎（cryptitis），陰窩膿瘍（crypt abscess），thick subepithelial collagen band なども認められない．

▶1：教科書によっては，厚さは 10μm 以上で，15μm 以上になると下痢などが出現する，と記載されているものもある．

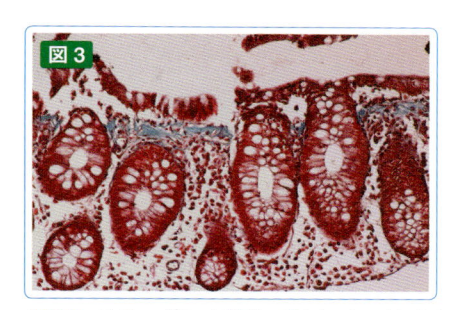

▲図3 コラーゲン大腸炎．Thick subepithelial collagen band は Masson trichrome 染色にて青色に染まり，明瞭に認識できる．なお，Congo red 染色は陰性である．

着眼ポイント keypoint｜コラーゲン大腸炎の病理診断には thick subepithelial collagen band の所見が診断クルーとなるが，慢性の水様性下痢という臨床情報も重要である．

44 診断クルー diagnostic clue ▶ フィブリン様・硝子様間質にみられる萎縮した陰窩
Atrophic crypt in fibrinous/hyalinized stroma

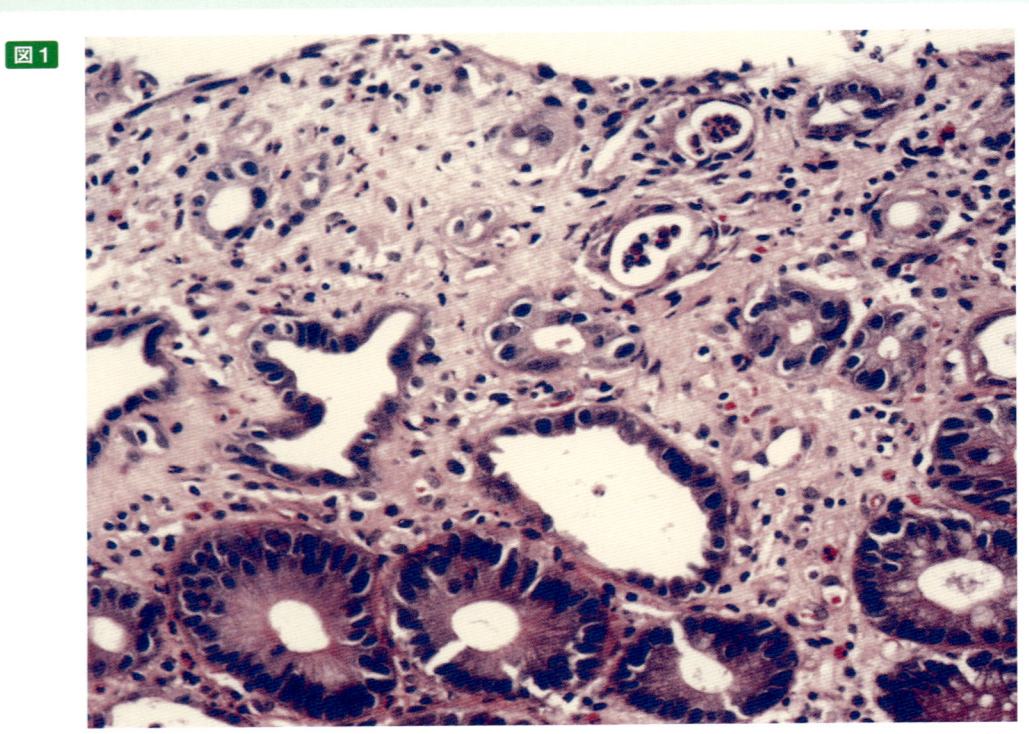

▲図1 大腸生検において，粘膜固有層は好酸性フィブリン様あるいは硝子様を呈し，粘膜表層側に小型の萎縮性陰窩が多数認められる．

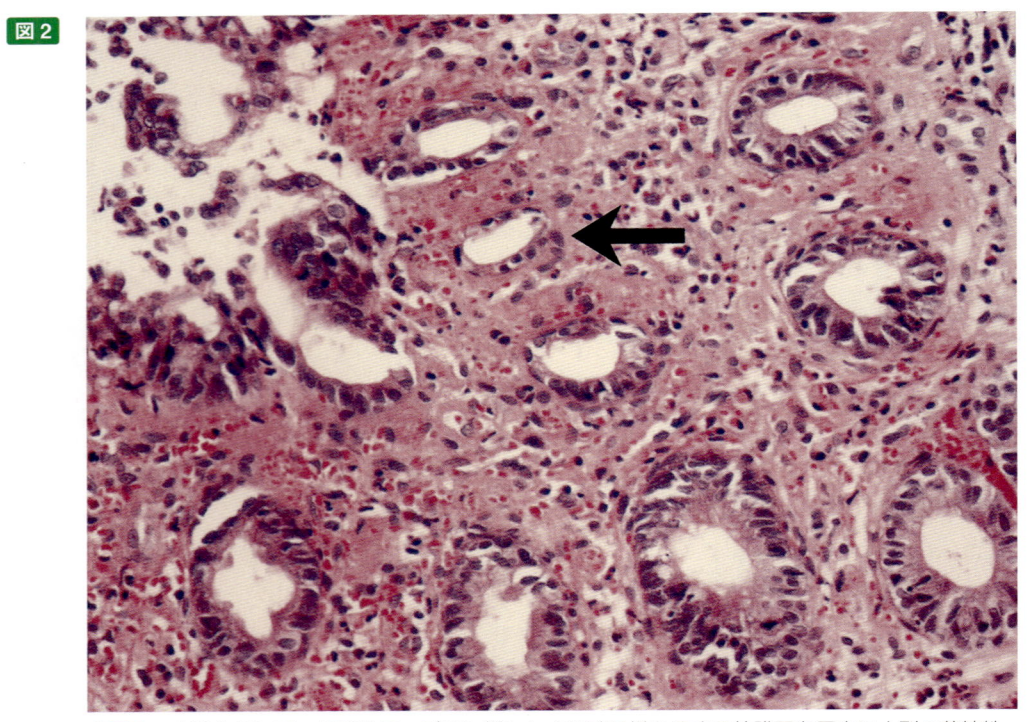

▲図2 大腸生検にて，好酸性フィブリン様もしくは硝子様を呈する粘膜固有層中に小型の萎縮性陰窩が認められる（矢印）．

疾患 disease ▶ 虚血性大腸炎
Ischemic colitis

疾患概念

- 虚血性大腸炎（ischemic colitis）は，"大腸炎"と呼称されるが，その本質は炎症ではなく循環障害である．腹痛，下血，下痢などの症状を呈するため，他の疾患との鑑別目的で内視鏡検査が行われる．

- 腸管壁の虚血性変化[1]はさまざまな原因で生じるが，典型的な虚血性大腸炎は，①比較的高齢者にみられ，②腹痛と下血で発症し，③直腸を除く左側結腸に発生し，④内視鏡やX線像で特徴的な所見を呈する，1つの疾患単位である．厳密には抗生物質の使用や感染性大腸炎が否定される必要がある．

- 40歳以上の年齢に多いが，より若年者でもみられる．高齢者では高血圧，虚血性心疾患，糖尿病などの併存疾患を有していることが多い．若年者の誘因としては便秘が重要である．

肉眼所見

- 虚血性大腸炎は，粘膜のうっ血・出血や多発びらん，さまざまな形態の潰瘍（潰瘍瘢痕），粘膜の壊死と，虚血の程度や病変の時期によって多彩な所見がみられ，結腸紐上に生じる縦走潰瘍は比較的特徴的な所見とされる（図3）．

病理組織所見

- 図2は図3の縦走病変近傍から生検された粘膜の組織像である．表層上皮が脱落気味であり，粘膜表層側の粘膜固有層は軽度の出血を伴って好酸性フィブリン様あるいは硝子様を呈し，その中に立方状～扁平な上皮から成る小型の萎縮性陰窩（crypt）が認められる（図2矢印）．その周囲の陰窩上皮は杯細胞が減少し，核の幼若化がみられる．軽度の好中球浸潤を伴っている．

- 今回の診断クルーである，フィブリン様あるいは硝子様間質の中の萎縮した陰窩像は，これまでに"patchy epithelial atrophy"や，"atrophic micro-crypt"として報告されている所見に相当する．

- 虚血による粘膜の組織学的変化は肉眼所見同様，虚血の程度や時期によって当然異なるが，フィブリン様もしくは硝子様間質の中の萎縮した陰窩の所見は比較的軽症の，一過性の虚血を反映する所見と考えられる．

- 虚血性大腸炎の所見としてヘモジデリンの沈着も言われるが，病変の初期には認められず，出現頻度もあまり高いとは言えない．また，小血管内の血栓像は潰瘍部などでは二次的な変化の可能性もあり，評価しすぎないことが大切である．

▶1：**大腸の虚血性変化をきたすその他の病態**

- 腹部外傷や血管手術後，あるいは経口避妊薬服用後に続発性虚血性大腸炎とも言うべき病態がみられることがある．
- 大腸壁の虚血性変化は血管炎，放射線照射後，アミロイドーシス，静脈硬化症などさまざまな原因・病態で生じる．また，抗生物質起因性腸炎や細菌感染，炎症性腸疾患でもその病態の一部に虚血の関与が言われている．このような疾患の生検組織診断では画像所見，臨床所見との相関が重要である．

Note 閉塞性大腸炎（obstructive colitis）
大腸癌患者の口側に認められる虚血性病変は閉塞性大腸炎として知られている．大腸癌による狭窄部の口側に，多くは10cm以下の正常粘膜部を介して虚血性の病変が認められる．腸管内圧の上昇や血管の攣縮がその成因として考えられている．

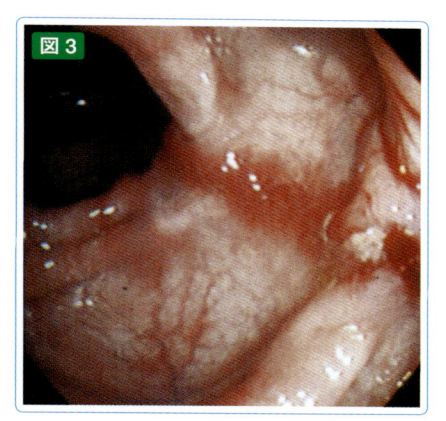

図3
▲図3 脾彎曲部付近の虚血性大腸炎の内視鏡像．潰瘍を伴う発赤した縦走病変．

Note Ghost-like appearance
より虚血の程度が強い場合は陰窩上皮が基底膜から剥脱してしまい，いわゆる"陰窩の立ち枯れ"と表現される所見を呈する．多くの陰窩上皮が剥脱，消失し，陰窩の輪郭だけが残った状態になると"ghost-like appearance"と呼ばれる状態となる．これらの変化が粘膜の表層側から出現することも，虚血性変化の特徴として重要である．

着眼ポイント keypoint：フィブリン様あるいは硝子様間質の中の萎縮した陰窩の所見は，虚血性大腸炎の診断クルーとなる所見である．

45 診断クルー ▶ 表層上皮の壊死・壊死物質の噴火口状放出像
Volcanic eruption(summit-lesion)

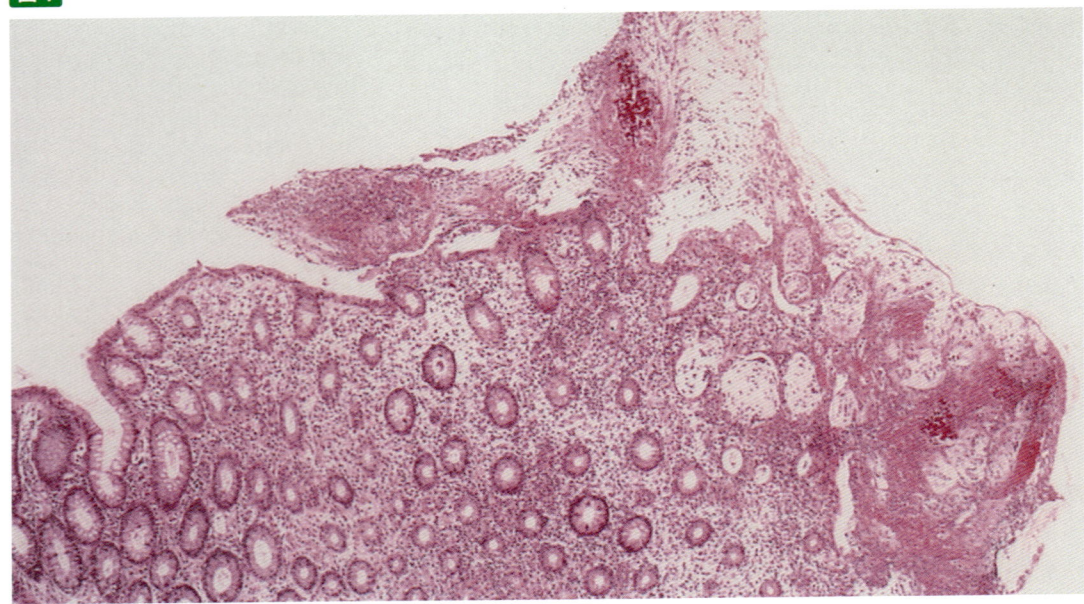

▲図1 偽膜病変の生検組織で，図右側に type 1〜type 2 の偽膜病変が認められる．図左側の非病変部の粘膜には著変を認めない．

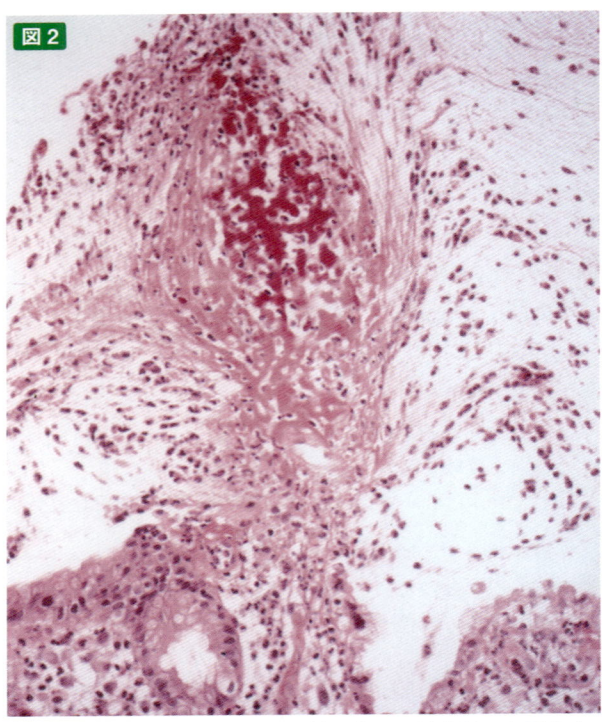

▲図2 図1の type 1 病変部の拡大像で，陰窩間の表層上皮の壊死・脱落部からフィブリン，好中球，核破砕物などが腸管腔内へ噴出状に放出されている．いわゆる volcanic eruption の像である．

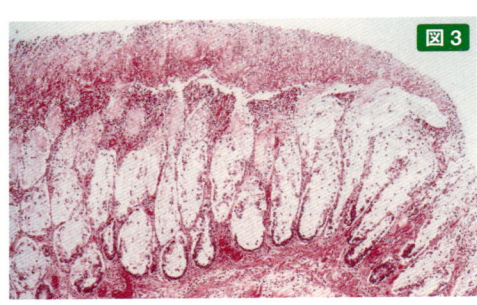

▲図3 Type 2 の偽膜病変．粘膜は"きのこ状(mushroom-shaped)"の偽膜に覆われている．陰窩上半部で上皮の剥離が顕著であるが，陰窩深部では上皮が残存している．

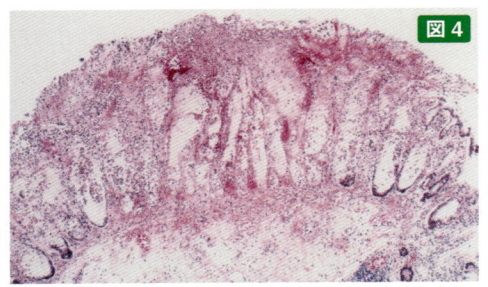

▲図4 Type 3 の偽膜病変．粘膜はフィブリン，粘液，炎症性破砕物に覆われ，全層が壊死に陥っている．

疾患 disease ▶ 偽膜性大腸炎
Pseudomembranous colitis

疾患概念

- 偽膜（pseudomembrane）とは炎症性物質が粘膜表面に付着して隆起を呈した病変を指し，偽膜の形成を特徴とする腸管の炎症は偽膜性腸炎（pseudomembranous enterocolitis）[1]と呼ばれる．今日では代表的な偽膜性腸炎である *Clostridium difficile*（*C. difficile*）腸炎（多くは大腸炎）とほぼ同義に使われることも多い．ただし，*C. difficile* 腸炎がすべて偽膜性腸炎を呈するわけではなく，両者は厳密には同義ではない．
- *C. difficile* 腸炎は，抗生物質の多剤投与を受けている高齢の入院患者の下部大腸に多くみられる抗生物質起因性腸炎の１つであり，菌交代現象で異常に増殖した *C. difficile* の産生する毒素による粘膜傷害が主な原因であることが知られている．

肉眼所見

- 偽膜性腸炎の偽膜は，典型的には，径数mm大，円形〜卵円形，白色ないし黄白色調の境界明瞭な無茎性隆起として認められる．粘膜の皺襞上にみられることが多く，偽膜病変の間の粘膜は比較的変化に乏しいことが多い．病変が進行すると増大した偽膜が互いに融合し，粘膜の広い局面を覆うようになる（図5）．

病理組織所見

- Priceらが詳細な記載をし，type 1 〜 3に分類している．
- Type 1は初期像であり，陰窩間の表層上皮の壊死・脱落部からフィブリン，好中球，核破砕物などが腸管腔内へ噴出状に放出されている像である．"summit-lesion"，あるいは火山の噴火を連想させる形態から "volcanic eruption" と呼ばれる（図1，2）．粘膜の炎症所見は表層部で強く，深部では目立たない．
- Type 2は "キノコ状（mushroom-shaped）" と形容される典型的な偽膜病変である．陰窩群の表面をフィブリン，粘液，好中球，核破砕物，脱落した壊死性の上皮細胞などから成る偽膜が覆い，限局した隆起性病変を形成している．陰窩は拡張し，陰窩上半部で上皮の剥離が顕著である．陰窩深部では上皮が残存しており，上皮の粘液も比較的保たれている（図3）．Type 1，type 2ともに特徴的なことは，病変周囲の粘膜が正常に近いことである（図1）．
- Type 3は，フィブリン，粘液，炎症性破砕物に覆われ，全層が壊死に陥った粘膜から成る病変である（図4）．

> **▶1：偽膜性腸炎**
> - 広義の偽膜性腸炎は，*C. difficile* 腸炎以外にもさまざまな原因で起こりえる（Memo 51 参照）．このうち虚血性大腸炎（ischemic colitis）は，生検組織診断上，*C. difficile* による偽膜性腸炎との鑑別が問題となりやすい疾患であろう．両者の鑑別のポイントは，偽膜病変周囲の粘膜の所見である．*C. difficile* による偽膜性腸炎の場合には偽膜間の粘膜は正常に近いことが多いとされる．
> - MRSAによる偽膜性腸炎が報告されているが，ブドウ球菌による腸炎の病態には虚血が関与しているとの報告もあり，偽膜性腸炎と虚血性腸炎との関係は必ずしも単純ではない部分がある．一方，初期の偽膜病変に類似した像は潰瘍性大腸炎やクローン病でも認めることがあり，この場合は偽膜病変周囲粘膜の炎症所見の程度が，偽膜性腸炎との鑑別に重要である．したがって，内視鏡医に偽膜病変周囲の粘膜からも生検するよう指示することも必要であろう．
> - 偽膜病変が進行し粘膜が広範に壊死に陥った状態になると，虚血性腸炎や炎症の程度が高度な潰瘍性大腸炎あるいはクローン病などとの鑑別が難しくなる．生検組織診断上，偽膜性腸炎と鑑別を要する他の疾患としては，稀な疾患ながら cap polyposis が挙げられる．表面に炎症性浸出物と肉芽組織（いわゆる cap）がみられるポリープが直腸やS状結腸に多発する疾患である．

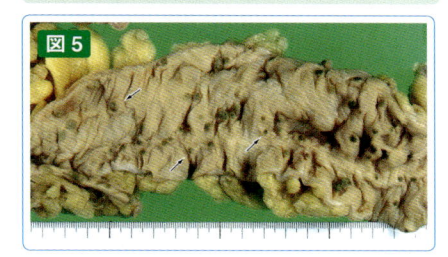

▲図5 偽膜病変の肉眼像（剖検例）．径数mm大，円形〜卵円形の境界明瞭な無茎性隆起として認められる．

着眼ポイント keypoint	陰窩間の表層上皮の壊死・脱落部からフィブリン，好中球，核破砕物などが腸管腔内へ噴出状に放出されている像は，火山の噴火を連想させる形態から "volcanic eruption" と呼ばれ，偽膜性大腸炎の診断クルーとなる所見である．

参考文献
1) Price AB, Davies DR: Pseudomembranous colitis. J Clin Pathol 1977, 30: 1-12
2) Dignan CR, Greenson JK: Can ischemic colitis be differentiated from C. difficile colitis in biopsy specimens？ Am J Surg Pathol 1997, 21: 706-710
3) Campbell AP, Cobb CA, Chapman RWG, et al.: Cap polyposis-an unusual cause of diarrhoea. Gut 1993, 34: 562-563

46 診断クルー diagnostic clue ▶ 結腸・直腸の陰窩上皮にみられるアポトーシス
Apoptosis in the crypt bases of colorectal mucosa

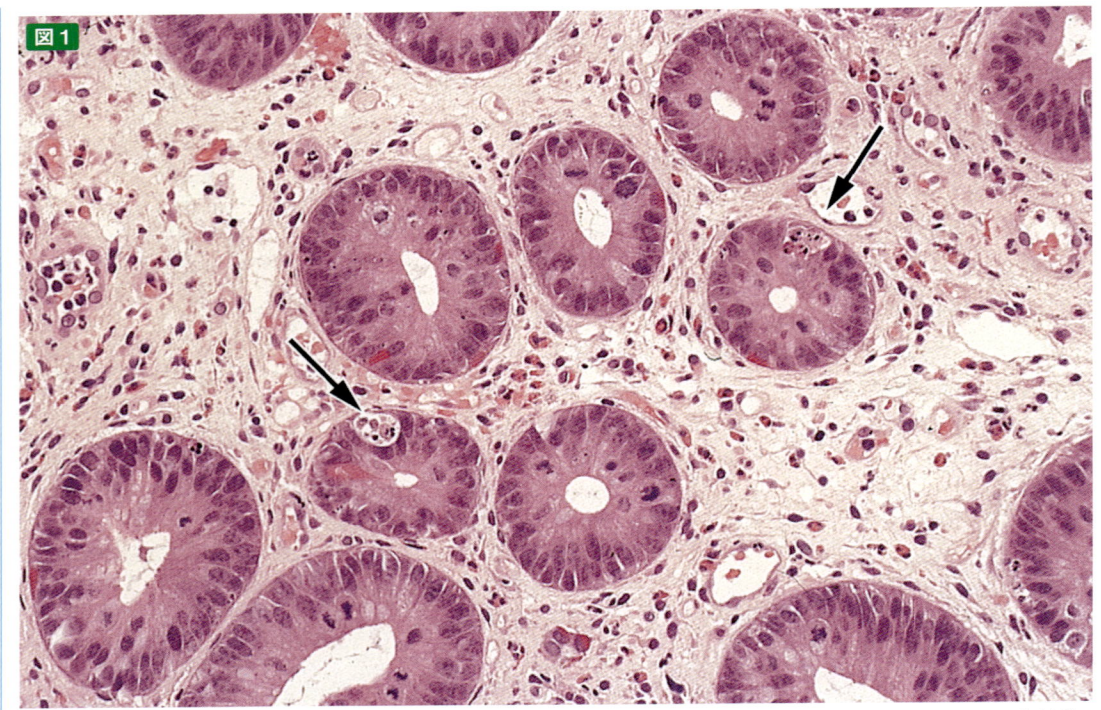

▲図1 骨髄移植約1ヵ月後の患者の大腸生検組織である．陰窩上皮にアポトーシス（矢印）が認められ，急性移植片対宿主病が示唆される．

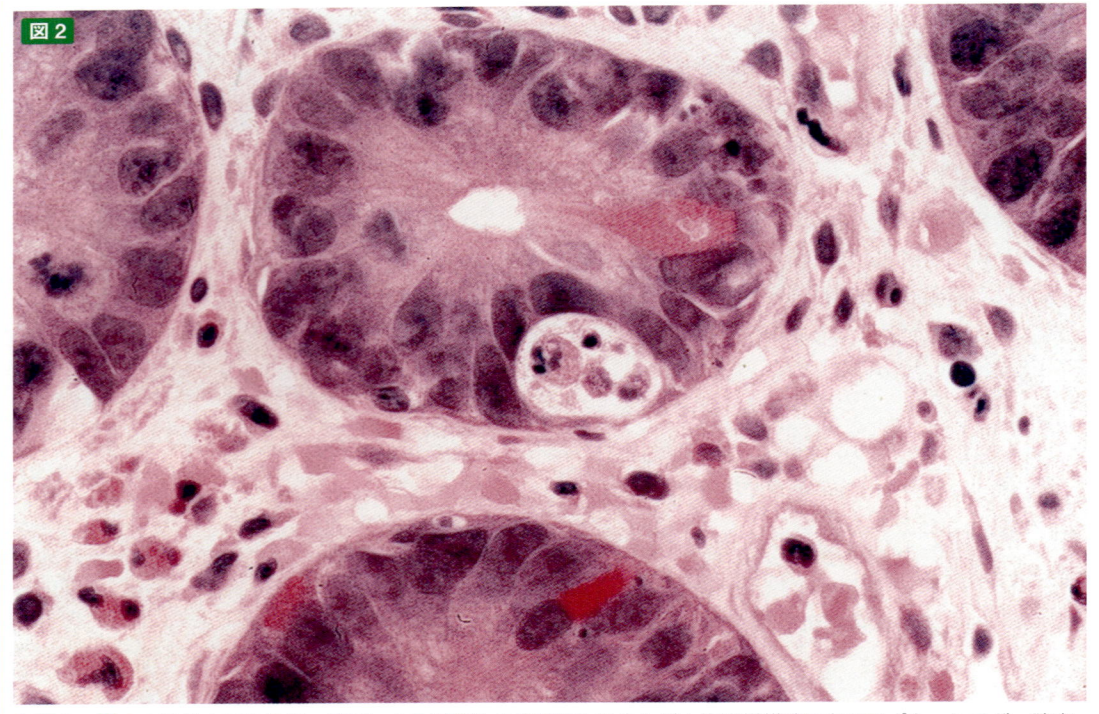

▲図2 図1の強拡大であるが，壊死による好酸性の核破砕物を含んだ小空胞様構造であるアポトーシスが，陰窩の基底膜直上に認められる．

疾患 disease

急性移植片対宿主病
Acute graft-versus-host disease（GVHD）

アポトーシス（apoptosis）

- アポトーシスとは細胞の縮小，クロマチンの凝集，核の断片化など特有の形態像を示す細胞死の 1 つのパターンで，過去に核崩壊（karyorrhexis）や単細胞壊死（single cell necrosis）とされていたものを指す．
- 大腸粘膜では上皮内に，単細胞壊死による好酸性の核破砕物（nuclear debris）を含む小空胞様構造（lacuna）として認められる．急性移植片対宿主病（acute graft-versus-host disease，GVHD）[1]では陰窩の基底膜直上（crypt base）に位置して認められる（図 1，2）．Apoptotic bodies とも呼称されるが，本稿では apoptosis という用語を用いる．
- 消化管の粘膜においてアポトーシスが目立つ病態・疾患を Memo 52 に示した．

移植片対宿主病

- GVHD は骨髄移植でみられることが多いが，肝臓や腎臓などの臓器移植や免疫能の低下した患者では全血輸血や白血球輸血後にみられることもある．移植された臓器に含まれる免疫担当細胞，主として T リンパ球が宿主の組織適合抗原を認識し，種々の組織を傷害する際に起こる病変である．
- GVHD は移植後 20～100 日以内に発症する急性 GVHD と移植後 100 日以降に出現する慢性 GVHD に 2 大別される．

病理所見

- 早期の急性 GVHD では陰窩の上皮細胞にアポトーシスがみられる点が特徴と言える（図 1，2）が，連続切片による検索が必要な場合もある．
- 早期のものでは炎症所見は目立たず，経過とともに上皮間や陰窩周囲にリンパ球や好中球浸潤がみられるようになる．そして，陰窩は不規則に拡張・分岐し（distortion），陰窩膿瘍（crypt abscesses）を認めるようになる．grading system は Memo 53 を参照されたい．
- ある程度時間が経過すると上皮の壊死，さらに陰窩や表層上皮の消失が認められる（図 3）．この時期になるとアポトーシスは認められなくなり，さらに進行すると著明な急性炎症細胞浸潤とともに，びらんや潰瘍を形成し，線維化や穿孔をきたす．

アポトーシスと組織学的に鑑別診断すべきもの

- 種々の炎症でみられる陰窩上皮間へのリンパ球浸潤や，潰瘍性大腸炎（ulcerative colitis）などでみられる陰窩上皮間への好中球浸潤〔陰窩炎（cryptitis）〕が挙げられる（図 4）．

▶1：急性 GVHD における三主徴は発疹，肝障害，下痢で，その主な標的臓器は皮膚，肝臓，消化管である．このうち消化管における早期の急性 GVHD での特徴的な組織像が，今回の診断クルーであるアポトーシスである．

Pitfall アポトーシスは GVHD 以外の病態でも認められることがあり（Memo 52 参照），GVHD の診断にあたっては臨床所見や臨床経過，さらにその他の組織所見を加味して総合的に診断する必要があることを銘記しておくべきである．

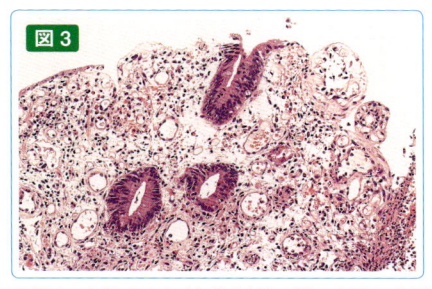

▲図 3　急性 GVHD（大腸生検）．図 1 と同一症例であるが，少し時間が経過しており，部分的に腺管や表層上皮の消失が認められる．臨床像を加味して初めて急性 GVHD の診断が可能である．

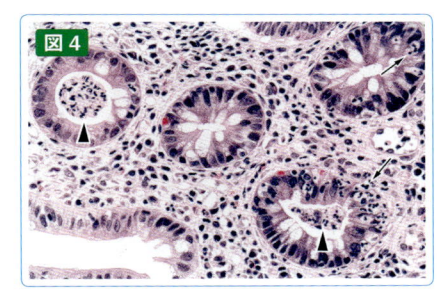

▲図 4　潰瘍性大腸炎における陰窩炎と陰窩膿瘍（大腸生検）．腺管上皮間への好中球浸潤である陰窩炎（矢印）と陰窩内腔の好中球貯留である陰窩膿瘍（矢頭）が認められる．

着眼ポイント keypoint ： 移植片対宿主病（GVHD）を疑い施行された大腸生検にて，陰窩の上皮細胞にアポトーシスが認められた場合は，急性 GVHD が示唆される．

4 ピットフォール pitfall ▶ 印環細胞癌を模倣する組織像
Mimickers of signet-ring cell carcinoma

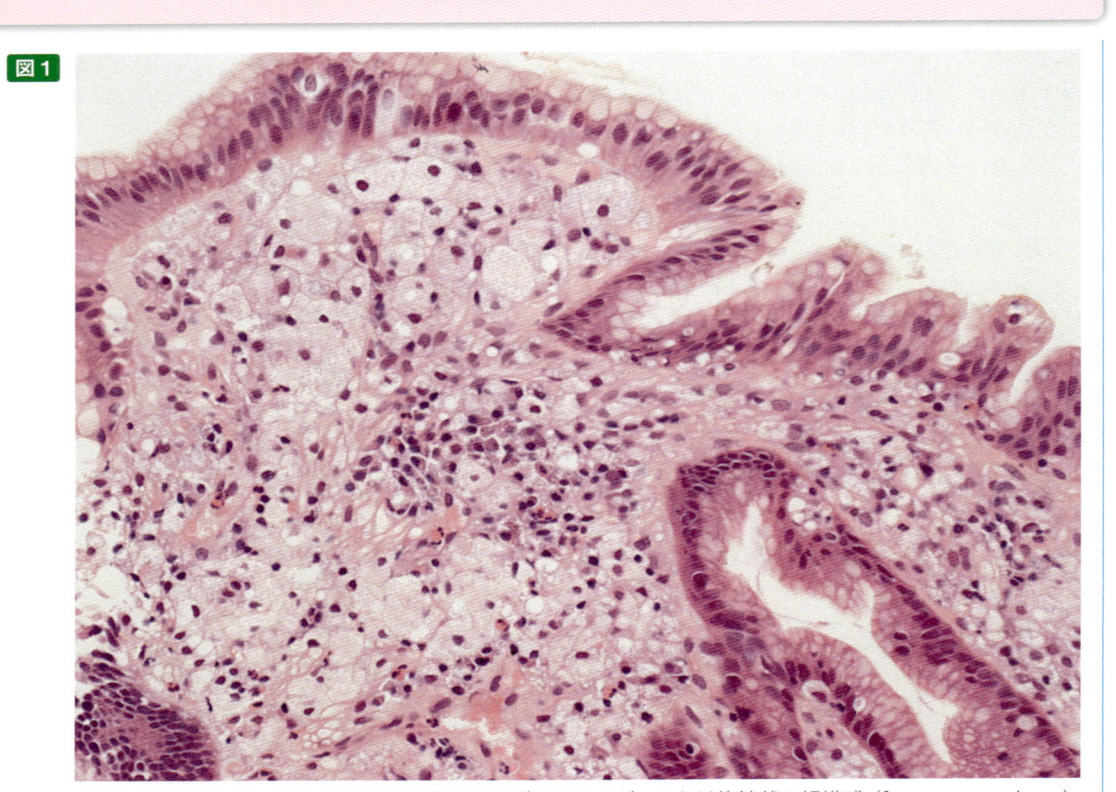

▲図1　胃生検．上皮下に印環細胞癌様の所見がみられるが，これは泡沫状の組織球（foamy macrophage）が集簇した像である．

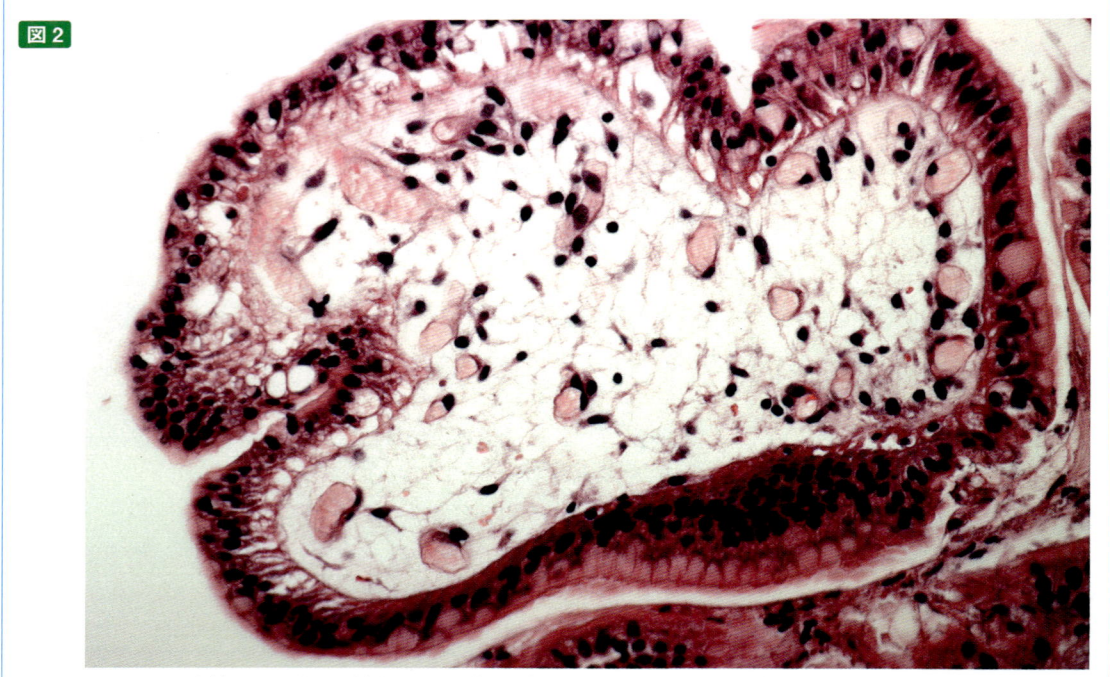

▲図2　胃生検．図1とは別症例であるが，上皮下に印環細胞様の所見がみられる．これは毛細血管の輪切り像である．

Mimicker

- 病理関連で mimicker [1] を使う場合は，「鑑別疾患や鑑別すべき所見で組織像が類似するもの」という意味で使用される．mimicker を見抜けない場合にピットフォールに陥り，誤診することになる．

印環細胞癌（signet-ring cell carcinoma）

- Signet とは"認印"を指し，signet ring は"認印つき指輪"を意味する．すなわち，細胞質に粘液が貯留したり，微小囊胞により核が押しやられて偏在し，あたかも印章つき指輪のような形になった細胞が印環細胞（signet ring cell）である．Signet-ring cell carcinoma の日本語は"印鑑細胞癌"ではなく，"印環細胞癌"である．

- 日本の胃癌取扱い規約では，腺管の形成状態によって分化度を評価しているため，印環細胞癌は低分化型に含まれる．また，WHO 分類（2010）でも，細胞の接着性の状態から poorly cohesive carcinoma に分類されている．これに対して，細胞の分化という点からみると，図3 に示すように正常の mucous neck cell（腺頸部粘液細胞，副細胞）に類似した組織像であり，低分化とは言えず，正常に近いという点を考慮すると高分化という見方も可能と言えよう．

- 印環細胞癌でみられる signet-ring cell は，① classical type（いわゆる印環状を呈するもの），② goblet cell type（杯細胞に類似した"杯細胞型"），③ eosinophilic type（好酸性顆粒状の細胞質を有する"好酸性型"）の3つに亜分類される．このうち好酸性型はしばしば見落とされることがある．なお，典型的な印環細胞癌では PAS および Alcian blue 染色が陽性となるが，症例によっては Alcian blue 染色が陰性を示すものもみられる．

印環細胞癌の mimickers

- 印鑑細胞癌と鑑別を要するいわゆる mimicker には，①黄色腫細胞（xanthoma cell）（図1），②毛細血管の輪切り像（図2），③剝離した腺窩上皮（図4），④ muciphage，⑤ MALT リンパ腫の lymphoepithelial lesion（late phase）でみられる印環細胞癌様の組織像（診断クルー 39），⑤内視鏡的粘膜切除術（endoscopic mucosal resection, EMR）施行後の比較的早期（1～2週間後）のフォローアップ生検でみられる signet-ring cell-like change（図5）（Am J Surg Pathol 2006, 30: 650-656），⑥異型形質細胞，⑦いわゆる glassy cell などが挙げられる．

- muciphage は PAS 陽性となるが，免疫組織化学的に上皮系のマーカーは陰性である．glassy cell は，1991年に Rubio らにより印環細胞癌と誤診する可能性がある所見として報告された（Jpn J Cancer Res 1991, 82: 1354-1355）．2005年に再度 Rubio らにより gastric glassy cell として報告（JEPTO 2005, 24: 281-289）されているが，original の文献と若干組織像が異なるように思われる．

▶1：Mimicker とは mimic（…の物まねをする）を語源とする言葉で，もともと「ものまねをする人，模倣装置」という意味である．同じような意味合いの言葉として，lookalike（よく似た人，そっくりさん）がある．また，名詞形としての mimic が使用されることもある．

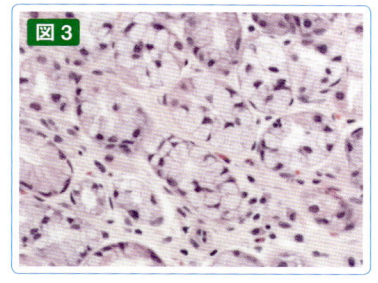

▲図3　胃の mucous neck cell．HE の染色性にもよるが，その形態は signet-ring cell にきわめて類似している．

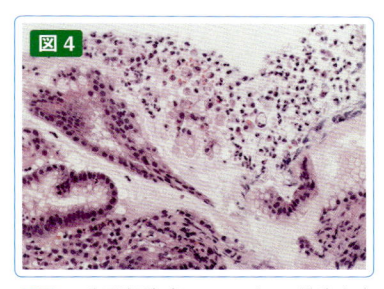

▲図4　印環細胞癌の mimicker．腺窩上皮が剝離し，あたかも印環細胞様の所見を呈している．

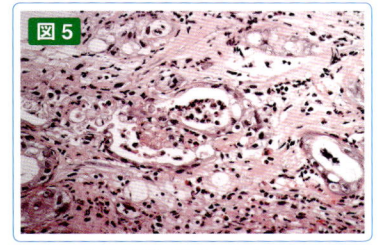

▲図5　印環細胞癌の mimicker．EMR 施行後10日目に行われた follow-up 生検で，一見すると異型を示す腺管がみられ，一部に印環細胞癌を思わせる細胞が認められるが，再生による変化と考えられる．

着眼ポイント keypoint ｜ 病理診断における mimicker への対応策としては，前もって鑑別すべき受け皿を用意することが大切である．ここでは印環細胞癌を例に挙げて，鑑別すべき疾患や病態を記載したが，日頃からこのような鑑別疾患リストを頭に描いておくことが重要である．

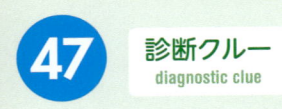

47 診断クルー ▶ 1つ1つの肝細胞を取り囲むような線維化
Pericellular fibrosis

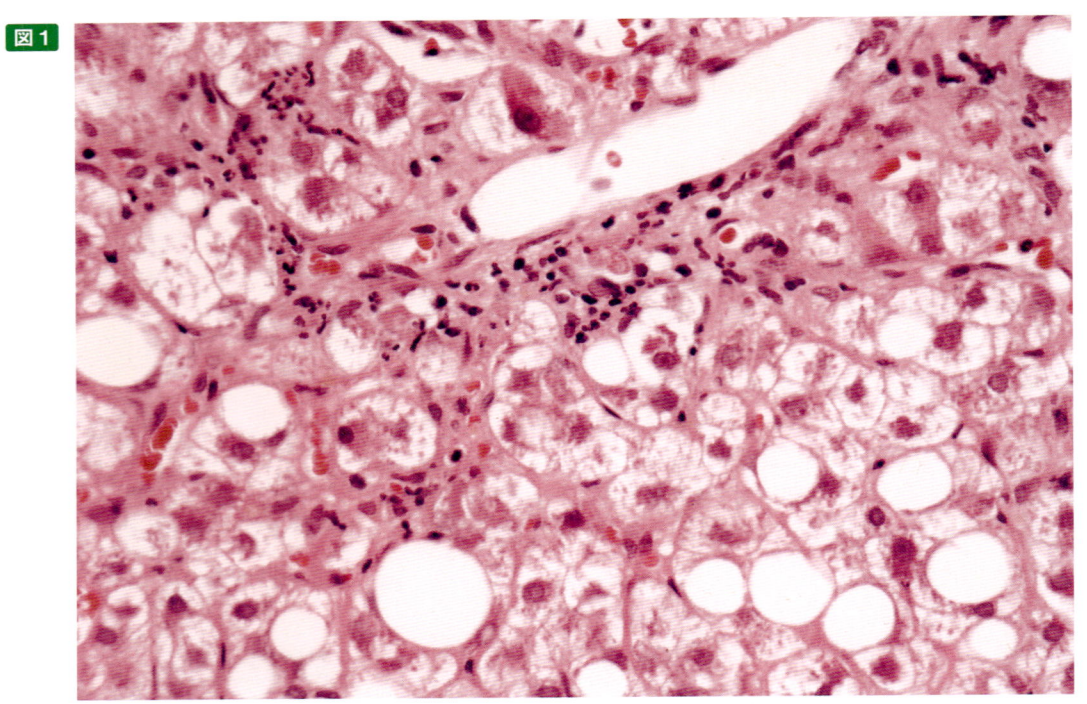

▲図1 脂肪沈着，好中球浸潤がみられる．アルコール性脂肪性肝炎の像である．

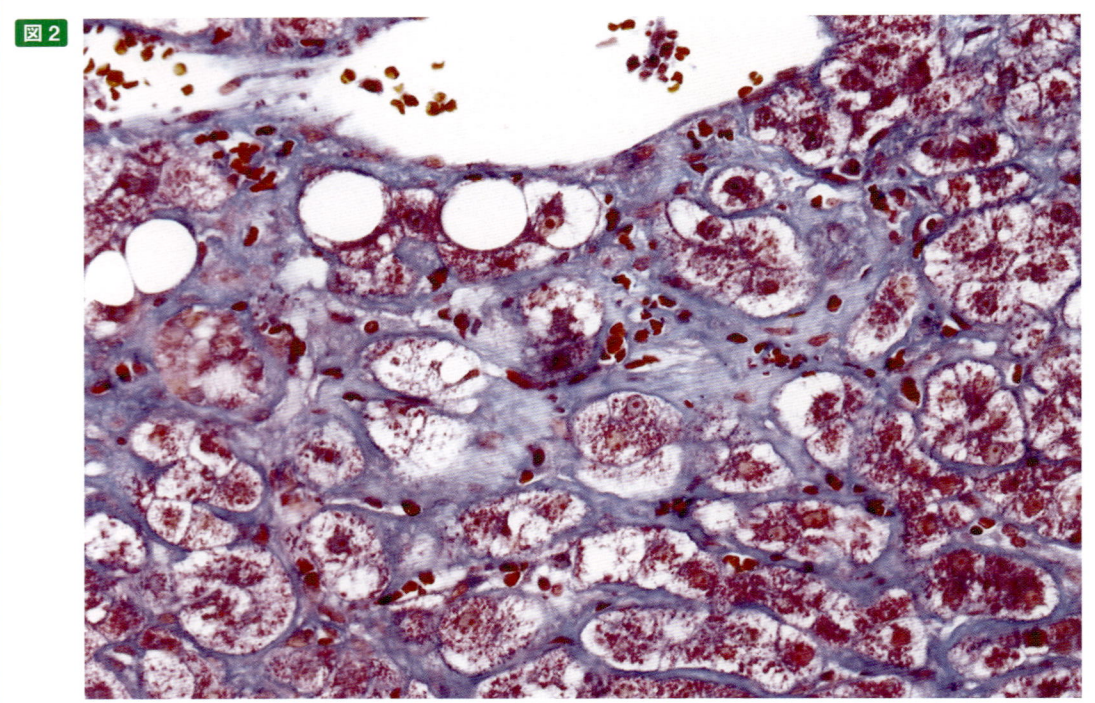

▲図2 Masson trichrome 染色にて，小葉中心部の肝細胞周囲性に，1つ1つの肝細胞を取り囲むように線維化が認められる．Perisinusoidal fibrosis あるいは chicken wire fibrosis[1] とも呼ばれる所見で，病歴を考慮するとアルコール性脂肪性肝炎が示唆される．

疾患 disease

アルコール性脂肪性肝炎・非アルコール性脂肪性肝炎
Alcoholic steatohepatitis (ASH) / nonalcoholic steatohepatitis (NASH)

疾患概念

- アルコール性肝障害（alcoholic liver disease）は，アルコールの過剰摂取によって起こり，大きく①脂肪肝（fatty liver, alcoholic fatty change），②アルコール性肝炎〔alcoholic hepatitis, alcoholic steatohepatitis（アルコール性脂肪性肝炎，ASH）〕，③アルコール性肝線維症（alcoholic fibrosis），④アルコール性肝硬変（alcoholic cirrhosis）に分けられる．

- アルコール性肝障害患者の肝生検では，fatty change（脂肪沈着，脂肪化）が最初に認められ，最も高頻度であるものの可逆性病変で，禁酒により通常数週間から数ヵ月で改善する．多くの場合，macrovesicular fatty change（macrovesicular steatosis）を呈する．慢性に経過すると ASH, fibrosis へと進展し，肝硬変になった場合には，micronodular type の肝硬変となる．

ASH および NASH

- ASH では，fatty change, マロリー小体（Mallory bodies）2, 好中球浸潤が認められる．これらが別個にみられる場合は特異的とは言えないが，3つの所見を同時に認める場合は診断的価値が高い．

- 非アルコール性脂肪性肝炎（nonalcoholic steatohepatitis, NASH）でも同様の組織像がみられることがあるが，原因としてアルコールが除外できるものをいい，肥満，糖尿病，空腸回腸バイパス（jejunoileal bypass），薬剤（tamoxifen, corticosteroids, amiodarone, methotrexate など），小腸切除などが原因として挙げられる．

- ASH と NASH の鑑別にはアルコールの飲酒歴が必須であるが，通常，ASH では好中球とマロリー小体が目立つのに対し，NASH では fatty change が目立ち，マロリー小体はやや少ない．

病理所見

- ASH で認められる線維化は，小葉中心部の肝細胞周囲性（pericellular fibrosis）で（図2），中心静脈周囲の線維化（perivenular fibrosis）を随伴することが多いが，NASH においても認められる．

- ASH が慢性化すると，特に小葉中心部の線維化（centrilobular fibrosis）が目立つようになる．これを特に sclerosing hyaline necrosis と呼ぶことがある．また，perisinusoidal fibrosis は pericellular fibrosis と同義である．Memo 58 に pericellular and perivenular fibrosis をきたす肝疾患を記載したので参考にされたい．

- ASH や NASH では好中球浸潤3を認めるが，肝臓で好中球を認めた場合の鑑別疾患を Memo 59 にまとめたので参考にされたい．

▶1：Memo 74 に chicken wire pattern を呈する疾患を記したので参照されたい．

▶2：マロリー小体
マロリー小体はアルコール硝子体〔alcoholic hyalin（hyaline）〕とも呼ばれ，中間径フィラメントが主要な構成分である．腫大した肝細胞質内に認められる好酸性で不規則な ropelike の形状の封入体で（図3），免疫組織化学では CK 8, CK 20, ubiquitin に陽性を示す．胆汁うっ滞を含む他の病態，例えば原発性胆汁性肝硬変（primary biliary cirrhosis），胆道閉塞（biliary obstruction）などでも認められるが，その場合はマロリー小体の分布が periportal にみられるのに対して，ASH では centrilobular にみられる傾向がある．また，肝細胞癌において認められることもある．

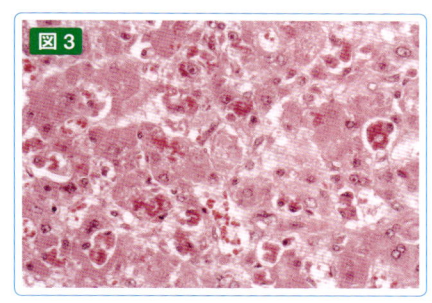

▲図3 肝細胞質内に好酸性で不規則なロープ状の形状物であるマロリー小体が認められる．

▶3：Surgical hepatitis
手術中に行われた肝臓の楔状生検では被膜下に好中球浸潤を認めることがあるが，これは artifact と考えられており，surgical hepatitis と呼ばれている（Memo 59 参照）．

Note Neutrophilic microabscesses
肝移植症例で好中球の集簇巣（neutrophilic microabscesses）を認めた場合にはサイトメガロウイルス（cytomegalovirus）の封入体を探すことが大切である．その理由は，早期のものでは，核内封入体を含む肝細胞に接して，あるいはその周囲に neutrophilic micro abscesses を認めることがあるためである（Memo 59 参照）．

着眼ポイント keypoint

肝細胞を1つ1つ取り囲むような線維化，すなわち pericellular fibrosis の所見をみた場合には，まず第一にアルコール性／非アルコール性脂肪性肝炎を鑑別に挙げるべきである．

111

48 診断クルー ▶ 細胞質空胞
Cytoplasmic vacuoles

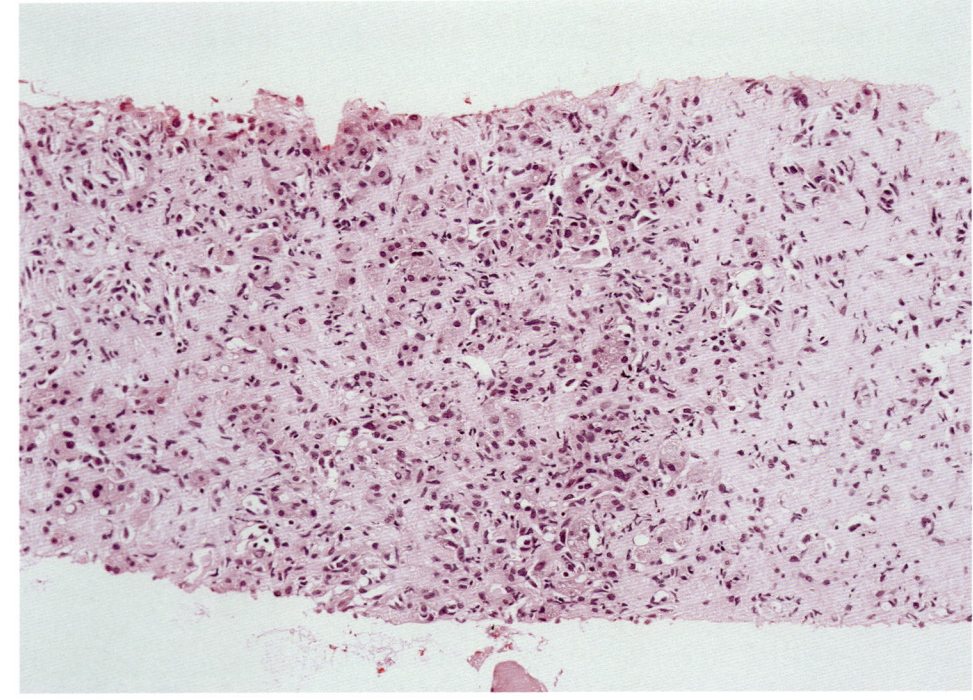

▲図1 肝臓の腫瘤からの生検標本．正常の放射状の肝細胞索はみられず，上皮様の細胞で置換され，一部に空胞様の構造が認められる．

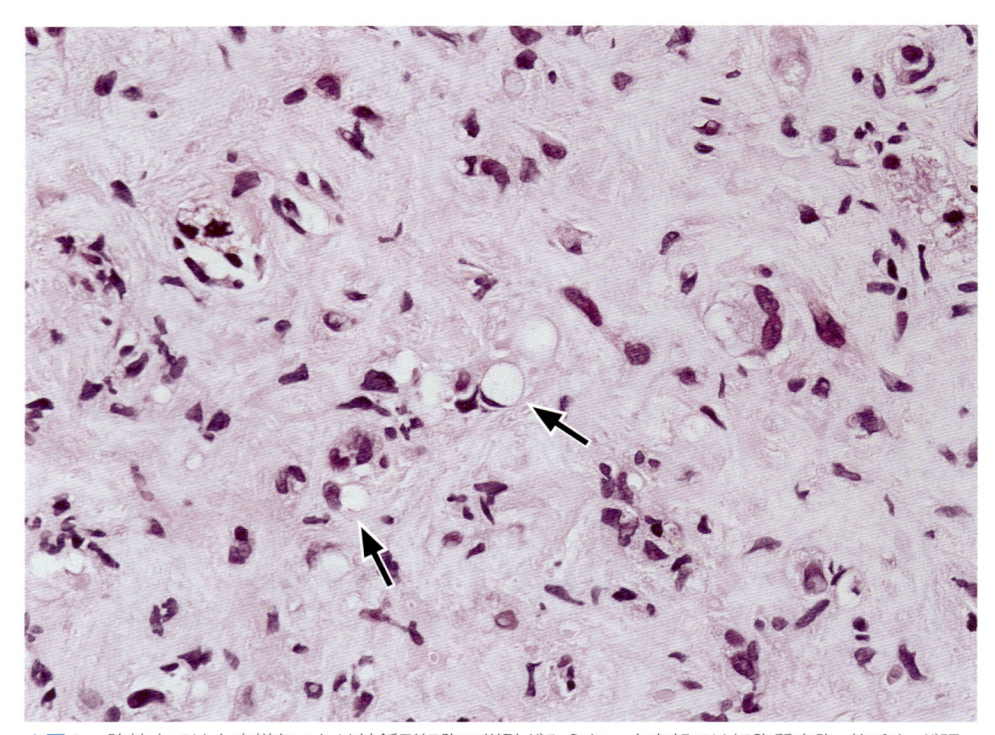

▲図2 強拡大では上皮様ないしは紡錘形細胞の増殖がみられ，中央部では細胞質空胞（矢印）が認められる．

疾患 disease ▶ **類上皮血管内皮腫**
Epithelioid hemangioendothelioma

疾患概念

- 血管内皮由来の低悪性度の腫瘍で，成人の肝臓，軟部組織，肺に好発する．
- 肺に発生する類上皮血管内皮腫₁は，以前は intravascular bronchioloalveolar tumor（IVBAT）と呼ばれていた．
- 肝臓では成人に多く，軟部発生の場合と異なり，やや女性に多い傾向がみられる．

臨床症状（以下，肝臓の類上皮血管内皮腫について記載する）

- 約40％は無症状で，手術時偶然発見される．また，腹痛，黄疸，腹水などの症状がみられることもある．
- 画像的には，初期病変は単発の結節性病変であるが，しばしば多発性となる．文献的には約80％が多発性である．
- 背景に肝疾患がみられない症例が多い．
- 約20％の症例で石灰化が認められる．
- 単発性腫瘤では平均5.6cmで，多発性では0.2～14cmとの報告がある．

病理所見

- 灰白色充実性の腫瘍で，境界は不明瞭である．
- 腫瘍細胞は，索状，小胞巣状などの上皮様細胞（図1），あるいは樹状細胞（dendritic cell）様の形態を示し，比較的豊富な線維性間質を伴う．
- 細胞質空胞（cytoplasmic vacuoles）を認め，印環細胞癌（signet-ring cell carcinoma）との鑑別を要する細胞（blister cell）がみられる（図2）．細胞質空胞は，細胞質内空胞（intracytoplasmic lumina）と呼ばれることもある．また，時に空胞の内腔に赤血球を容れていることがある．
- 上皮様の腫瘍細胞は類洞に浸潤し，肝細胞索の著明な萎縮や破壊がみられる．また，門脈，肝静脈へ浸潤することも多い．
- 核分裂像は認められることが少なく，半数以下の症例でみられるにすぎない．
- 背景には粘液腫様変性や硝子化を示す間質成分がみられる．時に腫瘍中心部で desmoplastic な間質反応がみられる．
- 免疫組織化学では，腫瘍細胞は vimentin，Factor VIII-related antigen，CD31，CD34 に陽性を示す（図4）．なお，上皮マーカーは陰性である．
- 電子顕微鏡で，内皮細胞に特徴的な Weibel-Palade body がみられる．

▶1：肺に発生する類上皮血管内皮腫
- 特異な組織像を示すことから IVBAT と呼ばれたが，現在は類上皮血管内皮腫と呼ばれている．肺病変と同時に他臓器にも病変がみられることがある．
- 40歳以下の女性に多く，胸部X線では両側肺に多数の結節性陰影として認められる．
- 組織学的には肺胞腔や血管腔を埋めるように発育し，結節辺縁部では細胞成分に富み，中心部では硝子化あるいは軟骨基質様の組織がみられる（図3）．

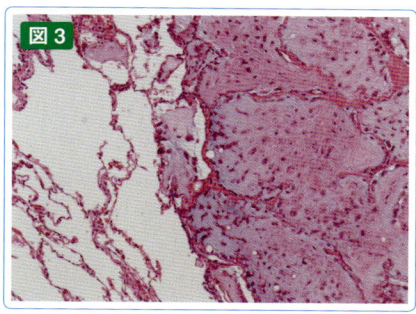

▲図3 肺の類上皮性血管内皮腫．肺胞腔を埋めるような発育がみられ，軟骨基質様の結節が認められる．また，細胞質空胞も認められる．かつてIVBAT と呼ばれた病変である．

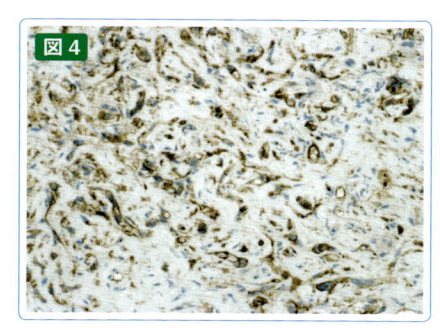

▲図4 類上皮血管内皮腫．免疫組織化学では，腫瘍細胞は CD31 に陽性である．

Note 治療・予後
- 現状では標準的で効果的な治療法はない．
- 通常，低悪性度の腫瘍で，発育は緩徐ではあるが，化学療法には反応せず，致死的となることがある．
- 遠隔転移の主な部位としては，肺，腸間膜，リンパ節などが挙げられる．

着眼ポイント keypoint　肝臓の腫瘤で上皮様の形態を示し，細胞質空胞がみられる場合は，類上皮血管内皮腫の可能性がある．免疫組織化学的な検討（CD31 や CD34 などの内皮細胞マーカー）が推奨される．

49 診断クルー ▶ 移植肝における静脈内皮下リンパ球浸潤に伴う内皮細胞の内腔側への挙上（静脈の血管内皮炎）
Tenting of venular endothelium (endotheliitis) in transplant liver

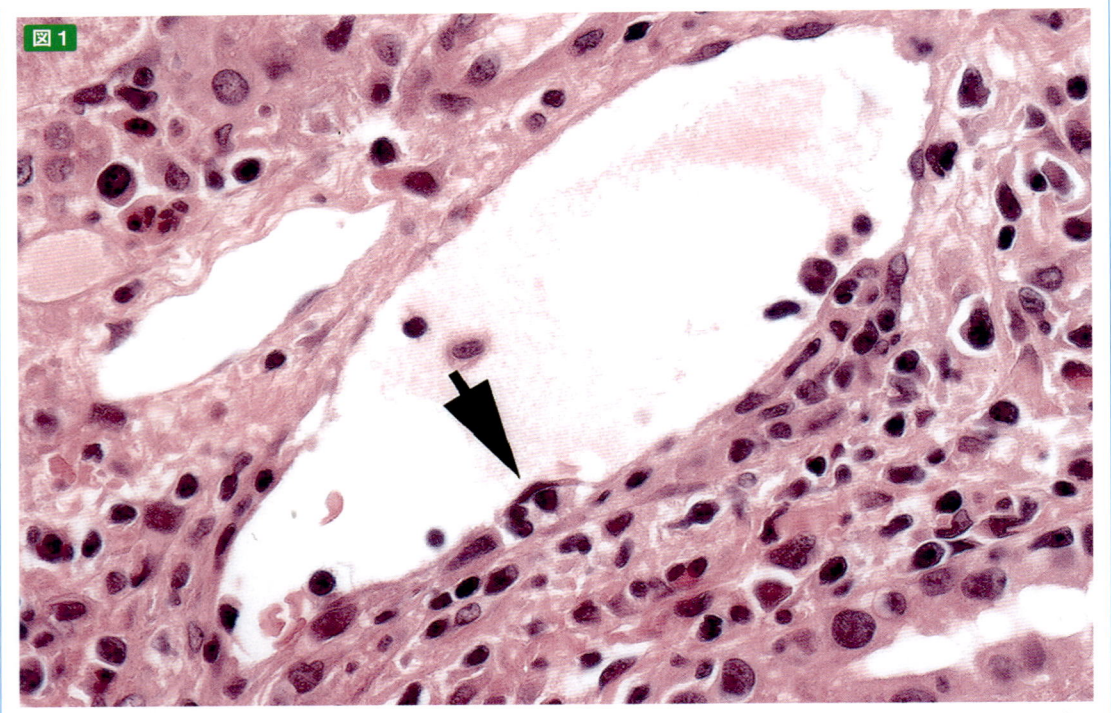

▲図1 静脈の血管内皮下にリンパ球が浸潤し，内皮細胞を持ち上げる像（矢印）がみられる．内皮炎の像で，急性拒絶反応が示唆される．

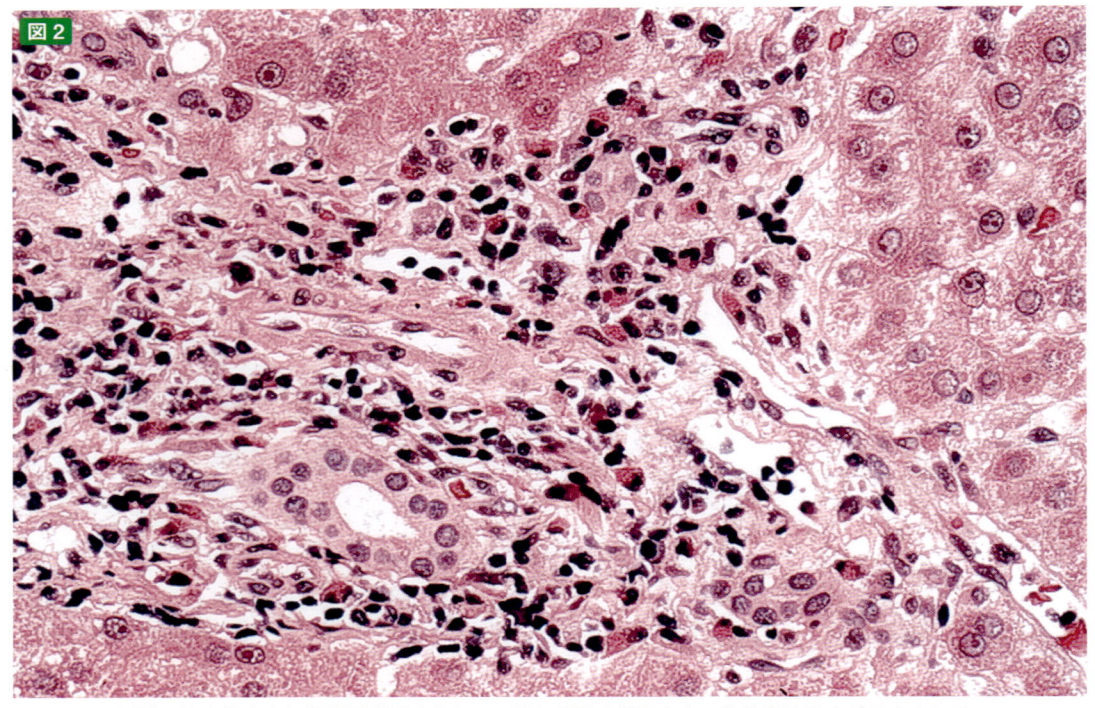

▲図2 門脈域に混合性炎症細胞浸潤が認められる．特に好酸球が目立ち，急性拒絶反応が示唆される．

疾患 disease ▶ **急性拒絶反応**
Acute cellular rejection

疾患概念

- 肝移植における拒絶反応には，①液性拒絶反応（humoral rejection），②急性拒絶反応（acute cellular rejection, ACR[1]），③慢性拒絶反応（chronic rejection, CR[1]）の3つがあるが，このうち，ACRはドナー臓器の組織適合抗原に対するレシピエントの可逆性の細胞性免疫反応である．

- 晩期に発生するACRや治療に抵抗するACR，さらに1〜2ヵ月後に発生するCRもある．また，early CRという概念も提唱されており，CRのなかには可逆性のものも存在すると言われている．稀にACRとCRの両者が同時にみられる場合もある．

病理所見

- 図1は生体部分肝移植16日後に急性拒絶反応が疑われたため施行された肝生検の組織像である．門脈域では門脈の内皮下にリンパ球浸潤がみられ，内皮細胞を持ち上げる像，すなわち血管内皮炎（endotheliitis）の像がみられ，急性拒絶反応[2]と診断できる．

- 急性拒絶反応の組織所見としては，①門脈域の混合性炎症細胞浸潤（mixed portal inflammation），②胆管の炎症・傷害（lymphocyte-mediated bile duct damage），③静脈の血管内皮炎が挙げられ，この3つはdiagnostic triadとされ，これらの所見を総合的に判断して拒絶反応の有無を判断する．このうち血管内皮炎は他の炎症などではみられない所見で，急性拒絶反応に特異的な所見[3]である．

- Diagnostic triadの1つ目の"門脈域の混合性炎症細胞浸潤"とは図2に示すごとく，リンパ球，好酸球，好中球などを混じた炎症細胞浸潤が門脈域に認められる所見で，特に好酸球の存在に注目すべきである．移植後60日ぐらいまでであれば，好酸球はACR以外ではほとんどみられず，その存在は診断価値が高い．

- 2つ目の"胆管の炎症・傷害"としては，門脈域の胆管上皮間や胆管周囲への炎症細胞浸潤，胆管上皮における核・細胞質比（N/C比）の増加，核の大小不同，核の配列・極性の乱れ，上皮細胞の空胞化，細胞質の好酸化，胆管内腔の破壊などが挙げられる（図3）．なお，胆管傷害自体は種々の肝疾患でも認められ，ACRのtriadの1つではあるものの，必ずしも特異的な所見とは言えない．

- Triadの3つ目の"静脈の血管内皮炎"は門脈ないしは中心静脈，もしくはその両者に認められるが，他の炎症性疾患では起こらず，ACRに特異的な所見で，その確定診断にとって最も重要な所見である．

- 移植肝の生検診断では臨床医と密に連絡を取り合い，臨床所見も十分に考慮して総合的に診断することが大切である．

▶1：Acuteとchronic
- 病理総論では"acute"はearly，"chronic"はlateと病気の発生時期を意味するが，拒絶反応では"acute"，"chronic"は病気のメカニズムや治療に対する反応を意味する．
- ACRは，通常早期（移植後5〜30日に好発）に起こり，治療に反応するもので，CRは，移植後数ヵ月を経て認められる不可逆的な病変である．

Word 血管内皮炎はendothelialitisとも呼称されるが，本稿ではendotheliitisを用いる．

▶2：急性拒絶反応のBanff基準をMemo 60に記したので参考にされたい．

Note 門脈域の好酸球浸潤（鑑別診断）
肝移植症例において門脈域に好酸球を認めた場合にはACRを疑って検索を進めるべきであるが，Memo 61に示すように他疾患でも門脈域に好酸球が認められるので，好酸球の存在のみでACRと診断すべきではない．あくまで，リンパ球を主体とした混合性炎症細胞浸潤が存在することが必要条件である．また，症例によっては，種々の薬剤が投与されている場合や胆管閉塞がみられる症例，さらに原発性胆汁性肝硬変（primary biliary cirrhosis）の再発が疑われる症例など，いくつかの要因が重なる症例も存在するので臨床所見を加味して総合的に判断することが必要である．

▶3：急性拒絶反応が強い場合には，炎症が高度になり門脈域は拡大し，周辺の肝実質に炎症が及ぶようになる．

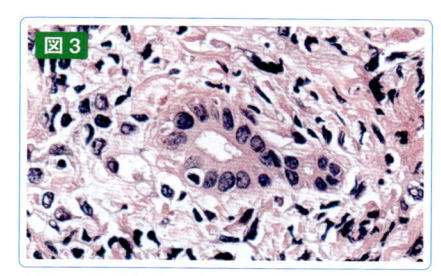

▲図3 急性拒絶反応（胆管の炎症・傷害）．胆管上皮では核の大小不同や配列の乱れがみられ，胆管上皮間にリンパ球浸潤も認められる．

着眼ポイント keypoint
移植肝における肝生検で，門脈内皮下にリンパ球浸潤がみられ，内皮細胞を持ち上げる像，すなわち血管内皮炎が認められた場合は，急性拒絶反応と診断可能である．

50 診断クルー diagnostic clue ▶ 苺（イチゴ）胆囊
Strawberry gallbladder

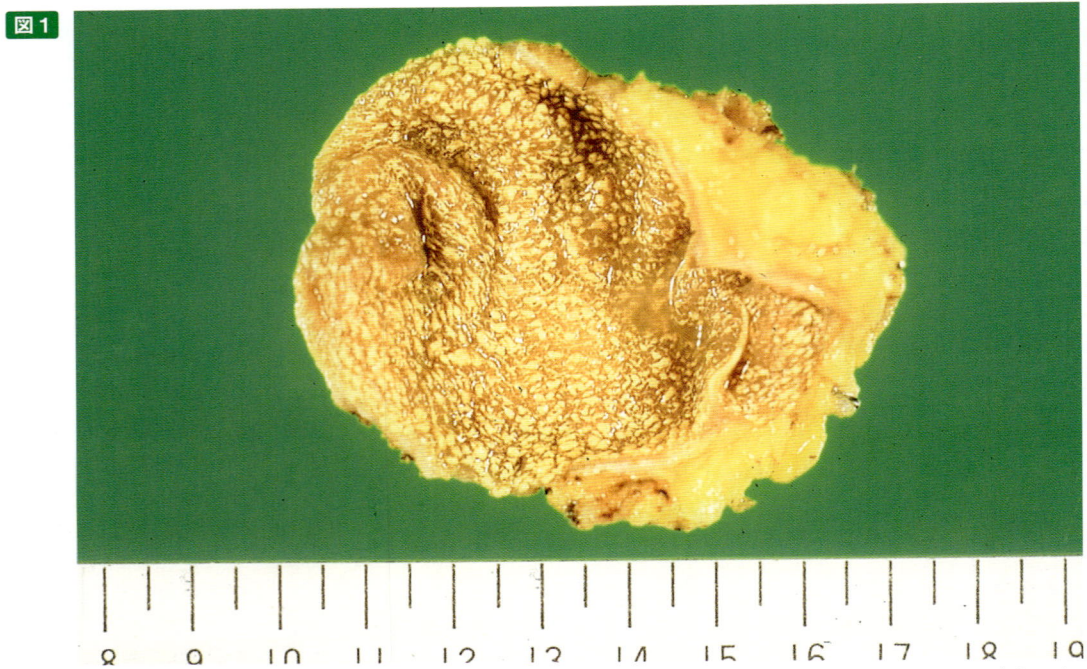

▲図1 胆囊の切除標本で，肉眼的にはいわゆる strawberry gallbladder の所見を呈している．固定後であるため粘膜面は褐色調を呈しているが，未固定の状態では粘膜は発赤し，黄色調の点状の粘膜変化と相まって苺様の概観を呈していた．

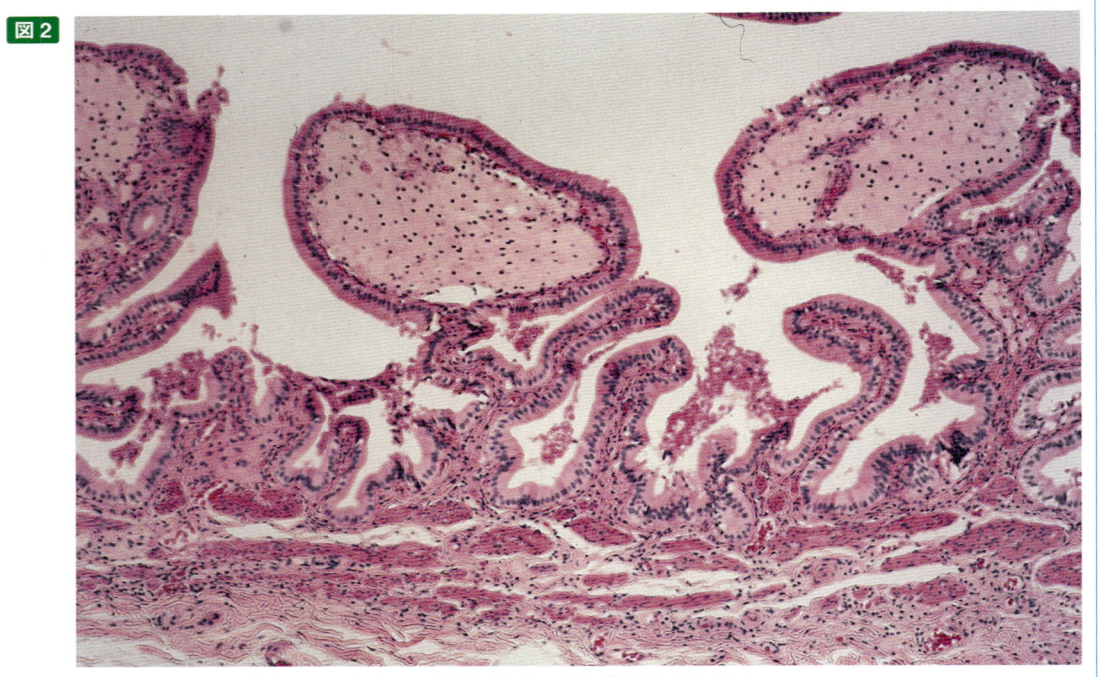

▲図2 図1の組織像で，上皮直下に泡沫組織球の集簇が巣状に認められる．

疾患 disease

胆嚢コレステローシス
Cholesterosis of the gallbladder

疾患概念

- Strawberry gallbladder とは，びまん性の胆嚢コレステローシス（cholesterosis）の粘膜が発赤していると，黄色調の粘膜変化が際立って苺の種のようにみえることから付けられた名称である（図1）．
- コレステローシスとは，コレステロールエステル・トリグリセリドなどの中性脂肪を貪食した組織球が粘膜固有層に蓄積した状態をいい，胆嚢摘出材料の約20％にみられる．
- 各年齢層にみられるが40〜50歳代の成人，特に多産婦に多いとされ，cholesterolosis は同義語である．

病理所見

- 肉眼的には，網目状の粘膜像の中に点状〜索状の1mm径以下の黄色調の粘膜変化が多数みられる granular type と，組織球の集簇が高度で数mm径の隆起性病変を形成する cholesterol polyp がある．
- 胆嚢の良性ポリープの肉眼的鑑別を Memo 62 に記したので参考にされたい．
- Granular type は，びまん性あるいは限局性にみられ，cholesterol polyp との混合型もある．びまん性の type はコレステローシスの約80％を占め，前述の理由から，strawberry gallbladder〔苺（イチゴ）胆嚢〕と呼ばれる．限局性の type は主に胆嚢頸部や体部にみられる．
- 粘稠な胆汁に，脂質を貪食した組織球の集塊（lipidic corpuscles, 脂質小体）が浮かんでいることもある．コレステロール系結石との合併も多いが，慢性炎症の強い場合を除いて，壁の厚さは通常正常である．
- 組織学的には，一般に炎症所見は軽度で，泡沫組織球の集簇が粘膜上皮直下から粘膜固有層にかけてみられる（図2）．
- 上皮の絨毛状過形成を伴うことが多く，組織球の集簇自体は通常，他の炎症性細胞浸潤や巨細胞の出現を伴わず，筋層に及ぶことは稀とされている．

Note 陶器様胆嚢（porcelain gallbladder）

- 厚く硬化した胆嚢を言い，長期にわたる慢性胆嚢炎に合併して生じた異栄養性石灰化が本態で，その頻度は胆嚢摘出術症例の1％以下である．
- 腹部単純X線写真で薄い，曲線状の石灰化として認められるので陶器様胆嚢と呼ばれる．50歳代の成人に多く，男女比は約1：5と女性に多い．
- 肉眼的には，胆嚢は全体に縮小し，色を失い，卵の殻のような概観・触感を呈する（図3）．
- 組織学的には，石灰化が筋層に広い帯状にみられる complete type と，石灰化巣が粘膜に散在する incomplete/focal type（図4）とがある．かつては陶器様胆嚢に高率に癌が合併するとされたが，最近の多数例解析の結果では，従来考えられてきたほど癌のリスクは高くない．

図3

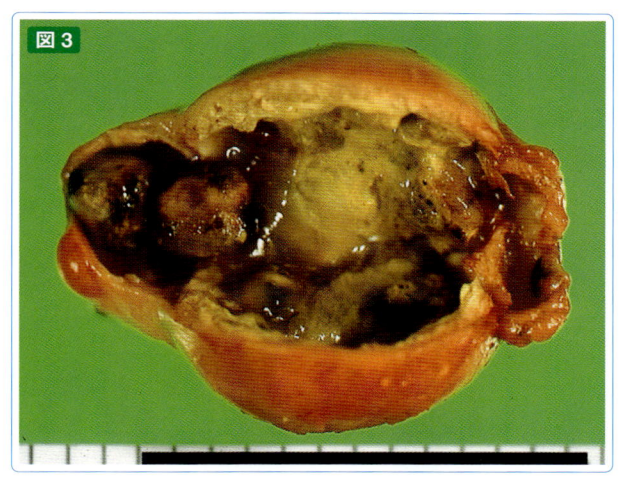

▲図3 陶器様胆嚢．胆嚢壁は肥厚し，粘膜面は白色調を呈する．結石も2個認められる．

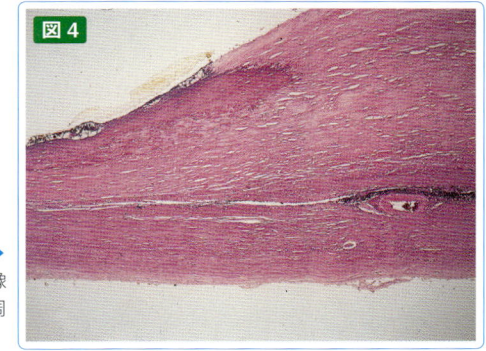

図4

図4 ▶
陶器様胆嚢の組織像．著明な線維性硬化像の中に斑状の石灰化が認められる．血管周囲には慢性の炎症細胞浸潤を伴っている．

着眼ポイント keypoint　胆嚢コレステローシスでは，黄色調の点状の粘膜変化が際立ち，特に未固定の状態では粘液が発赤し，苺のようにみえることから strawberry gallbladder と呼ばれる．

51 診断クルー diagnostic clue ▶ 膵臓における中心性星芒状瘢痕を伴う蜂巣状の割面像
Honeycombed cut surface with central stellate scar in the pancreas

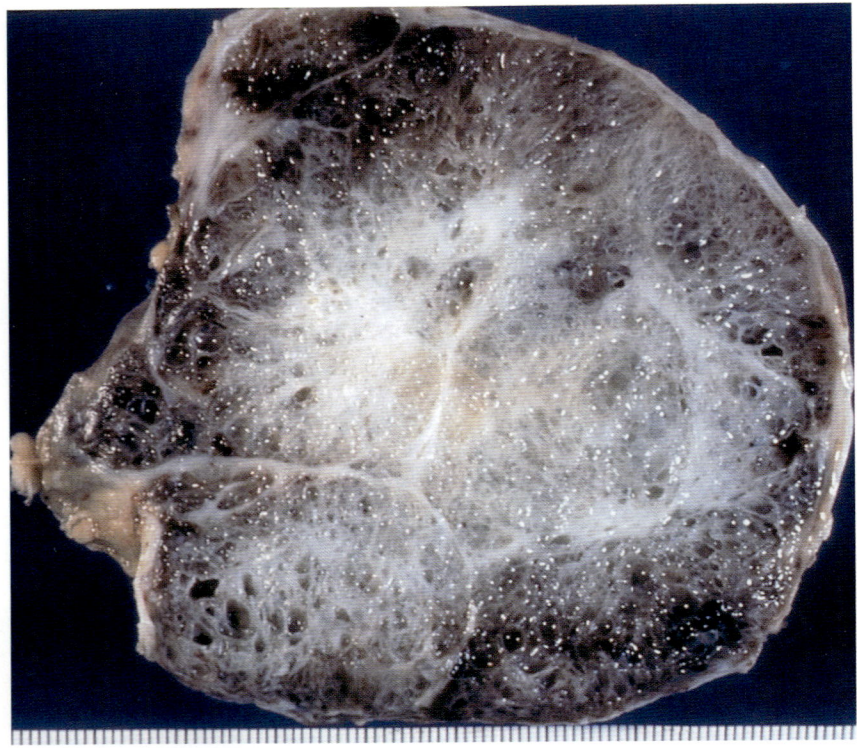

▲図1　膵腫瘍の割面像であるが，多数の小嚢胞がみられ，中心部に線維化が認められる．

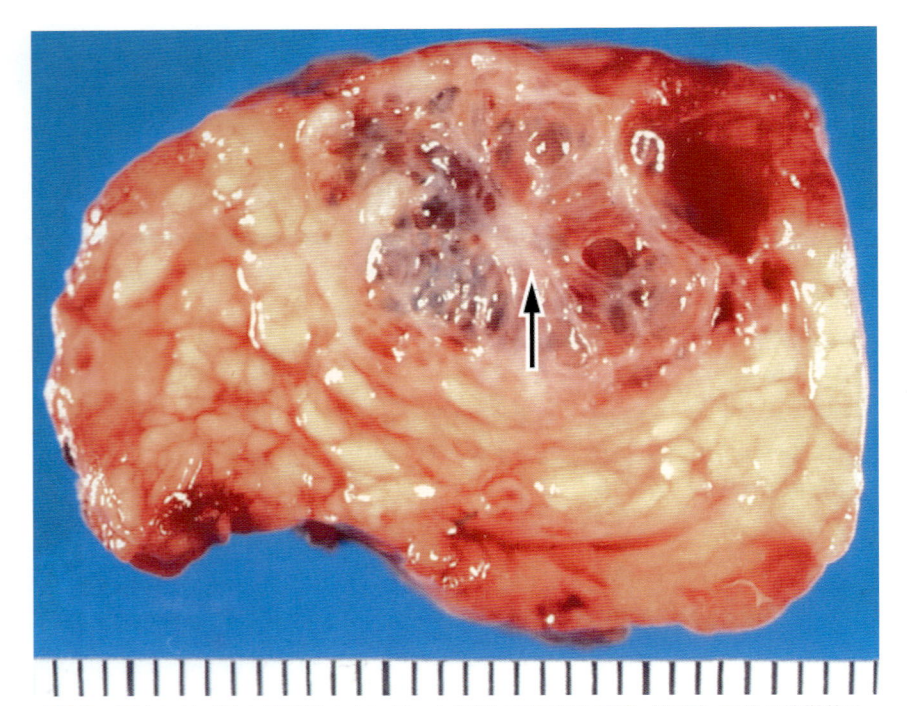

▲図2　図1に比べると病変は小さいが，中心部に星芒状の瘢痕（矢印）を伴う蜂巣状の構造がみられる．

疾患 disease

膵臓の漿液性腺腫
Serous adenoma of the pancreas

疾患概念
- 膵臓の漿液性腫瘍（serous neoplasm）は膵外分泌腫瘍に属するが，その大部分は良性の漿液性腺腫（serous adenoma）であり，悪性である漿液性嚢胞腺癌（serous cystadenocarcinoma）はきわめて稀である．

漿液性腺腫（serous adenoma, serous cystadenoma）
- 従来 serous microcystic adenoma と呼ばれていたもので，いわゆる漿液性嚢胞腺腫を意味する．図1, 2 に示すように多数の小嚢胞の形成とともに中心部に星芒状を呈する線維化ないしは瘢痕（central stellate scar, central fibrous scar）が認められる．
- 境界明瞭な腫瘍で，腫瘍径が 5 cm を超えるものでは中心部に石灰化を認めることがある．中年女性に多く（70％），膵体尾部に発生するものが約 2/3 を占める．
- 組織学的には弱拡大での大小さまざまな嚢胞の形成からなる sponge-like pattern（図3）と淡明な細胞質（clear cytoplasm）（図4）が，術中迅速診断時の診断クルーになる．小嚢胞内面を覆う上皮は1層の立方状ないしは扁平な細胞からなり（図5），淡明な細胞質にはグリコーゲンが豊富で，ジアスターゼ消化性の PAS 反応が陽性である．部分的に小乳頭状の形態を示す場合もある（図4）が，核異型や核分裂像は認められない．
- 病変自体は周囲の膵組織とは線維性組織で明瞭に境界され，線維性間質では小血管（capillary network）を認めることが多い．
- 予後および治療に関しては，良性で予後良好であることから，診断がつき，症状がなければ，通常は切除の必要はない．

Macrocystic serous cystadenoma
- これまで serous oligocystic and ill-demarcated serous adenoma と分類されてきたものに相当する．漿液性腺腫に比べるとその頻度ははるかに低い．
- 通常，60歳以上にみられるが，小児例も報告されている．男女差は認められない．膵頭部ないしは体部に好発し，病変の境界はしばしば不明瞭である．
- 割面では直径 1〜2 cm の数個の嚢胞からなり，その内容液は水様透明である．中心部の星芒状の瘢痕や石灰化は認められない．それ以外の組織学的特徴は漿液性腺腫と同じである．

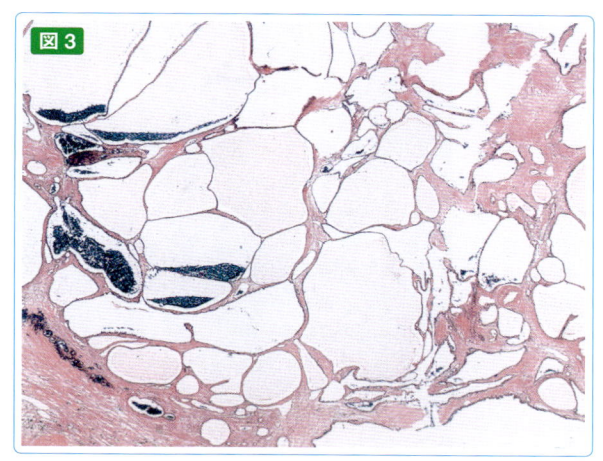

▲図3 漿液性腺腫．肉眼所見を反映して，大小さまざまな嚢胞の形成からなる sponge-like pattern が認められる（弱拡大）．

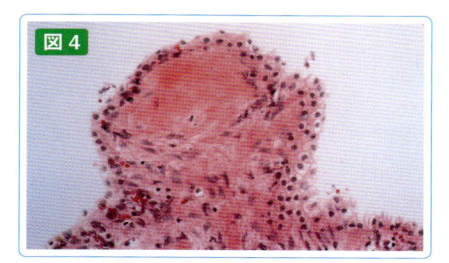

▲図4 漿液性腺腫．嚢胞壁を構成する上皮は1層の立方上皮からなり，その細胞質は淡明である．また，この部分では小乳頭状を呈している（強拡大）．

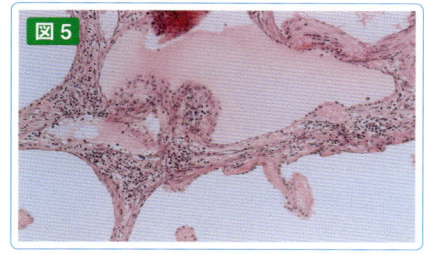

▲図5 漿液性腺腫．小嚢胞内腔を覆う上皮は1層の立方状ないしは扁平な細胞からなる（中拡大）．

➡ 漿液性腫瘍（serous neoplasm）の名称の変遷を memo 63 に記したので参考にされたい．

着眼ポイント keypoint ｜ 膵腫瘍の割面像にて中心部に星芒状の線維化・瘢痕を伴う蜂巣状の構造がみられた場合，漿液性腺腫が示唆される．

52 診断クルー diagnostic clue ▶ 卵巣様間質
Ovarian-type stroma

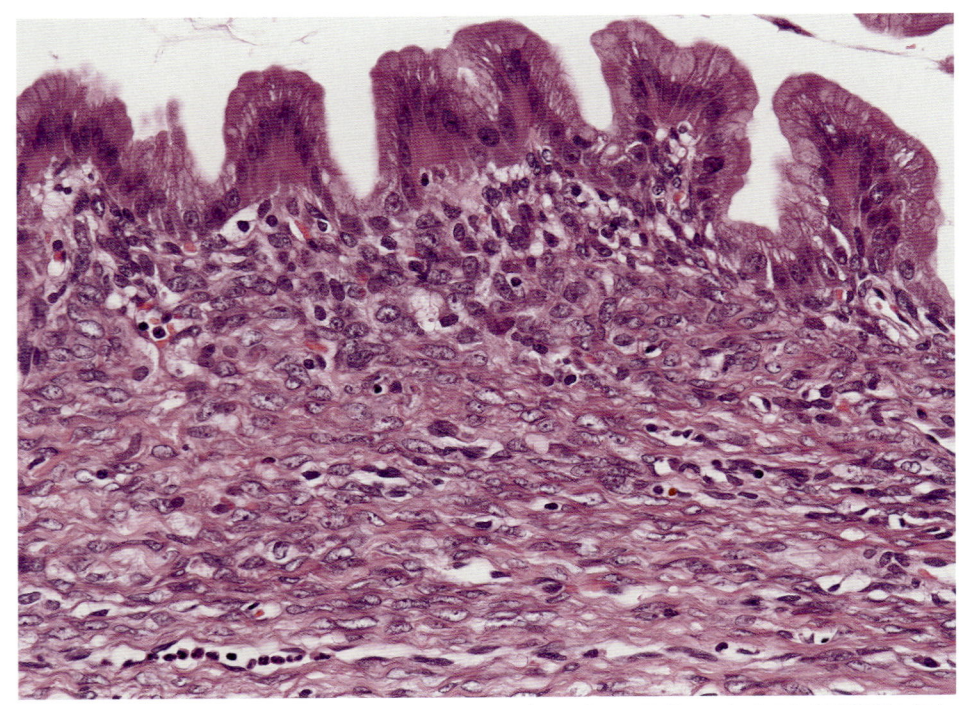

▲図1 1層の高円柱上皮で被覆された囊胞壁であるが，上皮下の間質はいわゆる卵巣様間質を呈している．

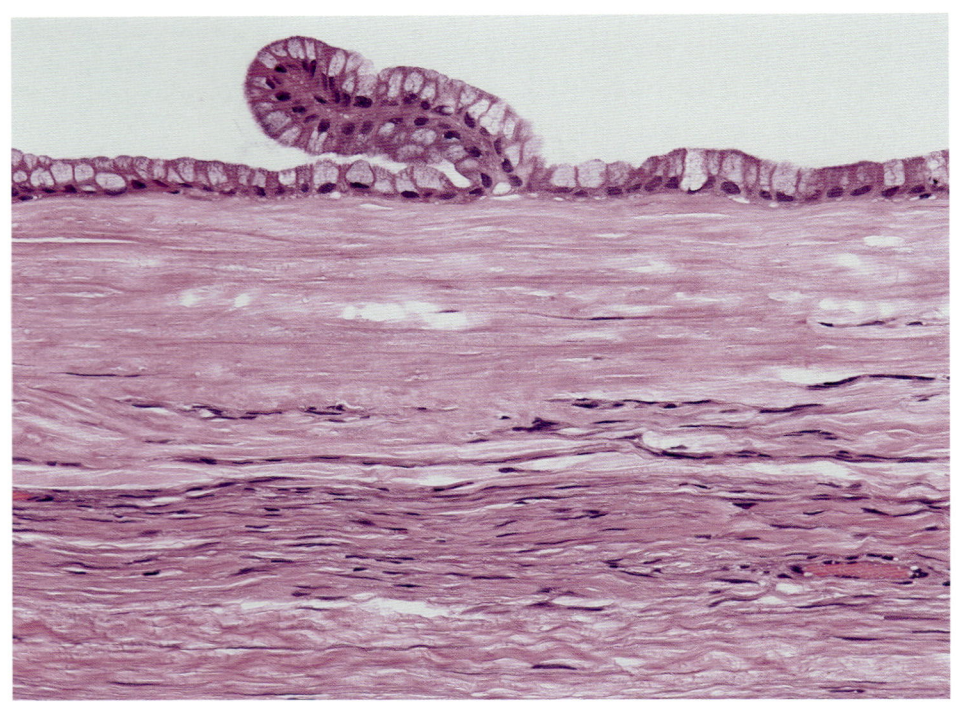

▲図2 症例によっては卵巣様間質が目立たず，むしろ硝子様の間質が目立つ場合がある．

疾患 disease
膵臓の粘液性嚢胞腫瘍
Mucinous cystic neoplasm of the pancreas

疾患概念
- 膵臓の粘液性嚢胞腫瘍（mucinous cystic neoplasms，MCN）[1]では，卵巣様間質（ovarian-type stroma，図1）を認めるという記載がなされて以来，それまで若干の混乱があった粘液性嚢胞腫瘍と膵管内乳頭粘液性腫瘍（intraductal papillary mucinous neoplasms，IPMN）[2]との差異が明確になった．この ovarian-type stroma は間質が卵巣様であることから命名されたもので，膵臓のMCNの診断には欠かせない所見である．
- 症例によっては間質に硝子様変化が目立つ症例もあり（図2），多数切片を作製して初めて典型的な卵巣様間質を見つけることができる症例もあることを知っておく必要がある．
- MCNの肉眼所見では，通常厚い線維性被膜を有する巨大球形の多房性腫瘍で，種々の大きさの嚢胞構造を認める．

卵巣様間質
- 組織学的には円形ないしは卵円形の核を有する紡錘形細胞と毛細血管から成る間質である（図1）．この間質細胞は vimentin，smooth muscle actin，muscle specific actin，α-inhibin が陽性で，estrogen receptor や progesterone receptor も多くの症例で陽性である．
- 卵巣様間質は luteinization（黄体化）を示すことがあり，また卵巣門細胞（ovarian hilar cell）に類似した細胞を混ずることがある．膵臓以外では，肝臓でみられるMCNでも認められる．肝臓のMCNは，従来 hepatobiliary cystadenoma / cystadenocarcinoma あるいは biliary cystadenoma / cystadenocarcinoma と呼ばれた疾患である．
- 膵臓のMCNは中年女性に多く，好発部位が膵尾部ないしは体部であるのに対し，IPMNは中高年男性の膵頭部に好発し，卵巣様間質の有無は両者の鑑別において重要である（Memo 64 参照）．

MCNの分類の変遷（図3）
- MCN with low-grade dysplasia では核異型は軽度（minimal to mild）で基底側に位置し，すべてが良性の上皮からなる．
- MCN with intermediate-grade dysplasia では核が密になり，細胞の偽重層化（cellular pseudostratification），核の大小不同，核分裂像（mild to moderate architectural and cytological atypia）がみられ，papillary projection，crypt-like invagination が認められる．
- また，MCN with high-grade dysplasia では，核異型が顕著となり（significant architectural and cytological atypia），irregular branching and budding，核の極性の消失を伴う nuclear stratification が認められる．

▶1：粘液性嚢胞腫瘍
- MCNでは，症例によって上皮が部分的に剥離していることがあり，そのような場合には仮性嚢胞（pseudocyst）などと鑑別を要し，多数切片を作製して検索する必要があるとともに，卵巣間質を探すことも大切である．
- MCNにおける上皮の核異型に関しては，しばしば同一嚢胞内でもバリエーションがみられる．

Word Ovarian-type stroma
WHO（2010）では ovarian-type subepithelial stroma の名称が用いられている．また，教科書によっては ovarian-like stroma という用語を使用しているものもある．

▶2：IPMNの亜型とその病理学的特徴を Memo 65, 66 に記したので参考にされたい．

- 良性 mucinous cystadenoma
- 悪性 mucinous cystadenocarcinoma

WHO2000
- mucinous cystadenoma
- mucinous cystic neoplasm of borderline malignant potential
- mucinous cystadenocarcinoma (invasive or non-invasive)

WHO2010
- MCN with low-grade dysplasia
- MCN with intermediate-grade dysplasia
- MCN with high-grade dysplasia
- MCN with an associated invasive carcinoma

▲図3　MCNの分類の変遷

着眼ポイント keypoint
膵臓の嚢胞性腫瘍において，組織学的に卵巣様間質が認められる場合は粘液性嚢胞腫瘍と診断可能である．

53 診断クルー diagnostic clue ▶ 好酸性で顆粒状の細胞質内に，同心円状の封入体を有する組織球の集簇
Accumulation of von Hansemann histiocytes containing intracytoplasmic inclusion（Michaelis-Gutmann bodies）

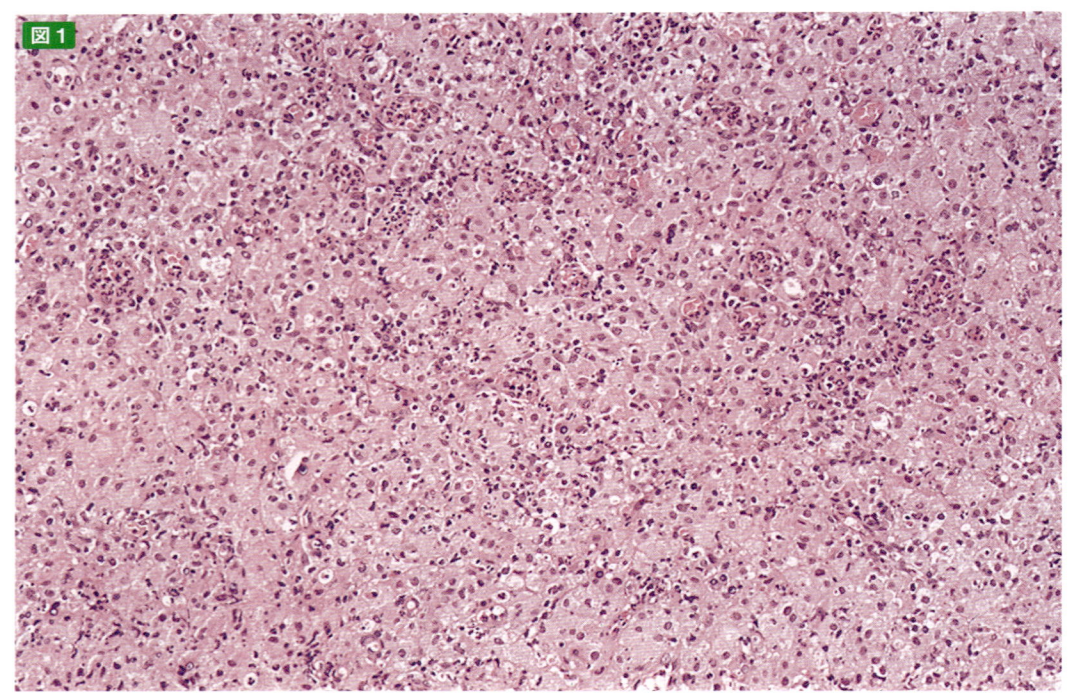

▲図1 膀胱鏡で黄白色の斑状病変が認められ，膀胱腫瘍が疑われたため生検が行われた．患者は中年女性で，その生検組織像（弱拡大）を示す．好酸性の細胞質を有する組織球の集簇がみられ，炎症細胞浸潤を伴っている．

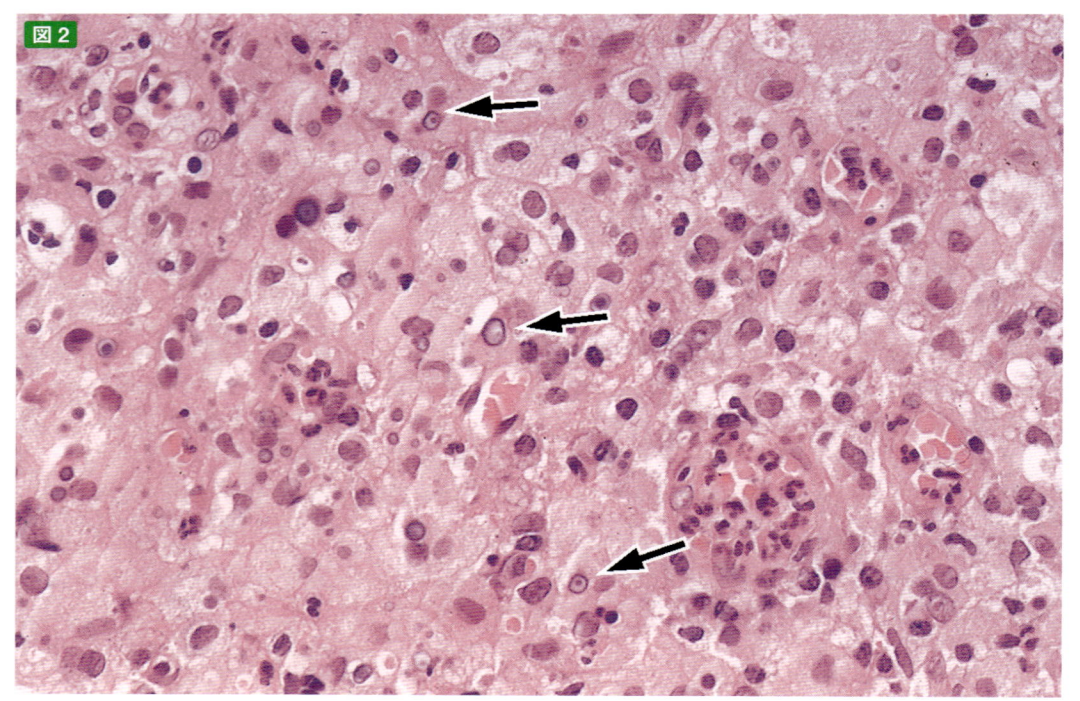

▲図2 強拡大では，組織球の細胞質は好酸性，顆粒状で，その細胞質内に小型円形で，ちょうど標的を想起させるような同心円状構造を示す Michaelis-Gutmann bodies が認められる（矢印）．

疾患 ▶ マラコプラキア
Malakoplakia

疾患概念

- マラコプラキア（malakoplakia）[1]は，主として中年女性の膀胱にみられ，粘膜の黄白色の斑状隆起性病変として認められる．
- 病変の成因は不明であるが，多くは大腸菌などのグラム陰性桿菌感染症に対する反応性の病変と考えられる．
- 患者の多くは血尿など尿路感染症に類似した臨床症状を呈する．黄色ないしは淡褐色の結節性病変として認められ，好発部位は膀胱であるが，腎盂，尿管，尿道，前立腺等においても認められる．

病理所見

- 大きさが2cm以上になることは稀で，通常多発性である．
- 組織学的には尿路上皮直下の粘膜固有層の表層部に組織球の集簇がみられる．弱拡大（図1）では好酸性の細胞質を示す組織球の集簇巣が認められ，強拡大ではこれらの組織球の細胞質は顆粒状である（図3）．この組織球は報告者の名にちなんでvon Hansemann histiocytesと呼称される．
- これらの組織球の細胞質には，マラコプラキアの診断には必須とされるMichaelis-Gutmann bodiesと呼ばれる封入体（石灰化小体，inclusion）が認められる．大きさは5～8μmで，標的を想起させるような（target-like）同心円状の層状構造を示す（図2）．
- Michaelis-Gutmann bodiesはHE染色でも認識可能ではあるが，PAS反応[2]で陽性である（図4）．また，カルシウムや鉄塩を含むためvon Kossa染色（図5）やベルリンブルー染色で同心円状の層状構造物として明瞭に認識できる．
- 病変が比較的早期のものや晩期の病変ではごく少数しかMichaelis-Gutmann bodiesが認められないことがある．

鑑別疾患

- 鑑別疾患には，黄色肉芽腫性膀胱炎（xanthogranulomatous cystitis）やMycobacterium avium-intracellulare infectionがある．前者ではコレステリン裂隙（cholesterol cleft）や多核巨細胞等がみられるが，石灰化小体は認められない．後者は主としてAIDS患者でみられ，多数の組織球が認められ，典型例ではPAS反応およびZiehl-Neelsen染色の両者が強陽性となる．

着眼ポイント keypoint

好酸性の細胞質を示す組織球の集簇巣が認められた場合には，ちょうど標的を想起させるような同心円状の構造を示すMichaelis-Gutmann bodiesと呼ばれる小型の円形ないしは楕円形の封入体を探すことが大切である．Michaelis-Gutmann bodiesは，マラコプラキアと診断を下すには必須の組織所見である．

▶1：マラコプラキア
- 1902年にMichaelisとGutmannによって最初に発見され，翌年von Hansemannによりギリシャ語のmalakos（＝soft）とplakos（＝plaque）からなる名称としてmalakoplakiaと命名された．
- 臨床的に結節ないしは斑状の病変を形成するため癌と紛らわしいことがある．本例のようにマラコプラキアが生検組織でとられてくることは比較的稀と言えるが，この病変は認識していないと見落とされる可能性が高く，病理医が熟知しておくべき病変と言える．

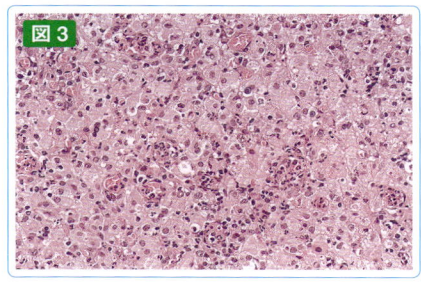

▲図3 強拡大では組織球の細胞質は顆粒状で，これらの組織球はvon Hansemann histiocytesと呼称される．本例では好中球の浸潤が目立つ．

▶2：PAS反応では組織球も陽性となるため，von Kossa染色の方が容易にMichaelis-Gutmann bodiesを認識できると思われる．

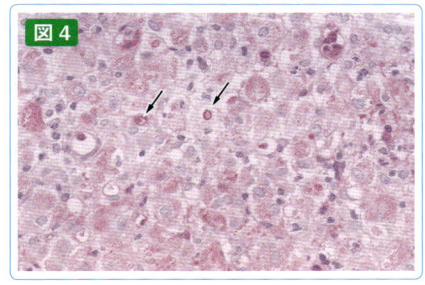

▲図4 PAS反応にてMichaelis-Gutmann bodiesは陽性所見を呈している（矢印）．

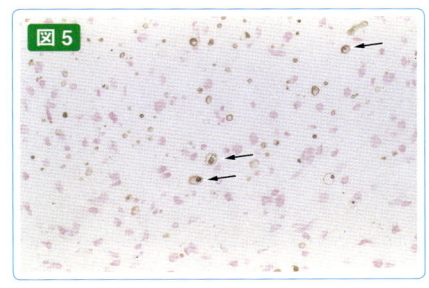

▲図5 von Kossa染色ではMichaelis-Gutmann bodiesは明瞭となり，認識が容易である（矢印）．

54 診断クルー いわゆる剥離性膀胱炎
So-called denuding cystitis

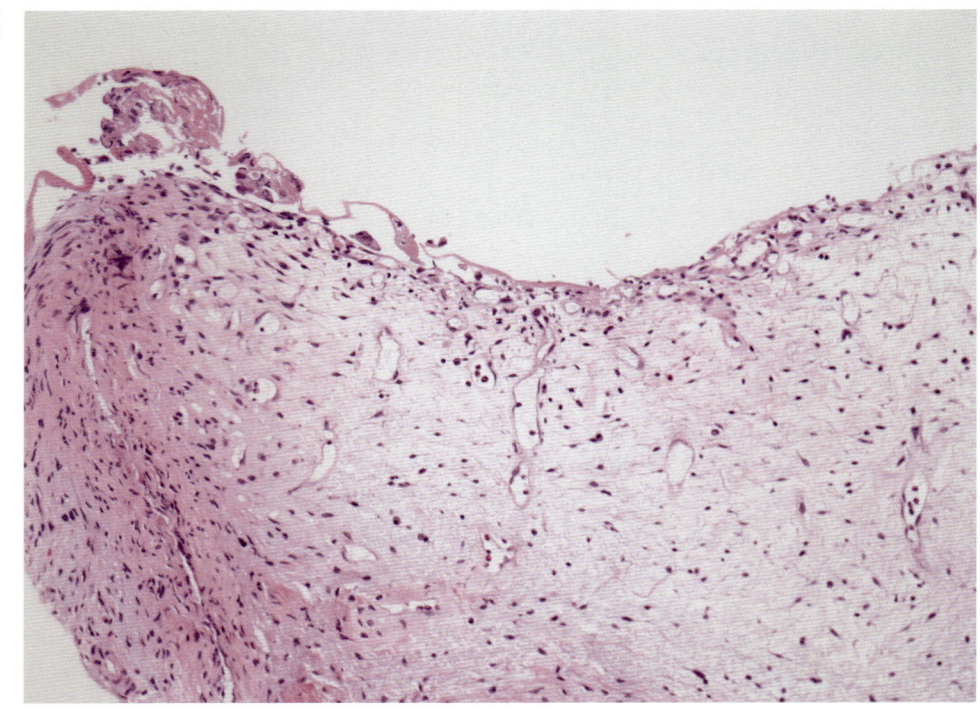

▲図1 膀胱生検で，粘膜表面の大半の尿路上皮細胞が剥離しており，いわゆる剥離性膀胱炎の所見を呈している．

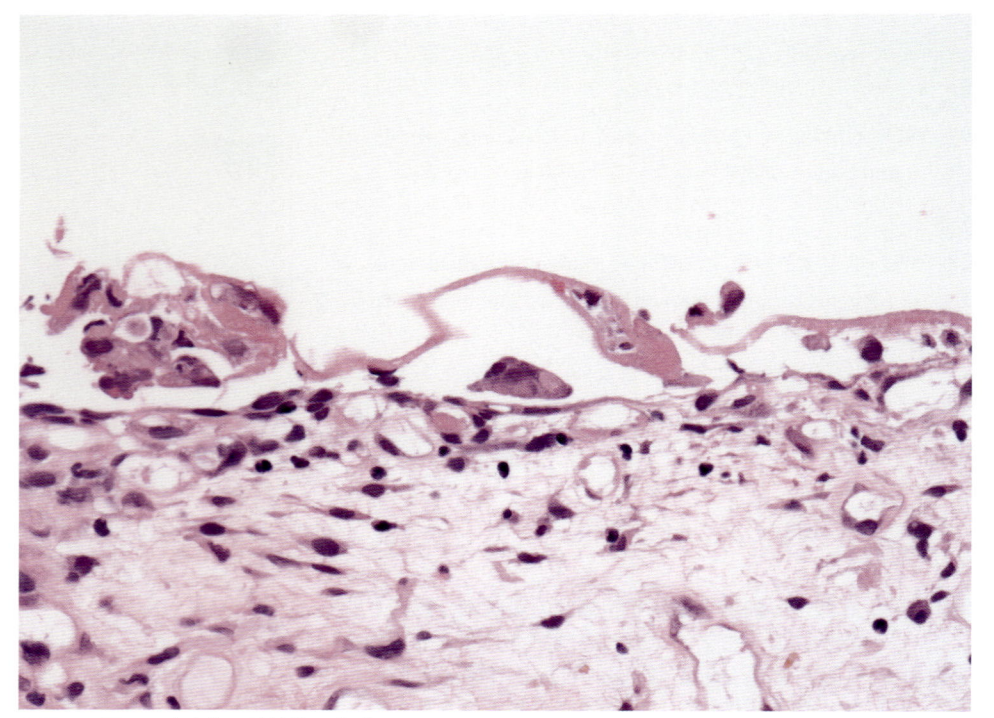

▲図2 図1の左上部の強拡像．粘膜のごく一部に，核腫大，核形不整，クロマチン増量を示す異型細胞が認められる．

疾患 disease

非浸潤性平坦状尿路上皮癌（上皮内癌）
Flat urothelial carcinoma in situ, clinging type

概略

- 剥離性膀胱炎（denuding cystitis）は，"itis"という炎症を表す接尾語がついているため炎症性疾患と誤解されやすいが，膀胱粘膜の大部分の尿路上皮が剥がれた所見を指し，良性疾患のみならず平坦状尿路上皮内癌（flat urothelial carcinoma in situ, CIS）が高頻度に含まれる．
- 剥離性膀胱炎の所見を示す上皮内癌の多くは，匍匐型（clinging type）の上皮内癌[1]であり，残存する尿路上皮細胞の数が少ないために，病理診断を困難にし，再生異型や異形成などに誤診されることが少なくない．

▶1：匍匐型上皮内癌では，必ずしもすべての細胞に強い核異型がみられるわけではなく，細胞異型の強い細胞を見落とさないことが重要である．もし，細胞異型があるものの上皮内癌とするだけの強い異型が認められない場合は，深切り標本の作製や複数箇所からの再生検が望まれる．

病理所見

- 膀胱粘膜の尿路上皮の大部分が剥がれ，一部に細胞異型を伴った尿路上皮細胞が認められる．上皮下組織の間質には，炎症細胞浸潤，浮腫，毛細血管増生がさまざまな程度に伴って認められる（図1〜3）．
- 剥離性膀胱炎の本体が，尿路上皮癌であるか否かは，剥がれ残った少数の細胞の異型の程度で判断する他ない．
- 剥離性膀胱炎の所見を示す匍匐型上皮内癌は，細胞接着性に乏しく，腫瘍細胞の剥離が顕著で，1層から数層の腫瘍上皮を認めるのみのことが多い．この際，腫瘍細胞の異型は上皮内癌の異型規準を満たしていることが必要である（図2, 3）．
- 剥離性膀胱炎の所見を示す上皮内癌の診断には，尿細胞診は有用で，組織診よりも診断率が高いことが少なくない（図4）．

鑑別診断

- 反応性異型と異形成が鑑別に挙がり，その鑑別のポイントは，構造異型（細胞核の長軸方向の配列を意味する核極性と細胞密度）と細胞異型（核の腫大，核形不整，クロマチン増量，核小体腫大，核分裂像，それらの細胞間多彩性）である．
  - 反応性異型：生検手技や化学療法，BCG療法および感染症に基づく剥離性膀胱炎も認められ，尿路上皮が反応性異型を示すことが多い．
  - 異形成：上皮内癌と診断できるほどの強い細胞異型や構造異型を示さない低異型度の平坦状腫瘍性病変である．

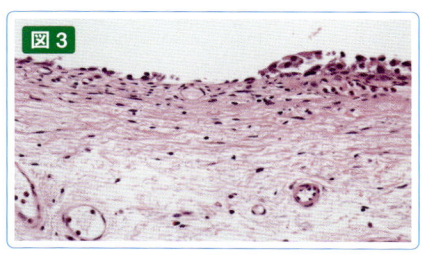

▲図3 平坦状尿路上皮内癌（匍匐型）．粘膜の大部分の尿路上皮が剥離しているが，一部に上皮内癌と判断できる細胞異型，すなわち，クロマチン異常増量や核形不整を示し，かつリンパ球核の5倍以上の大きさの核腫大を示す尿路上皮細胞が認められる．

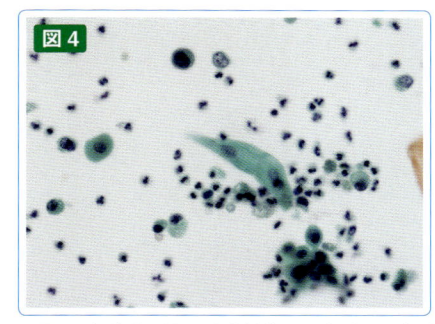

▲図4 細胞診所見．炎症性背景に中型から大型の異型尿路上皮細胞を認める．匍匐型上皮内癌では，組織標本よりも細胞診標本の方が，診断が容易なことが多い．

| 着眼ポイント keypoint | 異形成と上皮内癌の鑑別に際しては，クロマチンの異常増量を示し，リンパ球核の5倍以上の大きさの核を持つ異型細胞が少数でも認められれば，上皮内癌の可能性が高い． |

参考文献
1) World Health Organization: Pathology & Genetics, Tumours of the Urinary System and Male Genital Organs, IARC Press, Lyon, 2004
2) Epstein JI, Amin MB, Reuter VE: Flat urothelial lesions, Bladder biopsy interpretation, 2nd ed., Lippincott Williams & Wilkins, Philadelphia, 2010, 14-42
3) 村田晋一：非浸潤性平坦状尿路上皮腫瘍．都築豊徳，森永正二郎（編）：腫瘍病理鑑別診断アトラス 腎盂尿管膀胱癌，文光堂，東京，2012, 36-41

55 診断クルー diagnostic clue ▶ 腎腫瘍におけるコイロサイトーシス様の細胞所見
Koilocytoid change in renal tumor

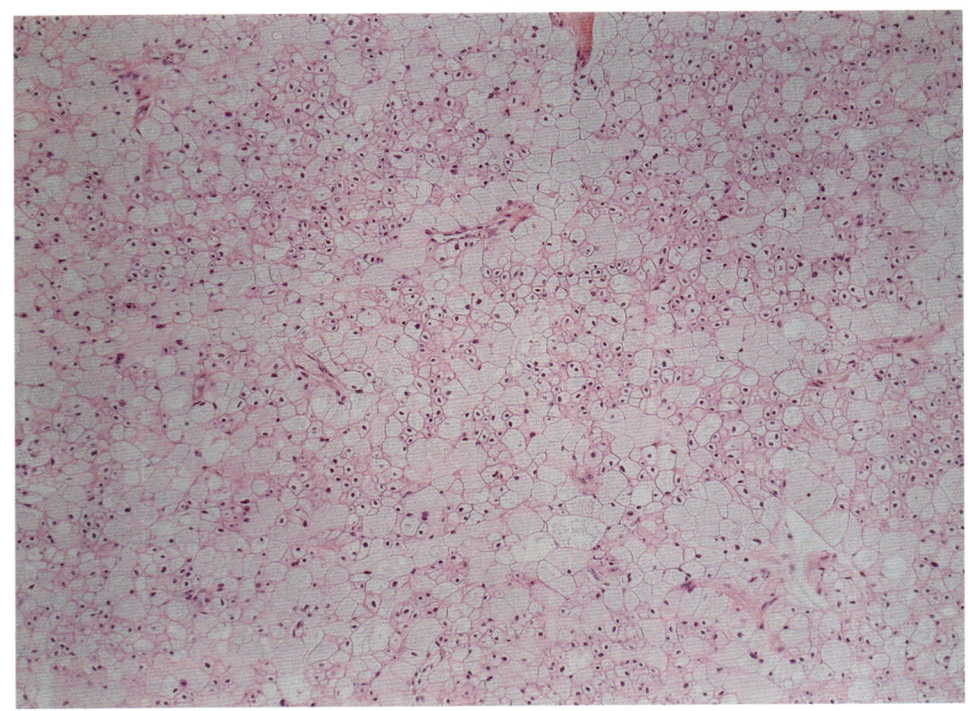

▲図1 大型で明るい細胞質を持つ pale cell と比較的小型で好酸性顆粒状細胞質を有する eosino-philic cell の 2 種類の細胞の増殖よりなる腫瘍である.

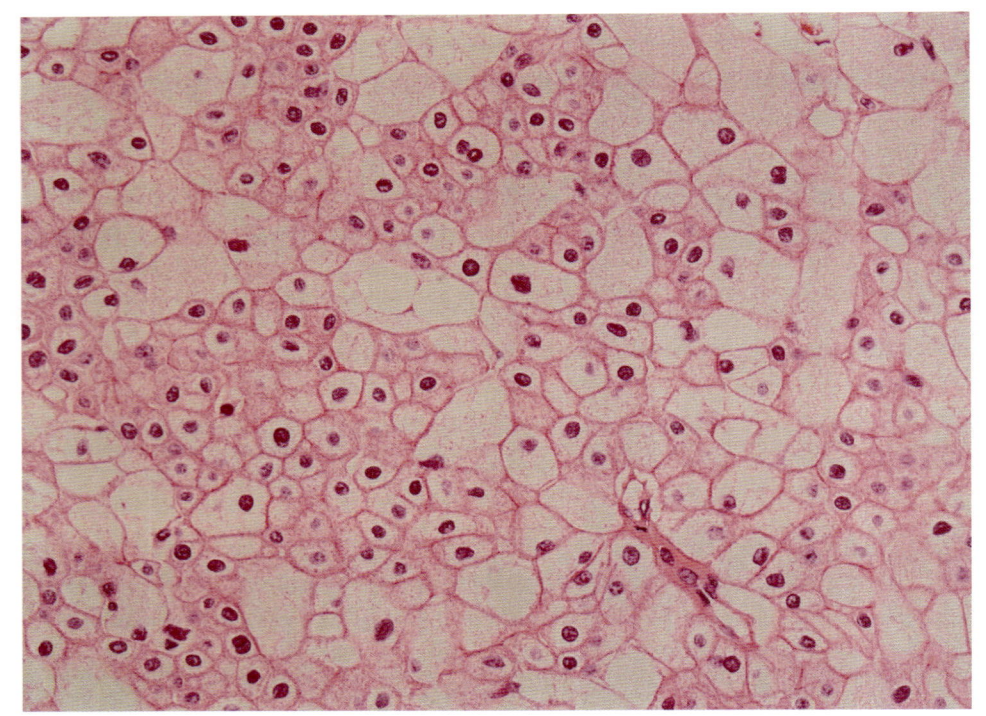

▲図2 腫瘍細胞の核は干しぶどう様で，細胞の中央に位置し，核周囲が明るく抜けたようにみえる. また，2 核細胞も認められる.

疾患 disease

嫌色素性腎細胞癌
Chromophobe renal cell carcinoma

疾患概念
- 1985年にThoenesらにより初めて報告された腎細胞癌の組織型で，かつては顆粒細胞癌（granular cell carcinoma）あるいはoncocytoma[1]として分類されていたと考えられる．
- 特徴的な組織像と染色体1，2，6，10，13，17，21番など，多くの染色体に欠失が認められる．

病理所見
- 肉眼像では，単発性，境界明瞭で，大きさは平均8cmである．
- ベージュないしは淡褐色の単調な割面を呈し，淡明細胞癌（clear cell carcinoma）で認められるような出血や壊死を伴う頻度は低い．
- 組織学的には，腫瘍細胞が子宮頸部のHPV感染によるkoilocytotic changeに類似する像を呈する．このkoilocytoid changeとは，①核周明庭（perinuclear clearing, halo），②核膜の不整〔wrinkled, "raisinoid" nuclei（レーズン様の核）〕，③2核細胞（binucleation）をひとまとめにした所見をいう（図2）．
- Pale cell（大型で明るい細胞質を持つ）とeosinophilic cell（比較的小型で好酸性顆粒状細胞質を有する）の2種類の細胞の増殖より成り（図1），それぞれをtypical variant, eosinophilic variantに分ける立場もあるが，両者は混在することが多い．
- Pale cellは，透明な細胞であるという意味合いからtransparent cellとも呼ばれ，血管性隔壁（vascular septa）に沿って存在する傾向がある．
- 腫瘍の細胞境界は明瞭で，敷石状（pavement growth pattern）を呈し，植物細胞を連想させることからplantlike patternと呼ばれることもある（図1）．

特殊染色・免疫組織化学
- 腫瘍細胞の細胞質はコロイド鉄染色（Hale's colloidal iron stain）でびまん性に陽性（図3）である．
- 免疫組織化学では，腫瘍細胞はCK, EMA, parvalbuminなどが陽性である（図4）．
- 通常の淡明細胞癌がvimentin, CD10が陽性であるのに対し，嫌色素性腎細胞癌では両者ともに陰性である．
- 稀ではあるが，sarcomatoid transformationの報告例もみられる．

▶1：Oncocytoma
嫌色素性腎細胞癌の鑑別診断にoncocytomaが挙がることがあるが，核周明庭や核所見に着目して鑑別を行うことが大切である．

Note 予後
- 淡明型腎細胞癌に比べて予後良好で，死亡率は10％以下である．
- Sarcomatoid transformationを起こすとaggressiveな経過を取り，転移がみられる．

➡ 細胞質が顆粒状を呈する腎腫瘍をMemo 67に，肉腫様増殖を示す腎腫瘍をMemo 68に示したので参照されたい．

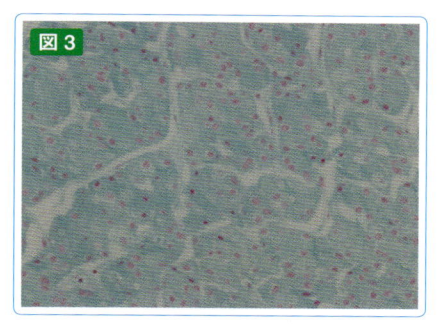

▲図3　嫌色素性腎細胞癌．コロイド鉄染色では，腫瘍細胞の細胞質はびまん性に陽性を示す．

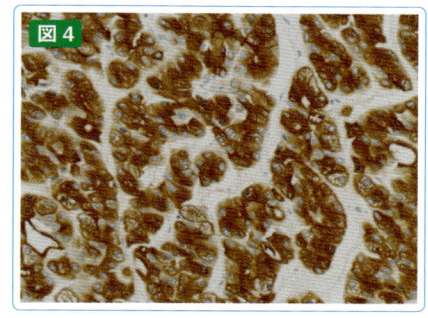

▲図4　嫌色素性腎細胞癌．免疫組織化学にて腫瘍細胞はEMAが陽性である．

着眼ポイント keypoint　一見すると淡明細胞型腎細胞癌にみえる症例でも，肉眼所見（出血，壊死の有無）や核所見（koilocytoid change）に注意して診断することが大切である．

参考文献
1) Abrahams NA, MacLennan GT, Khoury JD, et al.: Chromophobe renal cell carcinoma: a comparative study of histological, immnohistochemical and ultrastructural features using high throughput tissue microarray. Histopathology 2004, 45: 593-602
2) Skinnider BF, Amin MB: An immunohistochemical approach to the diff erential diagnosis of renal tumors. Semin Diagn Pathol 2005, 22: 51-68

56 診断クルー diagnostic clue ▶ 前立腺の腺腔内にみられるクリスタロイド
Crystalloids in the lumen of prostatic glands

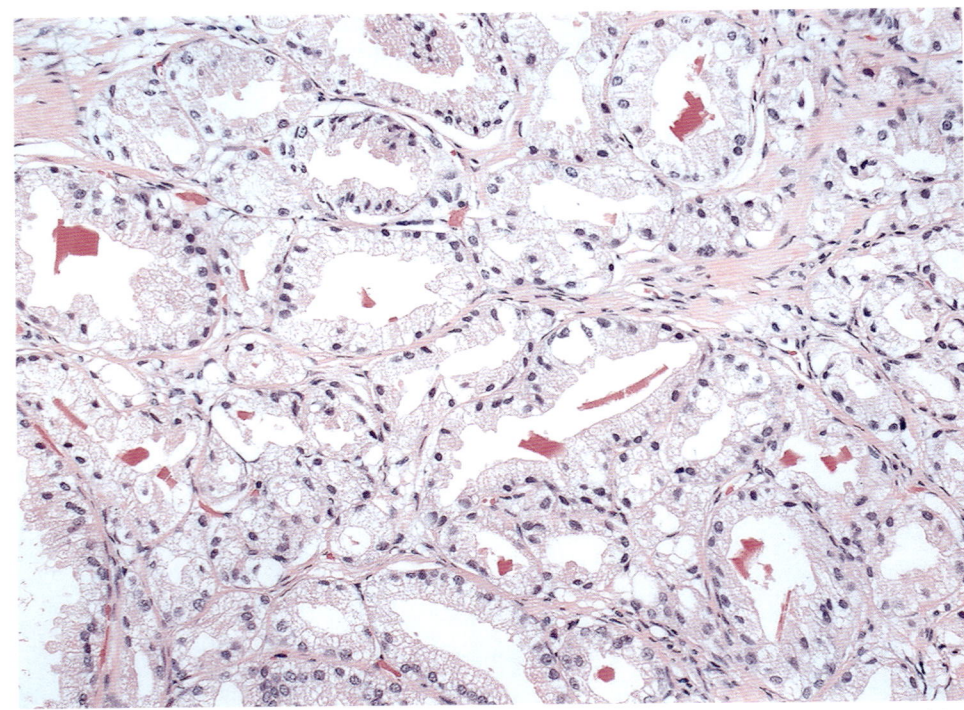

▲図1 経尿道的前立腺切除標本の弱拡大である．密な増殖を示す腺管の内腔にクリスタロイドが多数認められる．

▲図2 強拡大では，クリスタロイドは好酸性に染色される角ばった結晶様構造物として認識できる（矢印）．形状は四角，三角，針状など多彩である．

疾患 disease ▶ **前立腺癌**
Prostatic adenocarcinoma

疾患概念

- 一般に前立腺癌の診断は，①腺管構造，②細胞所見，③管腔内ムチン，④クリスタロイド，⑤ collagenous micronodules，⑥神経周囲侵襲，⑦脈管侵襲等の所見を総合的に判断して行われる．これらのうち，②の細胞学的な所見に含まれる基底細胞（basal cells）の欠如（2相性の消失）はきわめて重要であるので後述する．

クリスタロイド（crystalloids）

- クリスタロイド[1]は，高分化ないし中分化の前立腺癌の腺腔内にみられることの多い構造物である．角張った結晶物で，時に針状の構造を呈し，赤くキラキラしてみえる（図1, 2）．

- 特殊染色では trichrome 染色で赤，toluidine blue 染色では青，PTAH 染色では紫に染色される．PAS, Alcian blue, Prussian blue および Congo red 染色では染色されない．免疫組織化学的には，PSA，PAP は陰性である．ただし，HE 標本で認識可能で，特殊染色に頼る必要はまずない．

- クリスタロイドと類澱粉体（corpora amylacea）とは明確に区別しなければならない．類澱粉体は同心円状の層を有する球状石灰化物で，紫色にみえ，大きさもクリスタロイドより大きい（図3）．類澱粉体は癌でみられることは稀で，むしろ良性を示唆する所見である．

- 癌においてクリスタロイドが認められる頻度は 10 ～ 76.9％と報告によって大きな差がみられ，特に高分化型ないしは中分化型の腺癌でよくみられる．また，転移性腺癌の転移部でクリスタロイドを腺腔内に認めた場合には，前立腺原発が強く示唆される．

免疫組織化学

- 前述の腺管の2相性の消失，すなわち基底細胞の消失をみる目的で抗高分子CK抗体の一種である 34βE12（DAKO），p63 が用いられる．また，腺癌では α-Methyl-CoA racemase（AMACR）が陽性となることが多い．

- 正常では 34βE12 で染色される基底細胞は腺上皮を取り囲むようにほぼ全周性に認められる．一方，癌になると，この取り巻きが全く失われる（図4）．p63 は基底細胞の核に陽性所見を示す．基底細胞の同定には 34βE12 よりも p63 のほうが，判定が容易であろう．また，AMACR は前立腺癌の 90％以上に発現しており，細胞質ないしは管腔内腔側に陽性所見を示す．

▶ 1：クリスタロイド

- クリスタロイドは，癌に隣接した良性腺管内に認められることも知られている．したがって，クリスタロイドが認められれば，たとえ癌が検体中になくとも近傍に癌がある可能性があるため，臨床医に再検を勧めることも大切であろう．

- その一方で，クリスタロイドが必ずしも癌に特異的とは言えないことも知っておく必要がある．すなわち癌に隣接した腺管内にみられたり，癌のない良性の過形成でも稀に認められることがある．また，高度前立腺上皮内腫瘍〔high grade prostatic intraepithelial neoplasia（high grade PIN）〕などでもみられることがある．

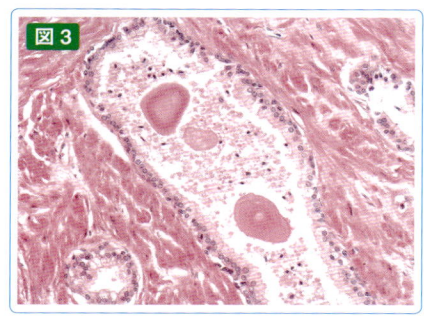

▲図3 類澱粉体（経尿道的前立腺切除，強拡大）
類澱粉体は同心円状の構造を示す球状物で，角ばった構造はとらない．

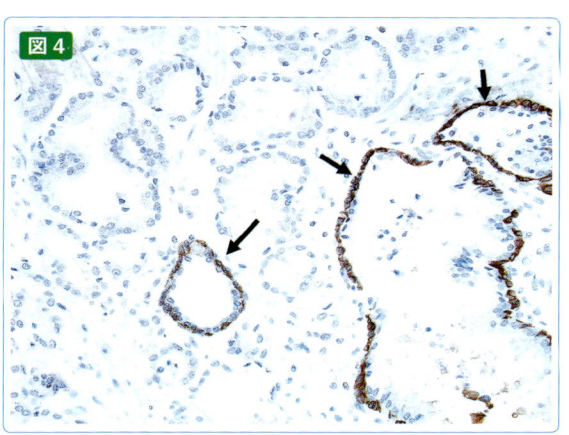

▲図4 前立腺癌の 34βE12 染色．経尿道的前立腺切除による組織の強拡大像．矢印で示す陽性細胞が非腫瘍性腺管にみられる基底細胞．左半分の前立腺癌の腺管は基底細胞を欠いている．

| 着眼ポイント keypoint | 前立腺の腺管内腔に，好酸性の角ばった結晶様構造物であるクリスタロイドが認められた場合には，腺癌ないしは近傍に腺癌がある可能性が疑われる．ただし，その他の形態学的特徴とともに総合的に判断することが大切である． |

57 診断クルー diagnostic clue ▶ 卵巣腫瘍におけるスリット状の腺腔様空隙
Slit-like glandular spaces in ovarian tumor

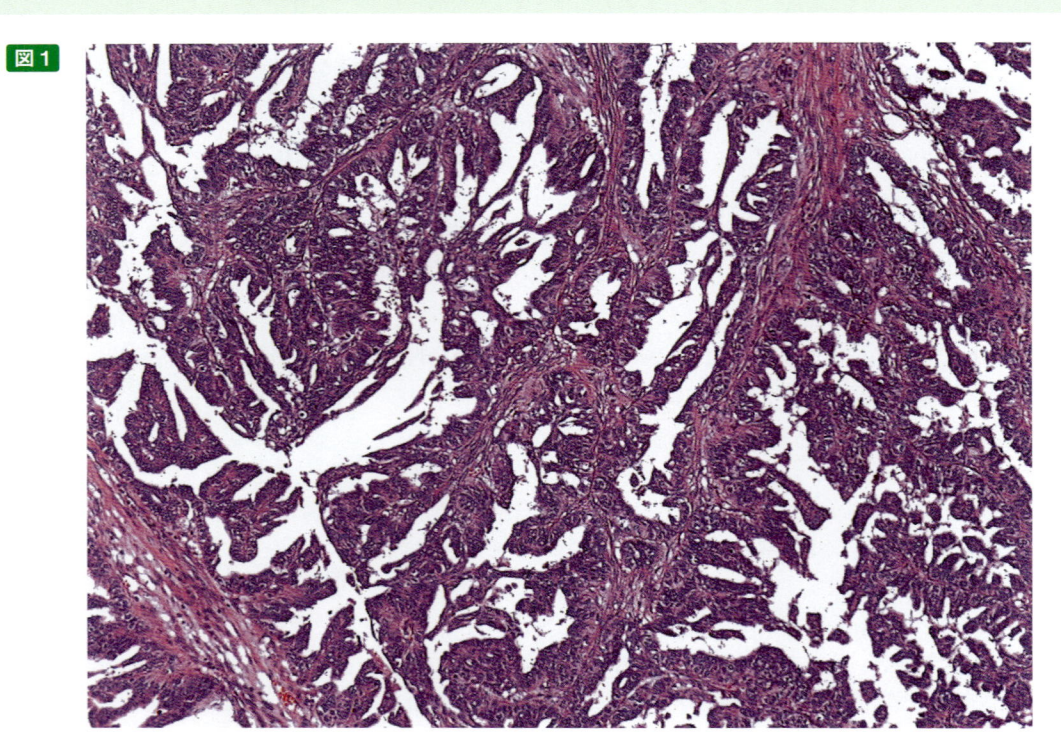

▲図1 卵巣腫瘍において，乳頭状構造がみられ，スリット状の腺腔様空隙がみられる場合は漿液性腺癌が示唆される．

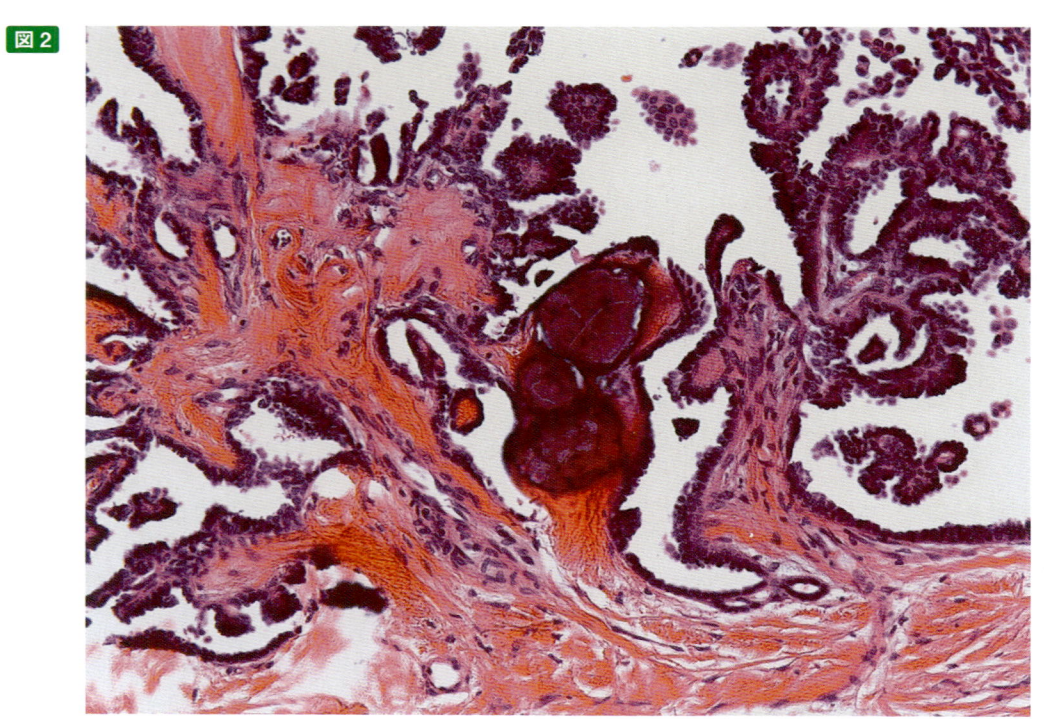

▲図2 卵巣の漿液性腫瘍では砂粒体がみられることが多いが，甲状腺の乳頭癌でみられる砂粒体とは意味合いが異なり，良性・悪性の鑑別にはならない．

疾患 disease

卵巣の漿液性腺癌
Serous adenocarcinoma of the ovary

疾患概念

- 卵巣の表層上皮性・間質性腫瘍には，①漿液性腫瘍（serous tumors），②粘液性腫瘍（mucinous tumors），③類内膜腫瘍（endometrioid tumors），④明細胞腫瘍（clear cell tumors），⑤移行上皮腫瘍（transitional cell tumors）などが含まれ，いずれも予後の観点から良性（benign），境界悪性（borderline），悪性（malignant）に分類される．

漿液性腫瘍（serous tumor）

- 漿液性腫瘍は，60％が良性，5～10％が境界悪性，30～35％が悪性である．組織学的に充実性あるいは乳頭状増殖が強くなると悪性像を呈することが多い．高分化の漿液性腺癌では，乳頭状構造が目立つが，充実性増殖を認める場合でもスリット状の腺腔様空隙（slit-like glandular spaces）[1]がみられる場合は漿液性腺癌（serous adenocarcinoma）の可能性が高い（図1）．これ以外にも漿液性腫瘍では，よく知られている所見として砂粒体（psammoma bodies）[1,2]がある（図2）．

- 境界悪性腫瘍では，①上皮細胞の多層化，②腫瘍細胞集塊の内腔への分離増殖あるいは浮遊増殖，③軽度ないしは中等度の核異型，④核分裂像は少ない，⑤間質浸潤を欠く，ないしはあっても微小浸潤の範囲内にとどまる，の5つが特徴的な組織所見である．

- 漿液性境界悪性腫瘍の多くは，線維性間質を伴い，樹枝状に分岐しながら乳頭状に増殖する．このような乳頭状突起の高さが横径の5倍以上の場合に「微小乳頭状パターン」と呼ばれ，その領域が連続性に5 mmを超えるものを「微小乳頭状パターンを伴う漿液性境界悪性腫瘍」という．昨今では，このタイプの腫瘍を低異型漿液性腺癌とする考え方がある．

乳頭状増殖

- 乳頭状の組織構築は漿液性腫瘍でよくみられる所見ではあるが，粘液性腫瘍，類内膜腫瘍，明細胞腫瘍のいずれの型においても認めることがある．

- ただし，漿液性腺癌でみられる乳頭状構造はやや複雑な樹枝状を呈し，乳頭状の突起からさらに細かい細胞性の芽出像（budding）を認めることが多い（図3）．

- 一方，類内膜腺癌でみられる乳頭状構造はやや大きめで，典型例ではvilloglandular patternを呈し，芽出像は認められない．また，腫瘍細胞は好酸性の細胞質で，長楕円形核を有し，扁平上皮成分を認め，充実増殖部では円形の腺腔形成がみられる（図4）．

▶1：日常診断ではこれら2つ（スリット状の腺腔様空隙と砂粒体）の所見は，明細胞腺癌（clear cell adenocarcinoma）や類内膜腺癌との鑑別に有用な診断クルーと言える．

▶2：砂粒体について補足しておくと，甲状腺では砂粒体は乳頭癌に特徴的な所見とされており，例えばリンパ節で単独でみられる砂粒体は先行する腫瘍塞栓を意味し，リンパ節転移が強く示唆される．しかし，卵巣の漿液性腫瘍では良性でも砂粒体を認めることがあり，砂粒体自体が良性，悪性の鑑別の指標とはならない点に留意する必要がある．

Note 低分化型腺癌（poorly differentiated adenocarcinoma）の像で，漿液性腺癌か類内膜腺癌かの判定に悩む場合には，予後的な観点から通常漿液性腺癌と診断する．

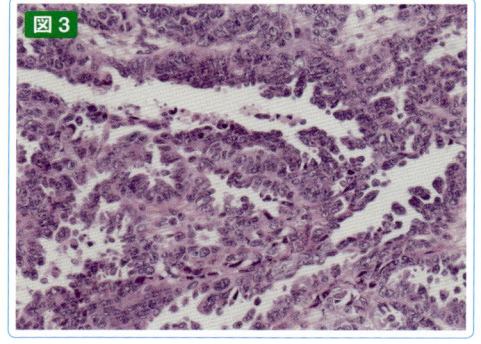

▲図3 漿液性腺癌でみられる乳頭状構造は複雑で，いわゆる芽出像を認めることが多い．

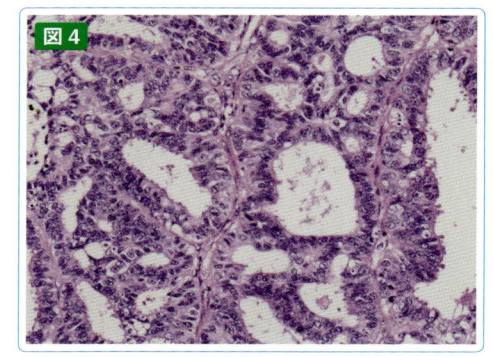

▲図4 類内膜腺癌の充実性増殖部ではスリット状でなく，円形の腺腔形成が認められる．

着眼ポイント keypoint：卵巣腫瘍において乳頭状構造がみられ，スリット状の腺腔様空隙が目立つ場合は漿液性腺癌の可能性が示唆される．

58 診断クルー diagnostic clue ▶ 子宮内膜症性嚢胞にみられる異型上皮
Atypical cells in endometriotic cyst

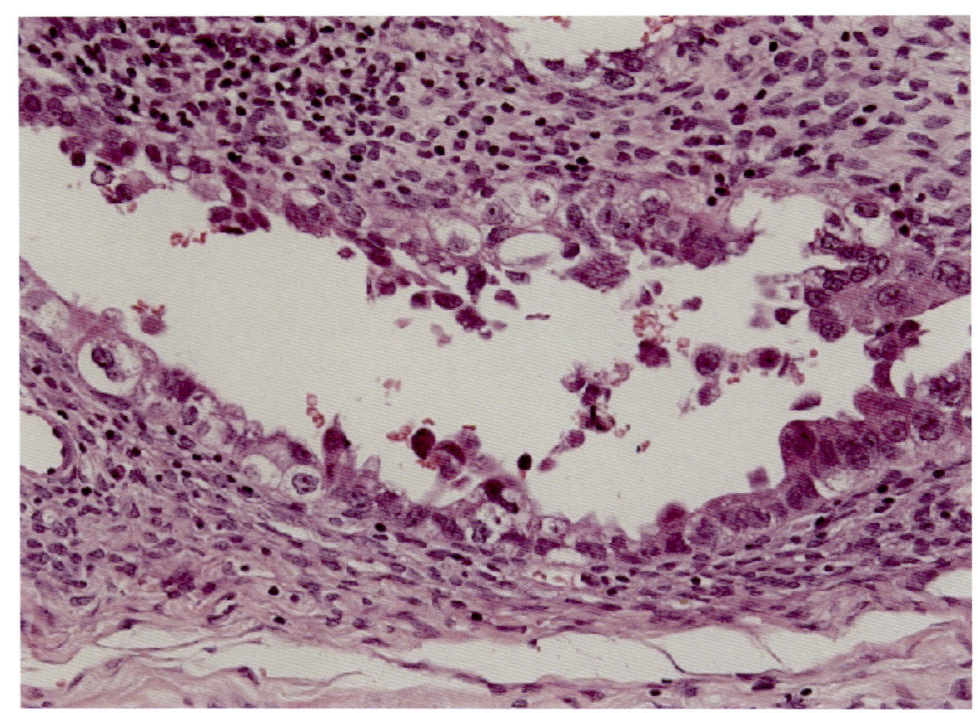

▲図1 卵巣のチョコレート嚢胞として提出された検体で，壁の一部に不正な肥厚がみられた．その肥厚部の組織像である．上皮に核の大小不同や異型が目立つ．

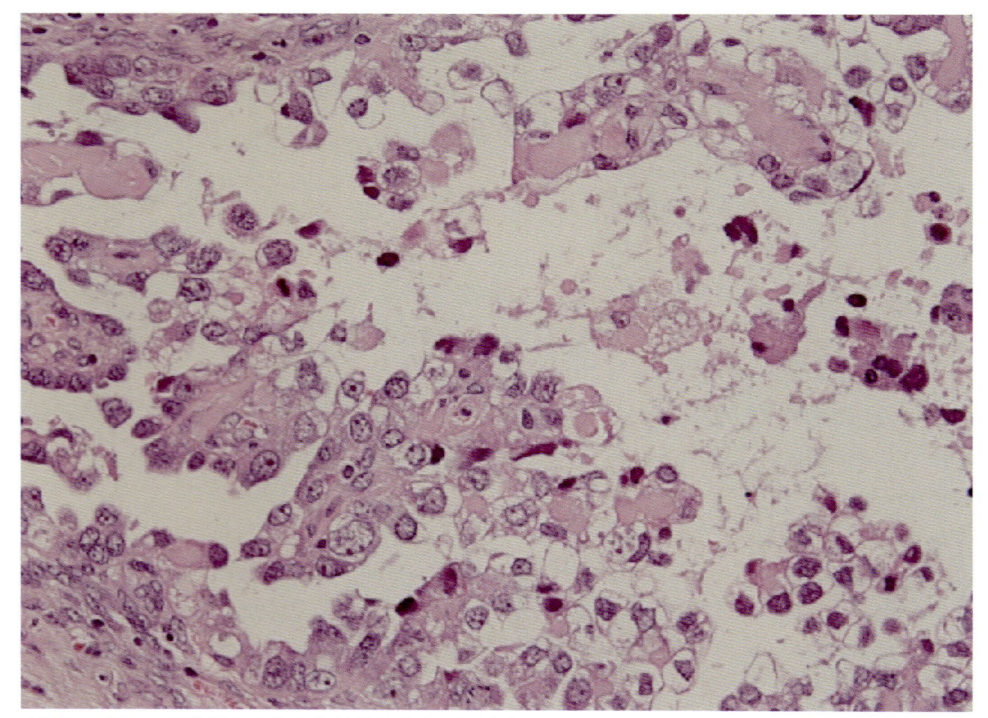

▲図2 図1の嚢胞壁にみられた結節性病変の組織像．細胞質は淡明ではないが，核は大型で異型が強い．好酸性の基底膜様物質の沈着を，血管を欠く間質に認める．明細胞腺癌の像である．

疾患 disease ▶ 異型子宮内膜症を背景に発生した卵巣明細胞腺癌
Clear cell adenocarcinoma of the ovary associated with atypical endometriosis

概略

- 卵巣悪性腫瘍は大半が上皮性で，そのうち最も多いのが漿液性腺癌，次いで本邦では明細胞腺癌が多い．
- 明細胞腺癌は，Ⅰ期症例では他の組織型と比べて大きな予後の違いがないが，Ⅲ期・Ⅳ期症例では漿液性腺癌や類内膜腺癌よりも予後が不良である．
- 卵巣の単房性嚢胞は多くが腺腫や子宮内膜症性嚢胞（いわゆるチョコレート嚢胞，endometriotic cyst）などの良性疾患であり，臨床的には明細胞腺癌の存在が"マスクされる"ことがある．
- 明細胞腺癌の他，類内膜腺癌でも背景に子宮内膜症を認める[1]ことがあり，この2つの組織型は腫瘍発生において，共通した遺伝子異常（ARID1Aの機能喪失など）があることが言われている．
- 明細胞腫瘍はほとんどが悪性であり，稀に良性や境界悪性腫瘍（多くが腺線維腫の形態をとる）が経験されるが，単独でみられることはまずない．
- 明細胞腺癌は，通常，細胞異型・構造異型に基づいた grading は行われていないが，一部に低分化な成分を含むものでは予後が不良であるとの報告がある．

病理所見

- 本例は単房性のいわゆるチョコレート嚢胞であるが，壁にやや不整な肥厚がみられ，その内腔面は部分的に極性の乱れた異型のある上皮が単層から数層に配列している（図1）．
- 嚢胞壁の一部に径2mmにも満たない病変を認め，多辺形でN/C比の高い腫瘍細胞が，硝子様間質を伴って乳頭状に増殖している．明細胞腺癌に特徴的な像を示している（図2）．
- 本例のように，子宮内膜症性嚢胞において肉眼的に局在性病変が捉えられない場合にその上皮に異型がみられれば，標本を全割してつぶさに検索する必要がある．
- このような病変の背景に子宮内膜症（図3）が存在することから，明細胞腺癌が子宮内膜症から異型子宮内膜症を経由して発生したと考えられる．
- 明細胞腺癌の免疫組織化学マーカーとして，hepatocyte Nuclear Factor（HNF）-1β（図4）が比較的特異性が高く有用である．

▶1：組織発生において子宮内膜症（成因の1つに月経血の逆流があげられている）との関連が深い明細胞腺癌，類内膜腺癌なども"非卵巣オリジン"であるとの考えが生じてきた．

Note 明細胞腺癌は必ずしも胞体が明るくはない．好酸性を特徴とする"dark cell"のこともよく経験される．

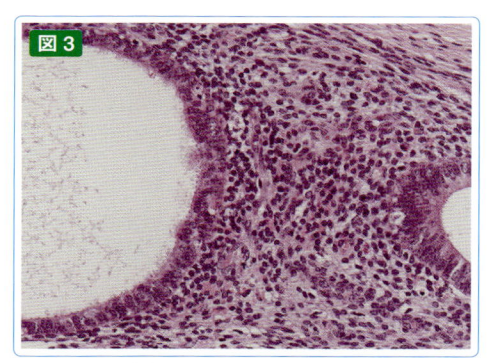

▲図3 嚢胞壁内には，通常の子宮内膜症の所見が確認される．

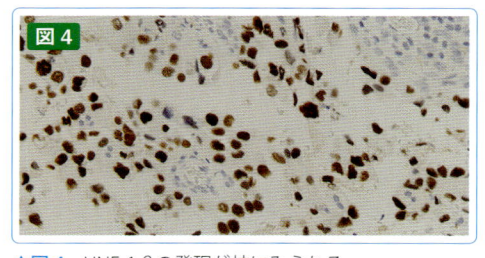

▲図4 HNF-1βの発現が核にみられる．

| 着眼ポイント keypoint | 卵巣の子宮内膜症では，異型が強く腫瘍性か否かの鑑別が困難な所見がみられることがある．このような場合（特に術中迅速診断時では），背景に明細胞腺癌が存在する可能性を考慮する必要がある． |

参考文献
1) Yamamoto S, Tsuda H, Shimazaki H, et al.: Clear cell adenocarcinoma with a component of poorly differentiated histology: a poor prognostic subgroup of ovarian clear cell adenocarcinoma. Int J Gynecol Pathol 2011, 30: 431-441
2) Kato N, Sasou S, Motoyama T: Expression of hepatocyte nuclear factor-1beta (HNF-1beta) in clear cell tumors and endometriosis of the ovary. Mod Pathol 2006, 19: 83-89

59 診断クルー diagnostic clue ▶ 卵巣腫瘍でみられる甲状腺組織
Thyroid gland tissue in ovarian tumor

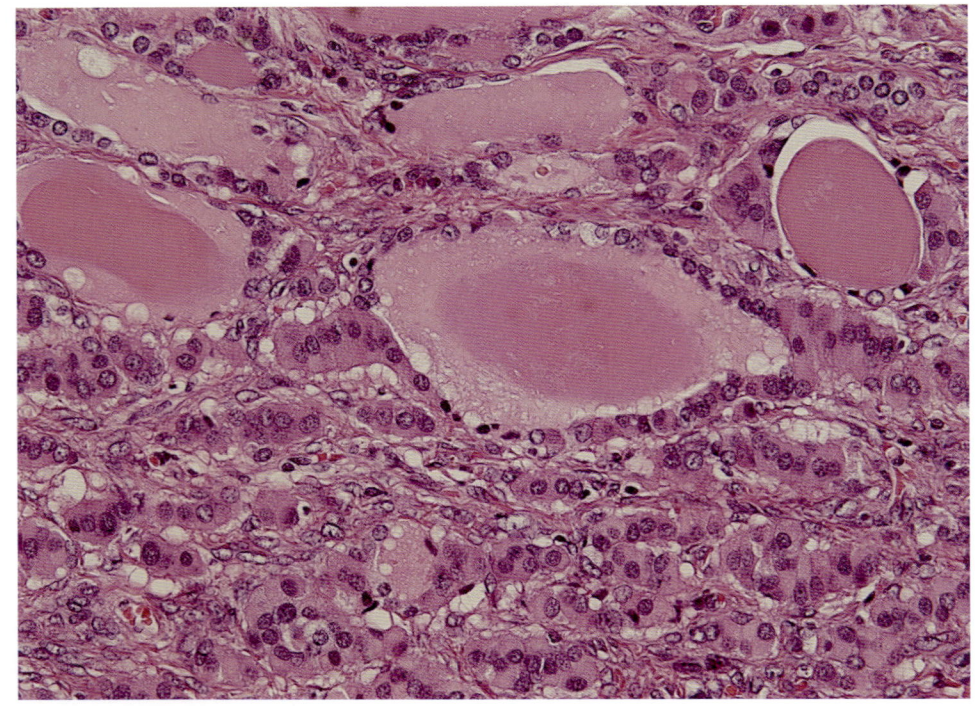

▲図1 図上方の甲状腺組織と下方のカルチノイド成分が併存して増殖しており，両者間に移行がみられる．

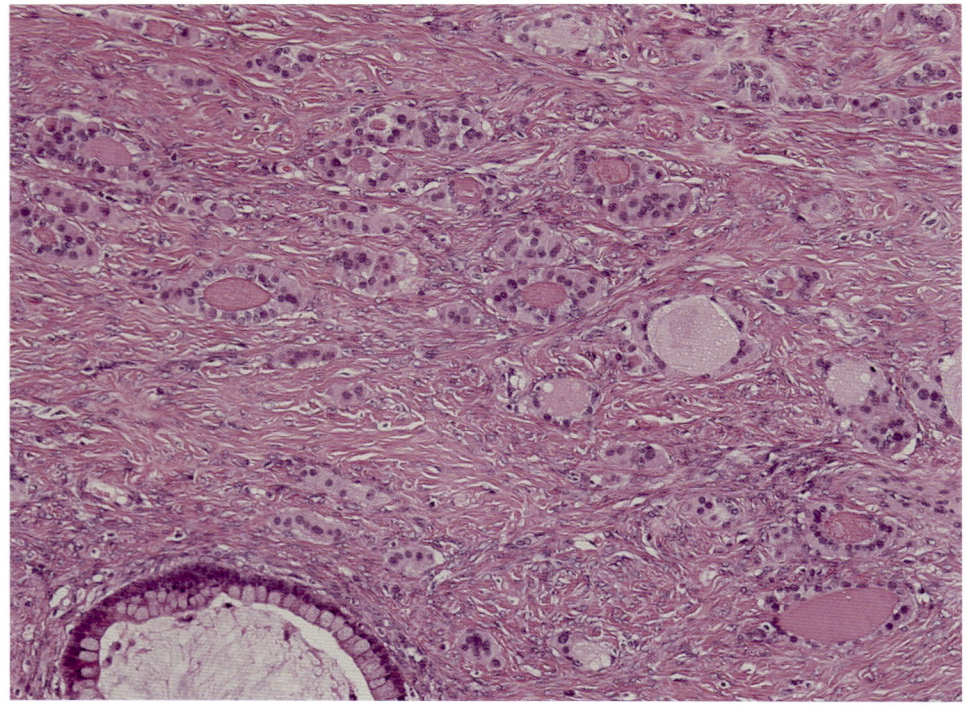

▲図2 他の奇形腫成分である杯細胞を有した腸管型の腺管（図左下）とともに，既存の甲状腺組織に類似した濾胞状のカルチノイドが認められる．

疾患 ▶ 甲状腺腫性カルチノイド
Strumal carcinoid

概略
- 甲状腺組織は卵巣の成熟奇形腫の一成分として稀ならず認められるが，奇形腫成分のすべてあるいは大部分が甲状腺組織から構成されるものを卵巣甲状腺腫（struma ovarii）という．
- 卵巣甲状腺腫の中で，大型の囊胞形成が目立つものは cystic variant of struma ovarii，あるいは cystic struma ovarii（囊胞性卵巣甲状腺腫）と呼ばれる．
- 卵巣甲状腺腫は奇形腫の約3%を占め，好発年齢や臨床所見は通常の成熟奇形腫とほぼ同様で，時にこの甲状腺組織からカルチノイドが発生することがある他，ごく稀に乳頭癌や濾胞癌などの甲状腺癌を合併することがある．
- 原発性の卵巣カルチノイドは，①島状，②索状，③粘液性（杯細胞性），そして④甲状腺腫性カルチノイドの，4つの組織型に分類され，これらが混在することもある．

甲状腺腫性カルチノイド
- 他の卵巣原発カルチノイドと比較してカルチノイド症候群（顔面紅潮，下痢，高血圧など）を示すことは稀であるが，便秘をきたすことがある．
- 索状，リボン状の構築を呈する腫瘍細胞が甲状腺組織と混在し，時に移行を示しながら増殖する．
- 外科的治療により良性の経過を辿り，転移は稀で低悪性度の腫瘍として理解される．

病理所見
- 甲状腺組織を伴う奇形腫は，肉眼的に甲状腺類似の黄褐色充実成分が確認できることが多い．
- 甲状腺腫性カルチノイドでは，甲状腺組織とカルチノイド成分が混在してみられ，両者の移行が認められることがある（図1）．カルチノイド成分のみが目立つ場合には，甲状腺腫性の可能性を考え十分な切り出しを行うべきである．
- カルチノイド成分には既存の甲状腺組織を思わせるコロイドを容れた濾胞様構造の残存が認められる（図2）．甲状腺腫性カルチノイドは索状構造を呈することが多く，時に核分裂像も伴う．
- 免疫組織化学的に，カルチノイド成分は神経内分泌マーカーである chromogranin A，synaptophysin，CD56 などに陽性を示す（図3）．また，甲状腺濾胞上皮は thyroglobulin や TTF-1 にびまん性に陽性を示す（図4）．

> **Note** 卵巣原発カルチノイドの中でも，とりわけ甲状腺腫性と索状カルチノイドでは，peptide YY という消化管の運動を強度に抑制するホルモンを分泌し，便秘を伴うことがある．この症状は腫瘍の摘出で消失する．免疫組織化学的に，腫瘍細胞に peptide YY の陽性所見を観察することができる．

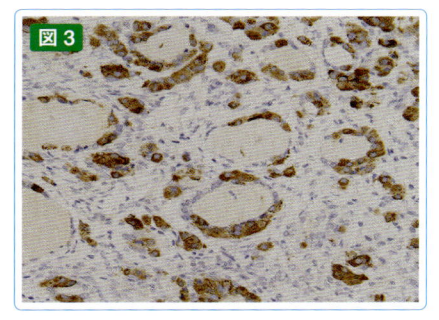

▲図3　カルチノイド成分は chromogranin A に陽性を示し，濾胞上皮は陰性を示しており，両者の所見が混在してみられる．

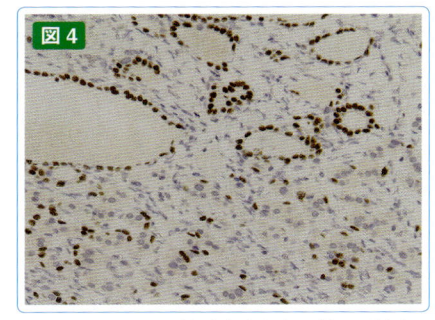

▲図4　TTF-1 は甲状腺濾胞上皮の核に陽性を示す他，カルチノイド成分の一部にも陽性所見がみられる．

着眼ポイント keypoint　卵巣甲状腺腫は時にカルチノイドや癌腫を合併する可能性があることに留意する必要がある．

参考文献
1) Robboy SJ, Norris HJ, Scully RE: Insular carcinoid primary in the ovary: clinico- pathologic analysis of 48 cases. Cancer 1975, 36: 404-418
2) Motoyama T, Katayama Y, Watanabe H, et al.: Functioning ovarian carcinoids induce severe constipation. Cancer 1992, 70: 513-518

60 診断クルー diagnostic clue ▶ 脱落膜内における中間型栄養膜細胞（複数の切れ込みを有する核）
Multiclefted nuclei in the decidua (intermediate trophoblast)

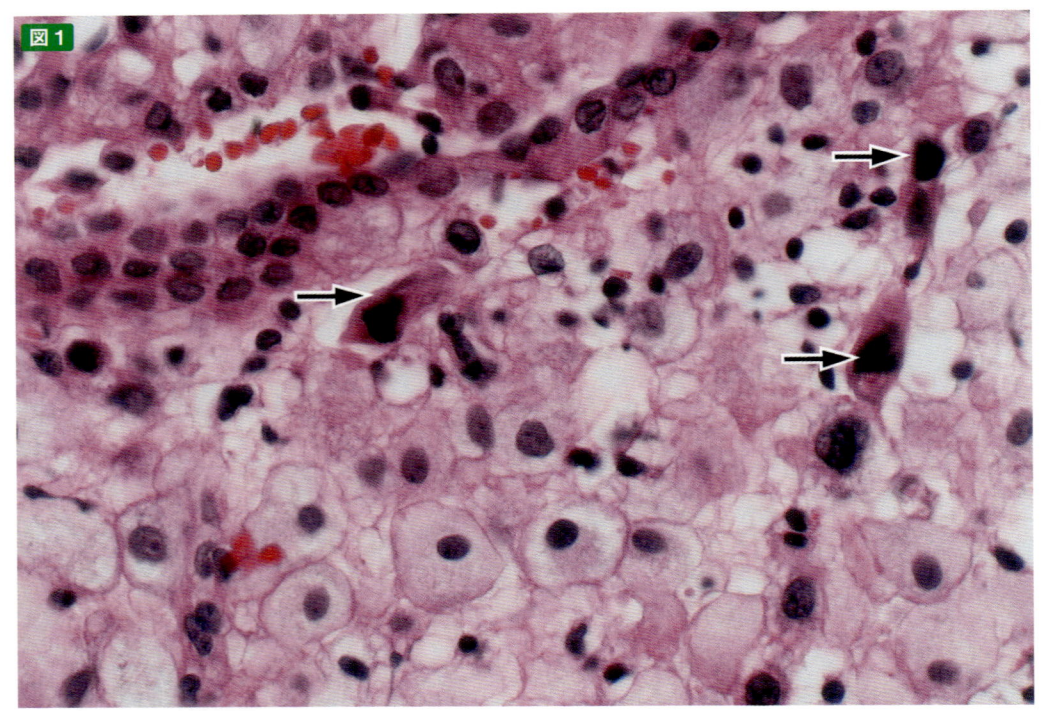

▲図1 淡明な脱落膜細胞の間にやや暗色調の中間型栄養膜細胞（矢印）が認められる（HE染色，中拡大）.

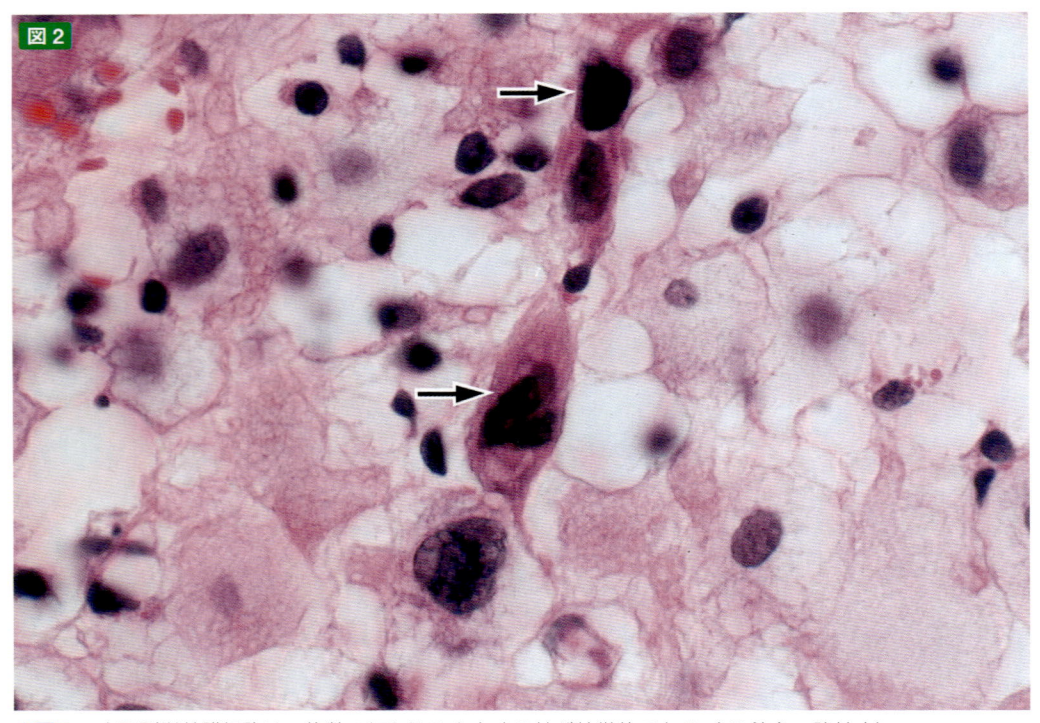

▲図2 中間型栄養膜細胞は，複数の切れ込みを有する核が特徴的である（HE染色，強拡大）.

疾患 disease ▶ 受胎産物
Products of conception

疾患概念

- 妊娠の有無を確認するための子宮内膜掻爬検体で，脱落膜のみしかみられない場合には，子宮外妊娠の可能性もあり，子宮内の妊娠を証明するには胎盤絨毛（chorionic villi）あるいは栄養膜細胞を確認する必要がある．通常，胎盤絨毛を認めれば products of conception の診断が可能である．

中間型栄養膜細胞（intermediate trophoblast，IT）

- 胎盤を構成する胎児側の組織には，胎児血管を含む胎盤絨毛と栄養膜細胞がある．栄養膜細胞には絨毛を構成する細胞性栄養膜細胞（cytotrophoblast，CT）と合胞体栄養膜細胞（syncytiotrophoblast，ST），および絨毛外すなわち着床部分の脱落膜組織内に侵入する IT がある．

- IT は胎盤絨毛表面の CT から分化したとも考えられ，らせん動脈周囲の脱落膜組織や着床部のフィブリン様物質内に多く分布している．CT と ST の中間にあたる性格を有することから IT と呼ばれるが，以前は X 細胞（X-cell）とも呼ばれた．

- 細胞の大きさは多彩であるが，脱落膜細胞よりは大きく，多角形から紡錘形を呈し，両染性の豊富な細胞質を有することから，淡明な脱落膜細胞間で際立ってみえる（図1）．核クロマチンは濃染性で，複数の深い切れ込みを有することが特徴で（図2），大型の核小体がみられることもある．この核の深い切れ込みは multi-clefted nuclei と呼称され IT の同定には有用である．

- 子宮内膜掻爬検体において胎盤絨毛が認められない場合でも，着床部の脱落膜内に IT が確認できれば，子宮内の妊娠の診断が可能となる．

免疫組織化学

- HE 染色でも IT の識別は可能であるが，細胞質が CK（AE1/AE3，CAM5.2 など）に陽性であることから，免疫組織化学を行えば栄養膜細胞としての性質がより明瞭となる（図4）．

- 脱落膜細胞（子宮内膜間質細胞）は CK 陰性，vimentin 陽性である．CK は子宮内膜腺上皮にも陽性であるが，IT は孤在性に分布しているため腺上皮との鑑別は容易である．

- 栄養膜細胞の形態学的特徴を Memo 69 に示したので，参考にされたい．

▶1：胎児血管内の有核赤血球

- products of conception の診断時に，注意して観察したいのが胎児血管内の有核赤血球である（図3）．流産の診断で採取された内膜掻爬検体には，胎盤絨毛と脱落膜組織はあるものの，胎児成分（fetal parts）はみられないことが多い．この場合，胎盤絨毛内の有核赤血球が唯一の胎児成分となる．

- 有核赤血球は絨毛性疾患の診断においても重要な所見で，部分胞状奇胎（partial mole）では観察されることがあるが，全胞状奇胎（complete mole）ではみられない．

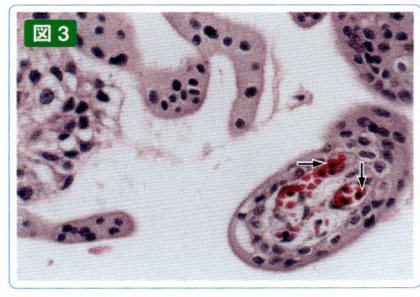

▲図3 有核赤血球．Products of conception と診断された子宮内膜掻爬検体であるが，胎児絨毛の血管内に多数の有核赤血球（矢印）が認められる．

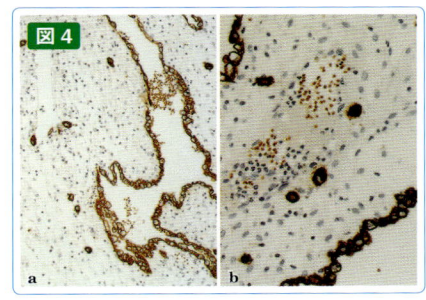

▲図4 脱落膜内の IT の免疫組織化学
IT の細胞質は CK（AE1/AE3）に強陽性を示す（a：弱拡大，b：強拡大）．

▶2：Human chorionic gonadotropin（hCG）と human placental lactogen（hPL）は全妊娠期間を通して CT に陰性であるが，CK はいずれの栄養膜細胞にも強陽性で，栄養膜細胞のマーカーとして最も汎用性が高い．

| 着眼ポイント keypoint | 内膜掻爬検体内に胎盤絨毛を認めない場合でも，着床部の脱落膜内に中間型栄養膜細胞が確認できれば，子宮内の妊娠が示唆され，products of conception の診断が可能である． |

参考文献
1) Wan SK, Lam PW, Pau MY, et al.: Multiclefted nuclei. A helpful feature for identification of intermediate trophoblastic cells in uterine curetting specimens. Am J Surg Pathol 1992, 16: 1226-1232
2) Daya D, Sabet L: The use of cytokeratin as a sensitive and reliable marker for trophoblastic tissue. Am J Clin Pathol 1991, 95: 137-141

5 ピットフォール pitfall ▶ 頸部リンパ節の術中迅速診断
Cervical lymph node in intraoperative rapid diagnosis

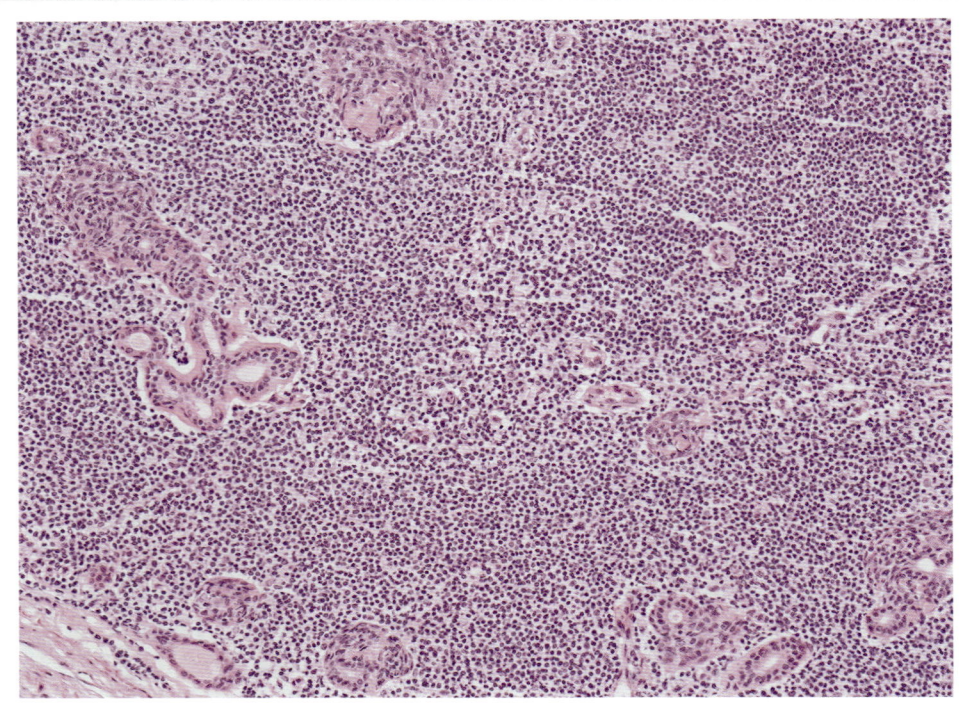

▲図1　術中迅速標本（頸部リンパ節として提出）．リンパ節と思われる組織内に腺腔を形成する上皮成分が認められる．

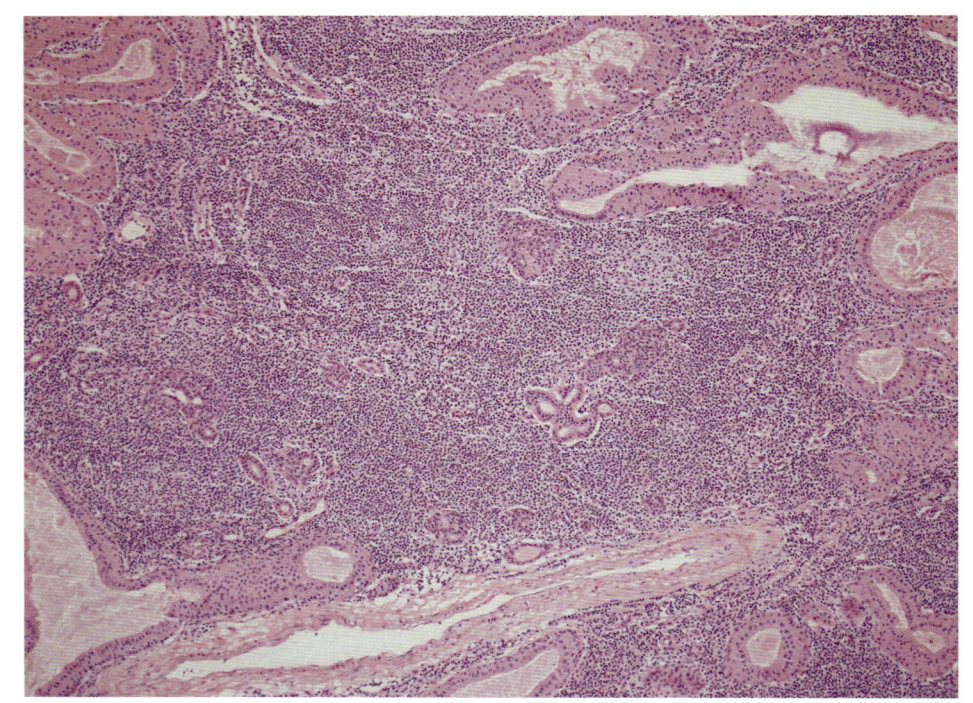

▲図2　術中迅速標本（頸部リンパ節として提出）．リンパ節として提出された組織であり，一見すると腺癌の転移を考えるが，強拡大にして組織像の確認を行う必要がある．この例では臨床医がリンパ節として認識し提出した検体は，ワルチン腫瘍そのものであった．

術中迅速診断
（intraoperative rapid diagnosis）

- 術中迅速診断は，artifact が加わり，標本の状態も良くなく，病理医にとっては非常にストレスのかかる検査である．今回の例は手術室からリンパ節として検体が届いたという症例である．この場合，リンパ節という前提で組織像をみてしまうとピットフォールに陥ってしまうことになる．

- この症例は臨床医がリンパ節として提出したものが，ワルチン腫瘍（Warthin tumor）そのものであったという例で，じっくり組織像をみると腺腔構造に2層性の構造が認められる（図3）．

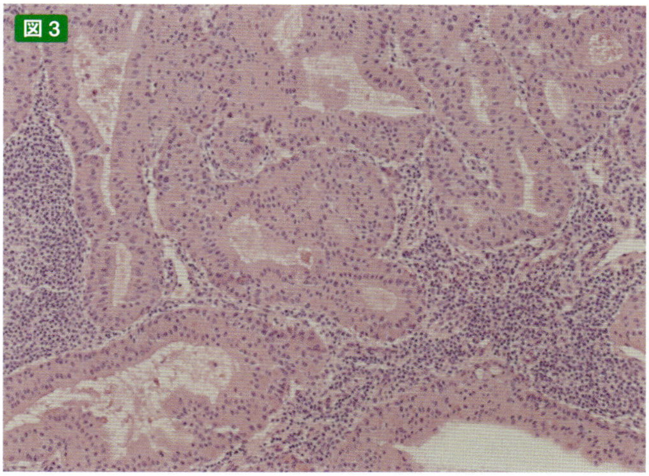

- リンパ節の術中迅速診断では，骨盤内リンパ節も知っていないとピットフォールに陥ることがある．それは表1にも示したが，婦人科手術でみられる glandular inclusion の症例である．線毛の有無が大切な所見である．

▲図3 ワルチン腫瘍．腺腔を構成する細胞は，2層性（two layers）で好酸性の細胞質を有している．

術中迅速診断に関わるエピソード

- 術中迅速診断に関してこれまで先人が残してくれた数々のエピソードがある．ここではその一部を表1に示したので参考にされたい．

Pitfall ピットフォール症例：その背景

▸ 経験の少ない病理医
▸ ベテラン病理医
↓
上記のいずれの場合にもピットフォール（落とし穴）に陥ることがある

- 一人病理医，多忙な日々（overwork）
- 臨床医からの早急な診断の要求
- 体調不良
- 精神的ゆとりの欠如
- 上記の重複など

表1 先人から学ぶ術中迅速診断におけるピットフォールのエピソード

エピソード	補足説明
Warthin tumor vs. metastatic adenocarcinoma	今回のピットフォール症例．
Serous atrophy vs. signet-ring cell carcinoma	胃癌症例で腹腔内の脂肪組織などが提出された場合，serous atrophy を signet ring cell carcinoma と誤診することがある．この逆もありえる．
Glandular inclusion vs. metastatic adenocarcinoma	比較的頻度の高いもので，婦人科手術で骨盤内のリンパ節に腺腔がみられる場合，その上皮に線毛がないかの確認が大切．
Parathyroid adenoma vs. parathyroidal hyperplasia	副甲状腺が1つ提出された段階で腺腫か過形成かの診断は不可能で，2個以上の提出がその鑑別には不可欠．
Ganglioneuroma vs. entrapped ganglion cells in neurofibroma	腫瘍性の ganglion では2核のものがみられることが多く，さらに外套細胞がみられない（Memo 24参照）．
Lobular carcinoma of the breast: mass and lymph node	乳腺の小葉癌は腫瘤が不明瞭なことがあり，術中迅速診断で炎症細胞と判断し良性と診断してしまうことがある．また，リンパ節転移も見落としやすい．
Osteosarcoma vs. fracture（benign）	小児の骨折で骨肉腫と誤認するような組織像に遭遇することがあり，画像所見，臨床医とのディスカッションが必須．

着眼ポイント keypoint：術中迅速診断は，組織の質のみならず，時間的な制約もあり，不十分な情報量の中で素早い診断が要求されるが，この例のように最初の思い込みからピットフォールに陥ることもあるので，注意が必要である．

Memorandum

Memo 1 　真皮内にみられる cyst の鑑別診断
皮膚　➡ 診断クルー 1

	囊胞壁	囊胞内容物	囊胞壁内もしくは壁に付着する付属器	その他
Epidermal cyst（表皮囊腫）（= epidermal inclusion cyst, infundibular cyst）	• Normal epidermis, granular layer present	• Laminated, eosinophilic keratinous material	None	
Trichilemmal cyst（外毛根鞘囊腫）（= pilar cyst, follicular cyst of isthmus-catagen type）	• Peripherally palisading eosinophilic cells with no visible intercellular bridges • No granular layer present	• Homogeneous, eosinophilic, amorphous material	None	• Focal calcification of cyst contents common
Steatocystoma（脂腺囊腫）	• Convoluted or wavy wall composed of basophilic cells without visible intercellular bridges • Eosinophilic cuticle centrally	• Hairs may be present	• Sebaceous glands adjacent to or within cyst wall	
Dermoid cyst（皮様腫）	• Normal epidermis	• May contain hair	• Mature pilosebaceous units attach to cyst wall and open into lumen	• Subcutaneous location
Hidrocystoma（汗囊腫）	• Cuboidal (eccrine) or columnar (apocrine) cells, decapitation secretion of columnar cells observed	• Granular, amorphous, pale, eosinophilic material	None	• Outer layer of myoepithelial cells
Eruptive vellus hair cyst（発疹性毳毛囊腫）	• Normal epidermis	• Laminated, eosinophilic, keratinous material • Numerous small vellus hairs	• Hair follicle occasionally attached to cyst wall	
Ganglion（ガングリオン）	• Dense, fibrous connective tissue	• Myxoid, slightly basophilic, amorphous material	None	• Cilia on the inner surface of cyst lining
Cutaneous ciliated cyst	• Pseudostratified columnar epithelium	• Eosinophilic amorphous material	None	

Memo 2 　Eosinophilic spongiosis を示す皮膚疾患
皮膚　➡ 診断クルー 2

- Allergic contact dermatitis（アレルギー性接触皮膚炎）
- Arthropod bites *
- Bullous pemphigoid（水疱性類天疱瘡）
- Drug eruptions（薬疹）
- Incontinentia pigmenti（色素失調症）
- Parasite infestations **
- Pemphigus（天疱瘡）group

＊：虫刺症とほぼ同義．
＊＊：寄生虫とほぼ同義．

Memo 3　Interstitial eosinophils を示す皮膚疾患

皮膚　➡ 診断クルー 2

- Arthropod bites＊
- Drug eruptions（薬疹）
- Hypereosinophilic syndrome（好酸球性増加症候群）
- Pruritic urticarial papules and plaques of pregnancy（PUPPP，妊娠性瘙痒性丘疹）
- Parasite infestations＊＊
- Urticaria（蕁麻疹）
- Urticarial stage of bullous pemphigoid（水疱性類天疱瘡）
- Wells' syndrome（eosinophilic cellulitis）〔ウェルズ症候群（好酸球性蜂巣炎）〕
- Angioedema with eosinophilia（好酸球増加を伴う血管性浮腫）

＊：虫刺症とほぼ同義．
＊＊：寄生虫とほぼ同義．

Memo 4　皮膚線維腫，隆起性皮膚線維肉腫，異型線維黄色腫，未分化多形肉腫の組織学的鑑別

皮膚　➡ 診断クルー 3

	DF	DFSP	AFX	UPS＊
表皮の変化	Dirty fingers	Thinned 〜 slight hyperplastic	Ulcerated 〜 thinned 〜 normal	Thinned 〜 normal
増殖パターン	Short fascicles, vague storiform	Monotonous storiform	Vague storiform in some variants	Vague storiform in some variants
付随所見	Histiocytoid cells, giant cells, inflammation	Generally absent	Histiocytoid cells, giant cells, inflammation	Histiocytoid cells, giant cells, inflammation
皮下組織への進展	Occasional and limited	Consistent and extensive	Occasional and limited	Extensive
核分裂像	Absent 〜 a few	Occasional	Frequent	Frequent
壊死	Absent	Infrequent	Rare	Common
免疫組織化学のCD34	Peripheral staining in occasional cases	Diffuse and extensive staining	Focal staining in occasional cases	Focal staining in occasional cases

DF：dermatofibroma（皮膚線維腫）
DFSP：dermatofibrosarcoma protuberans（隆起性皮膚線維肉腫）
AFX：atypical fibroxanthoma（異型線維黄色腫）
UPS：undifferentiated pleomorphic sarcoma（未分化多形肉腫）

＊：これまで悪性線維性組織球腫（malignant fibrous histiocytoma, MFH）と呼ばれてきたものに相当．

Memorandum

Memo 5 — 形質細胞浸潤を伴う皮膚疾患
皮膚　➡ 診断クルー 4

- Syphilis（梅毒）
- Rhinoscleroma（鼻硬化症）
- Granuloma inguinale（鼠径肉芽腫）
- Chronic folliculitis（慢性毛嚢炎）
- Plasmacytoma（形質細胞腫）
- Zoon's balanitis（circumorificial plasmacytosis）
- Syringocystadenoma papilliferum（乳頭状汗管嚢胞腺腫）
- Inflammatory infiltrates on head and neck and periorificial areas
- Nodular amyloidosis（結節性アミロイドーシス）
- Rosai-Dorfman disease

Memo 6 — 形質細胞浸潤がみられる皮膚腫瘍
皮膚　➡ 診断クルー 4

- Mycosis fungoides（菌状息肉症）
- Basal cell carcinoma（基底細胞癌）
- Squamous cell carcinoma（扁平上皮癌）
- Actinic keratosis（日光角化症）
- Syringocystadenoma papilliferum（乳頭状汗管嚢胞腺腫）
- Plasmacytoma（形質細胞腫）

Memo 7 — 先天性母斑細胞母斑を示唆する 3 つの所見
皮膚　➡ 診断クルー 5

①母斑細胞が付属器周囲性，血管周囲性，あるいは神経周囲性に分布する．
②母斑細胞が膠原線維間に 1 列（single cell array）あるいは 2 列に，または散在性に分布する．
③母斑細胞が真皮上層で帯状に，あるいは真皮下層や皮下脂肪組織までびまん性に分布する．

Memo 8 後天性母斑細胞母斑：Ackerman の組織構築（シルエット）による分類

皮膚　　➡ 診断クルー 5

Unna 母斑 (ウンナ)	有茎性の小結節で，体幹，上肢，頸部に好発し，外方増殖性の構築を示す.
Miescher 母斑 (ミーシャー)	ドームに隆起する小結節で，顔面に好発し，内方増殖性の楔状の構築を示す.
Spitz 母斑 (スピッツ)	小児を含む若年者に多く，顔面，四肢，体幹に好発する．上皮様ないしは紡錘形の母斑細胞の増殖がみられる.
Clark 母斑* (クラーク)	体幹，四肢に好発する．組織学的には shoulder lesion（真皮内病変の直上とその両側の表皮内に境界部型の胞巣がみられる），bridging of rete（隣接突起に存在する nest の連結がみられる），concentric fibroplasia（表皮突起周囲に層状の線維化がみられる）などがみられる.

＊：Ackerman の分類に従えば，掌蹠の後天性母斑細胞母斑のほとんどは Clark 母斑と分類されることになり，現在の Clark 母斑＝いわゆる dysplastic nevus という一般認識にあてはまらないことになり，議論の余地が残る．

Note Lentigo maligna（悪性黒子）
➡ 診断クルー 5

Lentigo（黒子）のうち基底層の異型メラノサイトの増生のみられる lentigo maligna（悪性黒子）は高齢者の日光裸露部，特に顔面に発症する malignant melanoma in situ（表皮内悪性黒色腫）を指す．なお Ackerman らは日光傷害皮膚に生じた melanoma in situ にすぎないという観点からこの病名を使用しない立場をとっている．

Note Dysplastic nevus（異形成母斑）
➡ 診断クルー 5

Clark 母斑は，Ackerman らによればいわゆる dysplastic nevus のことを指している．日本では Ackerman のもとで学んだ皮膚病理医が多いため，Clark 母斑を使用する病理医が多いが，欧米では dysplastic nevus という名称を使用している皮膚病理医が多い．ちなみに，WHO 分類や Weedon の教科書でも dysplastic nevus が使用されている．

Memo 9 スピッツ母斑と悪性黒色腫の組織学的鑑別点

皮膚　　➡ 診断クルー 5

	スピッツ母斑	悪性黒色腫
弱拡大でのスキャンニング	左右対称	左右非対称
表皮内での増殖様式	表皮下層に胞巣を形成	顆粒層に至る孤在性の増殖
腫瘍細胞の maturation	あり	なし
Kamino bodies (dull pink globules)	高頻度（70%）	稀（2%）
細胞形態	紡錘形型〜類上皮型	pagetoid
裂隙形成 (cap-like space)	しばしば	稀
核分裂像	病巣上部にはみられるが，深部にはみられない	病巣上部のみならず，深部にもみられる

143

Memorandum

Memo 10 皮膚　**基底細胞癌の組織亜型**

➡ 診断クルー 6

- Nodular type（solid type）〔結節型（充実型）〕：70% を占め最多
- Superficial type（multifocal type）（表在型）
- Morphea-like type（sclerosing type）〔斑状強皮症型（硬化型）〕
- Fibroepitheliomatous type（fibroepithelioma of Pinkus）〔線維上皮腫型（ピンカス型）〕
- Infiltrative type（浸潤型）
- Pigmented type（色素型）
- Adenoid type（腺様型）
- Cystic type（嚢腫型）
- Keratotic type（角化型）
- Infundibulocystic type（follicular type）（漏斗部嚢胞型）
- Basosquamous type（metaplastic type or metatypical type）
- Others
  - Clear cell type（明細胞型）
  - Signet-ring cell type（印環細胞型）
  - Sebaceous type（脂腺型）
  - Apocrine type（アポクリン型）
  - Eccrine type（エクリン型）

注：others として一括した亜型はきわめて稀である．なお，実際の症例では上記の亜型が同一病巣内で混在することも多い．

Memo 11 皮膚　**墓石様外観を呈する皮膚疾患**

➡ 診断クルー 7

- Pemphigus vulgaris（尋常性天疱瘡）
- Drug-induced pemphigus（薬剤性天疱瘡）
- Pemphigus vegetans（増殖性天疱瘡）
- Transient acantholytic dermatosis, Grover's disease
- Familial benign chronic pemphigus（家族性慢性良性天疱瘡），Hailey-Hailey disease（ヘイリー・ヘイリー病）
- Darier's disease（ダリエー病）
- Actinic keratosis（日光角化症）

Memo 12　尋常性天疱瘡の鑑別診断
皮膚　➡ 診断クルー 7

	Pemphigus vulgaris（尋常性天疱瘡）	Darier's disease（ダリエー病）	Hailey-Hailey disease（ヘイリー・ヘイリー病）	Grover's disease（グローバー病）
表皮基底層直上の病変	Intraepithelial bullae（表皮基底層直上の水疱）	Suprabasal clefts（表皮基底層直上の裂隙）	Intraepithelial bullae（表皮基底層直上の水疱）	Intraepithelial bullae（表皮基底層直上の水疱）
隣接上皮	Intact	Intact	Crumbling brick wall（棘融解は表層にも及び，壊れたブロック壁様の所見を呈する）	Intact
付属器上皮	侵される	侵される	侵されない	侵されない
円形体と顆粒（corps ronds and grains）	−	＋	稀	稀
真皮の炎症細胞浸潤	リンパ球，好酸球	リンパ球	リンパ球	リンパ球
蛍光抗体法	Positive（表皮細胞間にIgG が沈着）	Negative	Negative	Negative

Memo 13　痛みが参考となる皮膚疾患
皮膚　➡ 診断クルー 10

紅斑（erythema）	Erysipelas（丹毒）
	Toxic epidermal necrolysis（TEN）〔中毒性表皮壊死（剥離）症〕
	Herpes zoster（帯状疱疹）
結節（nodule）	E ：Eccrine spiradenoma（エクリンらせん腺腫）
	N ：Neurilemmoma（神経鞘腫）
	G ：Glomus tumor（グロムス腫瘍）
	L ：Leiomyoma（平滑筋腫）
	A ：Angiolipoma（血管脂肪腫）
	N ：Neurofibroma（神経線維腫）
	D ：Dermatofibroma（皮膚線維腫）

結節は ENGLAND の語呂合わせで覚える．

Memorandum

Memo 14 角層内に好中球浸潤を認めた際の鑑別診断
皮膚

- Dermatophytosis〔皮膚糸状菌症（白癬）〕
- Candidiasis（カンジダ症）
- Mucha-Habermann disease（= pityriasis lichenoides et varioliformis acuta, PLEVA）〔ムッハ - ハーバーマン病（急性痘瘡状苔癬状粃糠疹）〕
- Psoriasis（early lesion）〔乾癬（早期病変）〕

Memo 15 炎症性皮膚疾患の生検標本で臨床診断と病理診断が合致しない場合に考慮すべきこと
皮膚

- 典型的な皮疹の部位から採取されたのか？
- 初期病変と思われる部位から採取された可能性は？
- 炎症の弱い（あるいは強い）部位から採取された可能性は？
- その他

Memo 16 花むしろ状パターンを呈する皮膚・骨軟部腫瘍
皮膚 骨軟部
➡ 診断クルー 9

- Nodular fasciitis（結節性筋膜炎）
- Myositis ossificans（骨化性筋炎）
- Dermatofibroma（DF，皮膚線維腫）
- Fibrous dysplasia of bone（線維性骨異形成症）
- Non-ossifying fibroma（非骨化性線維腫）〔metaphyseal fibrous defect（骨幹端線維性欠損）〕
- Schwannoma（神経鞘腫）
- Perineurioma（神経周膜腫）
- Phosphaturic mesenchymal tumor
- Dermatofibrosarcoma protuberans（DFSP，隆起性皮膚線維肉腫）
- Undifferentiated pleomorphic sarcoma（UPS，未分化多形肉腫）
- Malignant peripheral nerve sheath tumor（MPNST，悪性末梢神経鞘腫瘍）

Memo 17　腱鞘線維腫と鑑別すべき疾患

皮膚 骨軟部　→ 診断クルー 13

鑑別疾患	鑑別点
Giant cell tumor of tendon sheath（腱鞘巨細胞腫）〔nodular tenosynovitis（結節性滑膜炎）〕	• Fibroma of tendon sheath と類似の部位に発生し，肉眼的にも分葉状の形態を示し酷似する • Cleft-like spaces が認めることもあるが，その頻度は低い • 円形細胞の増生からなり，多核巨細胞（核の数は比較的多い），xanthoma cell やヘモジデリン沈着を認める
Nodular fasciitis（結節性筋膜炎）	• 病変の発育速度が速く，好発部位は前腕屈側，胸壁，背中で，手や足の発生は稀 • Cleft-like spaces を欠く
Dermatofibroma（皮膚線維腫）	• 手や足に発生することは少ない • 組織球様細胞に加えて，巨細胞，泡沫細胞，ヘモジデリンを認めることが多い • Cleft-like spaces を欠く
Sclerosing perineurioma（硬化性神経周膜腫）	• Cleft-like spaces を欠く • 免疫組織化学では，EMA，Type IV collagen，laminin，Glut-1 が陽性
Collagenous fibroma（膠原線維性線維腫）	• 好発部位は肩，上腕，前腕 • 分葉状構造や cleft-like spaces を欠き，fibromyxoid な間質が目立つ
Palmar fibromatosis and plantar fibromatosis（手掌線維腫症，足底線維腫症）	• 境界不明瞭な病変で，cleft-like space を欠く • β-カテニンが陽性
Hypertrophic scar（肥厚性瘢痕）	• 境界不明瞭な病変で，cleft-like space を欠く • Elongated capillary が垂直に配置する

Memo 18　線維腫の名称がつく主な疾患とその特徴

皮膚 骨軟部　→ 診断クルー 13

疾患名	特徴
Soft fibroma（軟性線維腫）	いわゆる fibroepithelial polyp，skin tag に相当する病変．脂肪細胞を含有することが多い
Pleomorphic fibroma of the skin（多形性線維腫）	Dense collagenous な真皮内に大型で核異型を伴う atypical fibroblast を認める
Sclerotic fibroma（硬化性線維腫）	硝子化した膠原線維が花むしろ状を示し，細胞成分のきわめて乏しい境界明瞭な真皮内腫瘍
Nuchal fibroma（項部線維腫）	成人の後頸部の皮下にみられる，境界不明瞭な fibrocollagenous proliferation を示す腫瘍
Calcifying aponeurotic fibroma（石灰化腱膜線維腫）	小児にみられ，fibroma や fibrosarcoma に類似する像を呈するが，fibrocartilaginous foci がみられ，中心部に石灰化を認める境界の不明瞭な腫瘍
Elastofibroma（弾性線維腫）	中年以降の女性に好発し，背部の肩甲下部にみられる fibrocollagenous な腫瘍で，thick，densely eosinophilic elastin bands を認める
Nasopharyngeal angiofibroma（鼻咽腔血管線維腫）〔juvenile angiofibroma（若年性血管線維腫）〕	若年男性の鼻腔にみられる血管線維増生を示す腫瘍
Giant cell angiofibroma（巨細胞性血管線維腫）	成人男性の眼窩に好発する巨細胞を伴う血管線維増生を示す腫瘍

147

Memo 19　小円形細胞性腫瘍の特徴的な組織細胞所見

皮膚　骨軟部　➡ 診断クルー 22，ピットフォール 2

所見	疾患名
ロゼット形成	Neuroblastoma（神経芽腫）
	Ewing's sarcoma（ユーイング肉腫）
	Primitive neuroectodermal tumor（PNET，原始神経外胚葉性腫瘍）
	Olfactory neuroblastoma（嗅神経芽細胞腫）
横紋筋芽細胞（赤玉細胞）	Rhabdomyosarcoma（横紋筋肉腫）
間質の desmoplasia	Desmoplastic small round cell tumor（結合組織形成性小細胞腫瘍）
レース状の類骨形成	Small cell osteosarcoma（小細胞骨肉腫）
Hemangiopericytomatous appearance と硝子様の小軟骨島	Mesenchymal chondrosarcoma（間葉性軟骨肉腫）
細顆粒状のクロマチン（fine dusty chromatin）	Merkel cell carcinoma（メルケル細胞癌）
Eosinophilic myelocyte	Granulocytic sarcoma（顆粒球肉腫）

Memo 20　痛みを伴う軟部腫瘍

骨軟部　➡ 診断クルー 10

- Glomus tumor（グロムス腫瘍）
- Angiolipoma（血管脂肪腫）
- Neuroma（神経腫）
- Vascular leiomyoma（血管平滑筋腫）
- Cutaneous leiomyosarcoma（皮膚平滑筋肉腫）
- Clear cell sarcoma（明細胞肉腫）
- Calcified synovial sarcoma（石灰化滑膜肉腫）*

＊：滑膜肉腫（synovial sarcoma）で石灰化がみられる頻度は，程度によるが約 20% である．

Memo 21　Ganglion cells や ganglion-like cells が認められる疾患

骨軟部　➡ 診断クルー 12

- Ganglioneuroma（神経節神経腫）
- Ganglioneuroblastoma（神経節神経芽腫）
- Gangliocytic paraganglioma
- Ganglioglioma（神経節膠腫），gangliocytoma（神経節細胞腫）
- Proliferative fasciitis（増殖性筋膜炎）
- Proliferative myositis（増殖性筋炎）

Memo 22 結節性筋膜炎，増殖性筋膜炎および増殖性筋炎の鑑別
骨軟部　➡ 診断クルー 12

疾患名	年齢	部位	大きさ	組織像
Nodular fasciitis（結節性筋膜炎）	20～40歳	前腕・大腿・上腕などの皮下組織，浅在性筋膜，筋肉内	＜2cm	組織培養状形態，出血，炎症，浮腫
Proliferative fasciitis（増殖性筋膜炎）	40～70歳	前腕・大腿などの皮下組織	2～5cm	幼若な線維芽細胞の増殖，ganglion-like cells
Proliferative myositis（増殖性筋炎）	50歳	背部・胸壁・腹壁などの骨格筋	1～6cm	増殖性筋膜炎と同様

Memo 23 結節性筋膜炎の特殊型・類縁疾患
骨軟部　➡ 診断クルー 12

特殊型	Parosteal fasciitis（傍骨性筋膜炎）
	Ossifying fasciitis（骨化性筋膜炎）
	Intravascular fasciitis（血管内筋膜炎）
	Cranial fasciitis（頭蓋筋膜炎）
類縁疾患	Proliferative fasciitis（増殖性筋膜炎）
	Proliferative myositis（増殖性筋炎）

Memo 24 神経節神経腫と神経節を巻き込んだ神経線維腫との鑑別
骨軟部　➡ 診断クルー 12，ピットフォール 5

	神経節細胞（ganglion cells）	外套細胞（satellite cells）
Ganglioneuroma（神経節神経腫）	2核ないし多核のものあり．細胞異型がみられることあり	通常認めない
神経節を巻き込んだ neurofibroma（神経線維腫）	通常1核．細胞異型なし	認める

Memo 25 浸潤性小葉癌と硬癌の線状配列
乳腺　➡ 診断クルー 17

浸潤性小葉癌	凹凸を示す	・核が円形から楕円形，核間距離は均等 ・細胞集団辺縁の輪郭は数珠状（rosary-like）
硬癌	圧排像／直線状	・細胞集団辺縁が直線化 ・核は縦並びで相互に圧排され，木目込み状

149

Memorandum

Memo 26 浸潤性小葉癌の組織亜型
乳腺
➡ 診断クルー 17

- Classic type（古典型）
- Solid variant（充実型）
- Alveolar variant（胞巣型）
- Tubulolobular variant（管状小葉型）
- Pleomorphic variant（多形性型）
- Mixed type（混合型）

Memo 27 種々のロゼット構造
中枢神経
➡ 診断クルー 15

Flexner-Wintersteiner rosette		・ロゼットの中心に管腔が形成される ・網膜芽腫，松果体芽腫など
Homer Wright rosette		・繊細な細胞質突起が集まっている ・神経芽腫，髄芽腫，松果体芽腫，primitive neuroectodermal tumor（PNET）など
Perivascular pseudorosette（血管周囲性偽ロゼット）		・中心の血管を取り囲むように細胞が配列する ・上衣腫

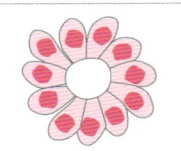

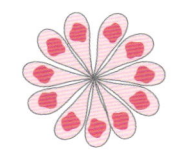

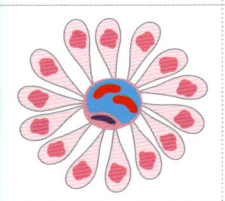

この他，rosette-forming glioneural tumor や central neurocytoma などでは神経細胞性ロゼット（neurocytic rosette）がみられる．

Memo 28 ローゼンタール線維を認める病変
中枢神経
➡ 診断クルー 18

- Pilocytic astrocytoma（毛様細胞性星細胞腫）
- Alexander's disease

・Longstanding gliotic lesions	Gliosis around craniopharyngioma（頭蓋咽頭腫）in the hypothalamus / Gliosis around hemangioblastoma（血管芽腫）in the cerebellum
	Old infarcts / Chemopallidectomy wounds
	About parasitic cysts / After radiation

- Pineal cyst（松果体嚢胞）

・Others	Fucosidosis（フコース蓄積症）
	Giant axonal neuropathy（巨大軸索神経障害）

Memo 29 好発年齢からみた代表的脳腫瘍とその好発部位

中枢神経　→ 診断クルー 18

好発年齢	疾患名	好発部位	備考
成人	Glioblastoma（膠芽腫）		多くは40歳以上
	Anaplastic astrocytoma（退形成性星細胞腫）		
	Oligodendroglioma（乏突起膠腫）	前頭葉	
	Pituitary adenoma（下垂体腺腫）	トルコ鞍	
	Meningioma（髄膜腫）		20歳以下は稀
	Schwannoma（神経鞘腫）	小脳橋角部	20歳以下は稀
	Hemangioblastoma（血管芽腫）	小脳半球	
	Malignant lymphoma（悪性リンパ腫）		
	Metastatic carcinoma（転移性癌）		
小児	Pilocytic astrocytoma（毛様細胞性星細胞腫）	小脳，視床下部，視神経	
	Pleomorphic xanthoastrocytoma（多形性黄色星細胞腫）		2/3が18歳以下
	Medulloblastoma（髄芽腫）	小脳	
	Medulloepithelioma（髄上皮腫）		5歳以下の乳幼児
	Ependymoblastoma（上衣芽腫）		大半が5歳以下の幼児
	Primitive neuroectodermal tumor（PNET）（原始神経外胚葉性腫瘍）		
	Choroid plexuspapilloma（脈絡叢乳頭腫）	第四脳室，側脳室	
	Germinoma〔ジャーミノーマ（胚腫）〕	松果体部	
	Teratoma（奇形腫）		
	Neuroblastoma（神経芽腫）		
小児および成人（2相性）	Ependymoma（上衣腫）	脊髄：成人 第四脳室：小児	
	Craniopharyngioma（頭蓋咽頭腫）	トルコ鞍	
小児～成人	Central neurocytoma（中枢性神経細胞腫）	側脳室，第三脳室	
	Myxopapillary ependymoma（粘液乳頭状上衣腫）	脊髄円錐，終糸	
	Subependymal giant cell astrocytoma（上衣下巨細胞性星細胞腫）	側脳室，第三脳室	
	Subependymoma（上衣下細胞腫）	側脳室，第四脳室	

Memo 30　Oligodendroglia-like cell からなる脳腫瘍の鑑別診断

中枢神経　➡ 診断クルー 19

	DNT	Oligodendroglioma (乏突起膠腫)	Central neurocytoma (中枢性神経細胞腫)	Clear cell ependymoma (明細胞上衣腫)	CNS PNET
年齢	Children, young adults	Adults	Young adults	Children, adults	Infants, children
部位	Supratentorial, intracortical	White matter, cortical involvement	Lateral ventricle	Cerebrum	Cerebrum
肉眼像	Demarcated, multinodular	Infiltrative	Demarcated	Demarcated	Demarcated
組織像	Specific glioneuronal element, mucinous background, floating neurons, nodule, cortical dysplasia	Fried egg appearance, honeycomb appearance, chicken wire vessel, calcification	Small round cells, neuropil-like matrices, calcification	Round cells with clear cytoplasm	Undifferentiated cells, rosettes
免疫組織化学	S-100 protein, Olig2	S-100 protein, Olig2, GFAP, mutant IDH1	Synaptophysin	GFAP, EMA	Synaptophysin, GFAP, neurofilament
電顕	Not diagnostic	Not diagnostic	Neuronal processes containing dense core vesicles and microtubules	Small lumen with microvilli, junction	Not diagnostic
WHO grade	Grade I	Grade II	Grade II	Grade II	Grade IV

DNT：dysembryoplastic neuroepithelial tumor（胚芽異形成性神経上皮腫瘍）
CNS PNET：central nevous system primitive neuroectodermal tumor（中枢神経系原始神経外胚葉性腫瘍）
GFAP：glial fibrillary acidic protein，EMA：epithelial membrane antigen

Memo 31　甲状腺腫瘍における核内細胞質封入体の同定基準

甲状腺　➡ 診断クルー 20

- 境界が明瞭
- 境界部の内縁は平滑で，外縁にクロマチンの凝集がみられる
- 封入体内部は均一無構造で，細胞質の色調に類似
- 小さいものではピントの上下により封入体が消失し，クロマチンが出現
- 大きさは核の大きさの 10% 以上

Memo 32 すりガラス状核

甲状腺 ➡ 診断クルー 20

Orphan Annie's eye nuclei	すりガラス状核（ground glass nuclei）でみられる明るく抜けた核所見が，米国の漫画の主人公の目に似ていることから（右図），このように呼ばれることがある．
Fine powdery chromatin/ dusty chromatin	乳頭癌の細胞診標本でみられる非常に繊細な核クロマチンをいう．これがすりガラス状核に相当すると考えられる．

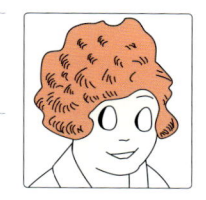

Pitfall 凍結標本や細胞診標本では認識できない．ホルマリン固定パラフィン包埋の切片で最もよく認められる．

Memo 33 甲状腺被包型濾胞性病変の病理診断におけるサンプリングのフローチャート

甲状腺 ➡ 診断クルー 21

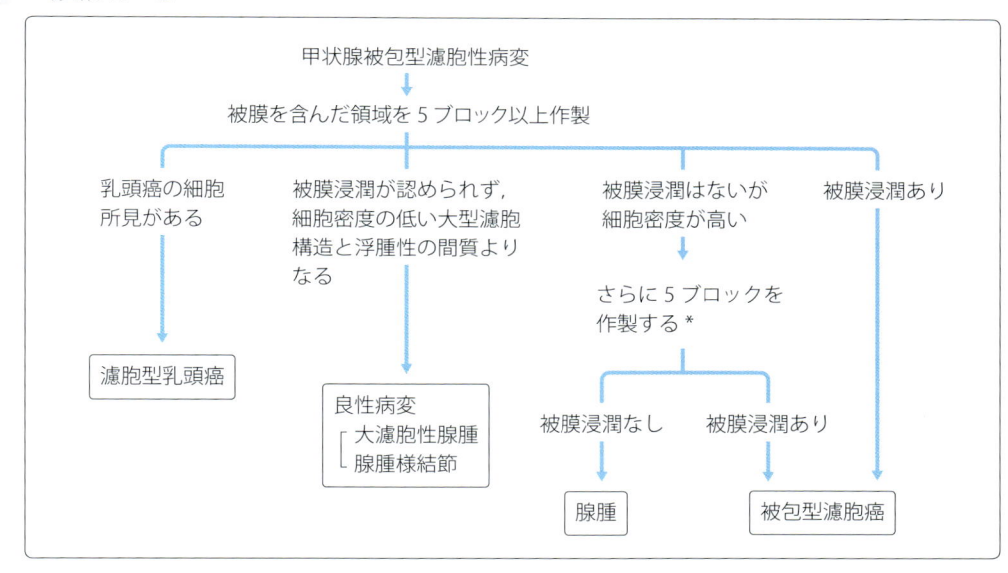

```
                    甲状腺被包型濾胞性病変
                            ↓
                被膜を含んだ領域を 5 ブロック以上作製

乳頭癌の細胞    被膜浸潤が認められず，    被膜浸潤はないが    被膜浸潤あり
所見がある      細胞密度の低い大型濾胞    細胞密度が高い
                構造と浮腫性の間質より
                なる
                                        さらに 5 ブロックを
                                        作製する *

    ↓                                被膜浸潤なし  被膜浸潤あり
濾胞型乳頭癌      良性病変
                  ┌ 大濾胞性腺腫
                  └ 腺腫様結節            腺腫      被包型濾胞癌
```

＊：以下の場合は，さらに追加ブロックを作製する必要がある．
- 被膜が厚い
- びまん性に細胞異型がある
- 容易に核分裂像が認められる
- 被膜内に mushroom-shaped tumor bud を認める
- 好酸性の細胞，すなわち eosinophilic cell feature（欧米でいう Hürthle cell）を認める

Memorandum

Memo 34 壊死を伴うリンパ節病変とその鑑別ポイント

造血器　➡ 診断クルー 25, 27

	病変		ポイント
良性	Kikuchi disease（菊池病）		• Nuclear debris（核崩壊産物）
			• 半月状核の組織球
			• CD8 陽性 T リンパ球
			• 顆粒球浸潤の欠如
			• 形質細胞様樹状細胞（CD123，CD68 陽性）
	Systemic lupus erythematosus（全身性エリテマトーデス）		• Nuclear debris
			• 血管炎
			• ヘマトキシリン体
			• 好中球浸潤あり
	Kawasaki's disease（川崎病）		• フィブリン血栓
			• 好中球浸潤
			• 小児の皮膚粘膜症状
	その他の壊死性リンパ節炎	Epstein-Bar virus（EBV）infection	• Nuclear debris
			• リンパ球の減少
			• 抗体価の測定
		necrotizing granulomatous disease（壊死性肉芽腫性病変）*	• 肉芽腫・病原体の検出
		suppurative granulomatous disease（化膿性肉芽腫性病変）**	• 微小膿瘍・好中球浸潤
		梅毒	• 血管周囲の形質細胞浸潤
			• 濾胞過形成・被膜の肥厚
	Infarction（infection, trauma, vasculitis）〔梗塞（感染，外傷，血管炎）〕		• 広範な壊死
			• Nuclear debris の欠如
			• 被膜下にリンパ組織が少量生き残る
悪性	Non-Hodgkin lymphomas（非ホジキンリンパ腫）***		• Nuclear debris が目立つことあり
			• 免疫染色
			• クロナリティの検索
	Hodgkin lymphoma（nodular sclerosis）〔ホジキンリンパ腫（結節性硬化型）〕		• 好中球浸潤を伴う
			• 特異細胞の同定（Reed-Sternberg 細胞）
	Nasopharyngeal carcinoma（鼻咽頭癌）****		• 時に巣状の壊死が目立つ
			• 好中球・好酸球浸潤を伴う
			• CK 陽性

*：結核症，非定型抗酸菌症，ブルセラ症など．
**：猫ひっかき病，鼠径リンパ肉芽腫，野兎病，エルシニア症．
***：特にびまん性大細胞型 B 細胞リンパ腫および末梢性 T 細胞性リンパ腫．
****：リンパ節病変ではないが鑑別疾患となるため記載した．

Memo 35　B 細胞性リンパ腫における CD5 あるいは CD43 の coexpression

造血器　➡ 診断クルー 28

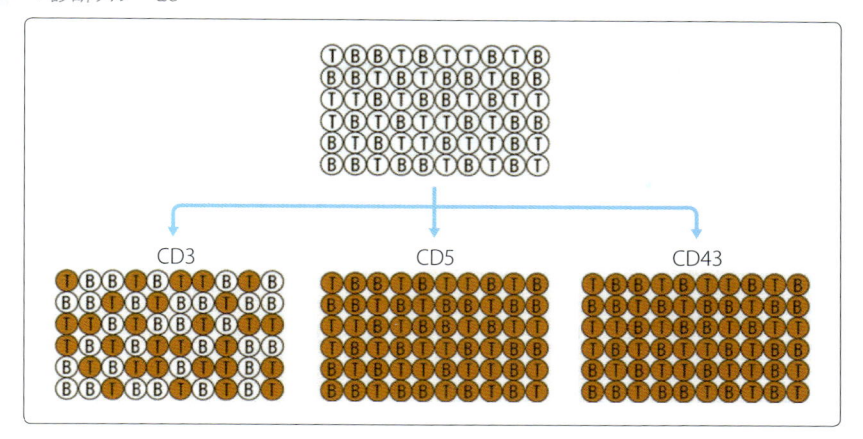

CD3 と比較し，CD43 のほうが明らかに多くの細胞に陽性（●）となれば coexpression ありと判断する．すなわち，これは aberrant phenotype であり，悪性リンパ腫（malignant lymphoma）を強く疑う所見である．もし，CD3 と，CD5 あるいは CD43 が同様のパターンで染色されているならば反応性 T 細胞が染色されている可能性が示唆される．

Memo 36　濾胞性リンパ腫の grading および reporting of pattern

造血器　➡ 診断クルー 29

Grading

Grade 1	高倍率視野で centroblast が 5 個以下
Grade 2	高倍率視野で centroblast が 6〜15 個
Grade 3	高倍率視野で centroblast が 16 個以上
3a	Centrocyte が存在する
3b	Centroblast のシート状増殖がみられる

- 対物レンズ 40 倍の強拡大視野で 10 個の腫瘍性濾胞における centroblast の数を算出し，その最大値．
- Grade 1 と Grade 2 の鑑別は困難なこともあり，予後の観点からも Grade 1-2（low grade）と記載可能である．

Reporting of pattern

Follicular	>75% *
Follicular and diffuse	25〜75%
Focally follicular	<25%
Diffuse	0%

＊：Follicular pattern の面積比を示す．

155

Memorandum

Memo 37 濾胞の反応性過形成と濾胞性リンパ腫の鑑別点
造血器
➡ 診断クルー 29

		Reactive follicular hyperplasia（濾胞の反応性過形成）	Follicular lymphoma（濾胞性リンパ腫）
濾胞		濾胞の境界は明瞭．濾胞の大きさは大小さまざま	back-to-back あり．濾胞の大きさは比較的揃う
Mantle zone		一般的にはっきりしている	不完全で，全く欠くこともある
リンパ節構造		保たれる	部分的に破壊される
胚中心	細胞	Large cells > Small cells	Small cells > Large cells
胚中心	Tingible macrophages	あり	なし
胚中心	胚極性	保たれる	なし
胚中心	Bcl-2	陰性	約 85% の症例で陽性
胚中心	κ，λ	Polyclonal	Restriction あり
胚中心	CD10 or bcl-6	胚中心に陽性	胚中心以外に sheet 状の陽性細胞あり，ただし約 10% の症例で陰性
胚中心	Ki-67	半数以上の細胞に陽性．極性あり	陽性細胞が少なく，極性を欠く
リンパ節外での濾胞形成		なし	あり
年齢		すべての年齢層	中年から高齢者．子供には稀

Memo 38 免疫組織化学における light chain restriction の判定
造血器
➡ 診断クルー 29

判定	κ，λ の陽性細胞の比
正常	κ：λ＝約 2：1〜3：1
Light chain restriction	κ：λ＝10：1 or 1：5（より簡便に一方が 10 倍以上とする場合もある）

- 必ず陽性コントロール（例：胚中心のはっきりした扁桃）を置き，正常な染色が行われていることを確認する．
- Light chain restriction の検出率は必ずしも高くないので，negative data から悪性リンパ腫を否定してはならない．

Memo 39 結節様構造を呈する悪性リンパ腫
造血器
➡ 診断クルー 29

- Follicular lymphoma（濾胞性リンパ腫）
- Mantle cell lymphoma（マントル細胞リンパ腫）
- Extranodal marginal zone lymphoma（節外性濾胞辺縁帯リンパ腫）
- Nodular lymphocyte predominante Hodgkin lymphoma（結節性リンパ球優位型ホジキンリンパ腫）
- Classical Hodgkin lymphoma の一部（古典的ホジキンリンパ腫の一部）
- Lymphoblastic lymphoma（リンパ芽球性リンパ腫）with nodular growth pattern
- Peripheral T-cell lymphoma（末梢性 T 細胞性リンパ腫）with nodular growth pattern
- Others

Memo 40 びまん性大細胞型 B 細胞リンパ腫における GCB type と non-GCB type の鑑別アルゴリズム
造血器

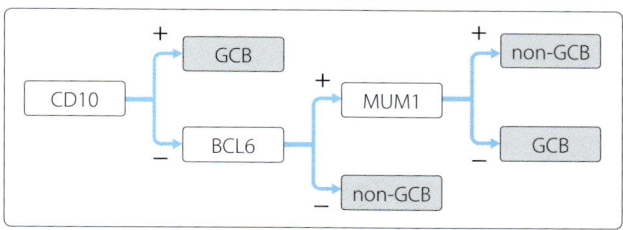

```
CD10 ─+→ GCB
     └─−→ BCL6 ─+→ MUM1 ─+→ non-GCB
                │         └−→ GCB
                └−→ non-GCB
```

GCB：germinal center B-cell
non-GCB：non-germinal center B-cell

陽性細胞が 30% 以上の場合に＋とする（Blood 2004, 103: 275-282）．

Memo 41 悪性リンパ腫：1% の法則
造血器

- 全悪性腫瘍の 1% が悪性リンパ腫
- 悪性リンパ腫のうちの 1% が脳原発

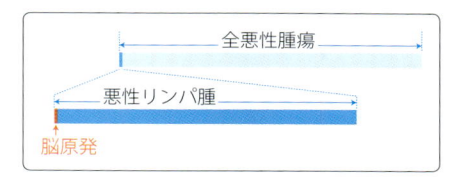

全悪性腫瘍／悪性リンパ腫／脳原発

Memo 42 多数の形質細胞を伴う濾胞の反応性過形成病変：リンパ節における鑑別疾患
造血器

- Rheumatoid arthritis
- Other collagen vascular disease
- Syphilis（＝ luetic lymphadenitis）
- Nonspecific reactions（＝ plasmacytosis）
- Castleman's disease, plasma cell type
- AIDS（＝ HIV infections）

Memo 43 筋上皮細胞の形態変化およびその免疫組織化学
唾液腺
➡ 診断クルー 30

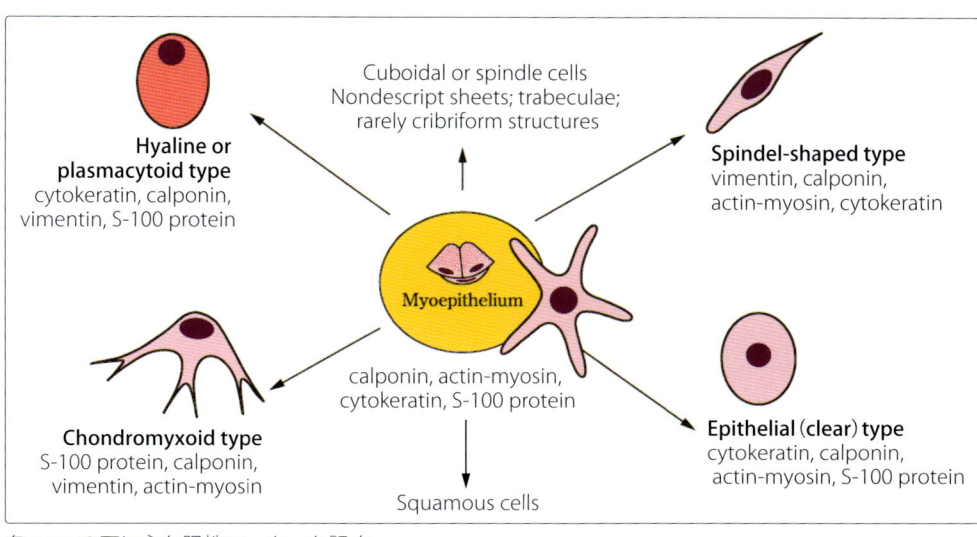

Myoepithelium
calponin, actin-myosin, cytokeratin, S-100 protein

Hyaline or plasmacytoid type
cytokeratin, calponin, vimentin, S-100 protein

Cuboidal or spindle cells
Nondescript sheets; trabeculae; rarely cribriform structures

Spindle-shaped type
vimentin, calponin, actin-myosin, cytokeratin

Chondromyxoid type
S-100 protein, calponin, vimentin, actin-myosin

Squamous cells

Epithelial (clear) type
cytokeratin, calponin, actin-myosin, S-100 protein

各 type の下に主な陽性マーカーを記す．

Memorandum

Memo 44 腺様嚢胞癌の組織亜型
唾液腺 ➡ 診断クルー 31

Cribriform type (篩状型)	・組織亜型のうち最も一般的にみられる ・腫瘍胞巣内に多数の cylindrical space を有し，いわゆる篩状，Swiss-cheese 様のパターンを示す ・この space の多くは真の腺管ではなく，間質の迷入であるため pseudocyst と呼ばれるが，稀に上皮細胞より成る真の腺管構造を示すこともある
Solid type (充実型)	・腫瘍細胞が充実性に配列し，大小の胞巣を形成して増殖する ・核分裂像が目立ち，壊死を伴うことがある ・他の 2 型に比べ予後不良である
Tubular type (管状型)	・管腔を形成して腫瘍細胞が増殖する像が主体である ・上皮性の細胞から成る真の腺腔と間質との連続を示す偽腺腔がある ・周囲間質には硝子化が高度に認められることが多い

Memo 45 特発性間質性肺炎の分類
肺 ➡ 診断クルー 34

Major idiopathic interstitial pneumonias (主な特発性間質性肺炎)	Idiopathic pulmonary fibrosis（特発性肺線維症）
	Idiopathic nonspecific interstitial pneumonia（特発性非特異性間質性肺炎）
	Respiratory bronchiolitis-interstitial lung disease（呼吸細気管支炎関連性間質性肺疾患）
	Desquamative interstitial pneumonia（剥離性間質性肺炎）
	Cryptogenic organizing pneumonia（特発性器質化肺炎）
	Acute interstitial pneumonia（急性間質性肺炎）
Rare idiopathic interstitial pneumonias (稀な特発性間質性肺炎)	Idiopathic lymphoid interstitial pneumonia（特発性リンパ球性間質性肺炎）
	Idiopathic pleuroparenchymal fibroelastosis（特発性 PPFE）
Unclassifiable idiopathic interstitial pneumonias（分類不能型特発性間質性肺炎）	

注：この分類は，American thoracic society（アメリカ胸部疾患学会）と European respiratory society（ヨーロッパ呼吸器学会）による改訂版の分類（2013）である．

Memo 46 通常型間質性肺炎と非特異型間質性肺炎の鑑別表
肺 ➡ 診断クルー 34

所見		UIP	NSIP
Temporal appearance		Variegated	Uniform
Interstitial inflammation		Scant	Prominent
Interstitial fibrosis	collagen	Yes, patchy	Variable, diffuse
	fibroblasts	No	Occasional, diffuse
OP pattern		Occasional, focal	Occasional, focal
Fibroblastic foci（線維芽細胞巣）		Usual, prominent	Occasional, focal
Honeycomb areas		Yes	Rare
Intraalveolar macrophage accumulation		Occasional, focal	Occasional, patchy

UIP：usual interstitial pneumonia（通常型間質性肺炎）
NSIP：nonspecific interstitial pneumonia（非特異型間質性肺炎）
OP：organizing pneumonia（器質化肺炎）

Memo 47 逆流性食道炎の病理組織所見

消化管　➡ 診断クルー 37

- Intraepithelial eosinophils（上皮内の好酸球）
- Neutrophilic infiltration（好中球浸潤）
- Epithelial hyperplasia（上皮過形成）
  - Basal cell hyperplasia（基底細胞過形成）
  - Elongated papillae
- Dilated vessels in papillae
- Balloon cells *
- Erosion/ulceration

＊：Swollen, rounded squamous cells with pale-staining cytoplasm present in the midzone of the epithelium, PAS stain negative.

Memo 48 胃の MALT リンパ腫における除菌前後の生検組織評価

消化管　➡ 診断クルー 39

Grade	評価の記載	組織所見
0	Normal	・Scattered plasma cells ・No lymphoid follicles
1	Chronic active gastritis	・Small clusters of lymphocytes in lamina propria ・No lymphoid follicles or lymphoepithelial lesions
2	Chronic active gastritis with florid lymphoid follicle formation	・Prominent lymphoid follicles with surrounding mantle zone and plasma cells ・No lymphoepithelial lesions
3	Suspicious lymphoid infiltrate, probably reactive	・Lymphoid follicles surrounded by small lymphocytes that infiltrate diffusely in lamina propria and into epithelium
4	Suspicious lymphoid infiltrate, probably lymphoma	・Lymphoid follicles surrounded by centrocyte-like cells that infiltrate diffusely in lamina propria and into epithelium in small groups
5	Low-grade B-cell MALT lymphoma	・Dense diffuse infiltrate of centrocyte-like cells in lamina propria ・Prominent lymphoepithelial lesions

Grade 0 〜 3：considered negative for lymphoma.
Grade 4 〜 5：considered positive for lymphoma.

Memorandum

Memo 49 消化管上皮性腫瘍におけるウィーン分類
消化管　→ 診断クルー 40

Categroy 1	Negative for neoplasia/dysplasia		
Category 2	Indefinite for neoplasia/dysplasia		
Category 3	Noninvasive low-grade neoplasia * (low-grade adenoma/dysplasia)		
Category 4	Noninvasive high-grade neoplasia *	4.1	High-grade adenoma/dysplasia
		4.2	Noninvasive carcinoma (carcinoma in situ)
		4.3	Suspicious of invasive carcinoma
Category 5	Invasive carcinoma	5.1	Intramucosal carcinoma +
		5.2	Submucosal carcinoma or beyond

＊：Noninvasive indicates absence of evident invasion.
＋：Intramucosal indicates invasion into the lamina propria or muscularis mucosae.

Memo 50 コラーゲン大腸炎の主要な鑑別診断
消化管　→ 診断クルー 43

	Collagenous colitis	Lymphocytic colitis	IBD*	Acute self-limited colitis/ Infectious colitis
Mucosal architectural distortion	－	－	＋＋＋	±
Lamina propria chronic inflammation	＋＋	＋＋	＋＋＋	＋
Lamina propria neutrophil	－	－	－**	＋＋
Intraepithelial lymphocytes	＋＋＋	＋＋＋	－	－
Surface neutrophil	－	－	＋	＋
Surface epithelial degeneration	＋＋＋	＋＋	－	＋＋
Subepithelial collagen band	＋＋	－	－	－
Apoptosis	－	－	＋	＋
Cryptitis/crypt abscess	－	－	＋＋＋	＋＋

＊：primary inflammatory bowel disease.
＊＊：ulcerative colitis（active phase）では＋．

Memo 51　偽膜の形成を呈する主要な腸病変
消化管　➡ 診断クルー 45

- Antibiotic-associated (entero) colitis（抗生物質関連大腸炎）
- Ischemia（乏血, 虚血, 阻血）
- Obstructive colitis（閉塞性大腸炎）
- Staphylococcus enterocolitis（ブドウ球菌性腸炎）
- Amebiasis（アメーバ症）
- Shigellosis（細菌性赤痢）
- Neonatal necrotizing enterocolitis（新生児壊死性腸炎）
- Hemolytic uremic syndrome（溶血性尿毒症症候群）
- Heavy metal toxicity（重金属中毒）
- Neutropenic enterocolitis（好中球減少性腸炎）
- Chemotherapy-induced intestinal damage（化学療法に伴う腸管傷害）

Memo 52　消化管でアポトーシスを認める病態・疾患
消化管　➡ 診断クルー 46

- Acute GVHD（急性移植片対宿主病）
- Chemotherapy/radiation therapy（化学療法や放射線治療に伴ってみられるもの）
- Drug-induced change〔非ステロイド性抗炎症薬 (nonsteroidal anti-inflammatory drugs, NSAIDs) などの薬剤使用により生じるもの〕
- Bowel preparation artifact（大腸ファイバーでの前処置のために生じるもの）
- AIDS enteropathy（エイズ腸症）
- Collagenous colitis（コラーゲン大腸炎）
- Lymphocytic colitis（リンパ球性大腸炎）
- Apoptotic colonopathy (Pathobiology 2013, 80: 282-288)
- Carcinoma
- Transplantation-associated (thrombotic) microangiopathy, intestinal type（腸管型移植関連微小血管障害）

GVHD：graft-versus-host disease

Memo 53　消化管生検における急性移植片対宿主病の grading system
消化管　➡ 診断クルー 46

Grade	Histology
1	Mild necrosis of individual crypts
2	Crypt abscesses and crypt cell flattening
3	Dropout of many crypts
4	Flat mucosa

Memo 54 大腸生検（非腫瘍性内科的疾患）における病理診断プロセス
消化管

弱拡大	① 大腸粘膜の基本構築は保たれているか • destructive process なのか，それとも non-destructive なのか
中拡大	② 粘膜固有層の炎症細胞浸潤の有無はどうか， • 炎症細胞浸潤を認めるのであればその程度：mild，moderate，severe • 炎症細胞浸潤の種類：acute，chronic，mixed（両者の混在） • 炎症細胞浸潤の部位：粘膜固有層の浅層（superficial），深層（deep）
強拡大	③ 種々の変化が存在するのか • epithelial damage はあるのか • vascular change はあるのか • 粘膜固有層に何らかの修飾像はあるのか

上記内容を自問自答する形で標本をみていく．

Memo 55 実践的な大腸炎の組織学的分類
消化管

Non-destructive colitis （粘膜の基本構築が保たれている）	Lymphocytic colitis
	Collagenous colitis
	Non-specific colitis（focal active colitis）
	Iatrogenic colitis（drug，enema，laxatives など）
	Acute self-limited colitis（infectious colitis）
	Diversion colitis など
Destructive colitis （粘膜の基本構築が崩れている）	Ischemic colitis
	O157 や *Clostridium difficile* による colitis
	Radiation colitis など

Memo 56 潰瘍性大腸炎の活動度：Matts の生検組織分類
消化管

Grade 1	正常
Grade 2	好中球・リンパ球の粘膜・粘膜固有層への浸潤
Grade 3	粘膜・粘膜固有層・粘膜下組織への著明な細胞浸潤
Grade 4	陰窩膿瘍，粘膜全層への著明な細胞浸潤
Grade 5	細胞浸潤を伴うびらん，潰瘍，粘膜壊死

Memo 57 Gastrointestinal stromal tumor（GIST）のリスク分類

消化管

リスク分類	腫瘍径（cm）	核分裂像数（/50 HPF）	原発部位
超低リスク	≦ 2.0	≦ 5	―
低リスク	2.1 〜 5.0	≦ 5	―
中リスク	≦ 5.0	6 〜 10	胃
	5.1 〜 10.0	≦ 5	
高リスク	> 5.0	> 5	―
	> 10.0	Any mitotic rate	
	Any size	> 10	
	≦ 5.0	> 5	胃以外
	5.1 〜 10.0	≦ 5	
	Any size	Any mitotic rate	腫瘍破裂あり

Modified-Fletcher 分類：Hum Pathol 2008, 39: 1411-1419, Eur J Surg Oncol 2011, 37: 890-896

Memo 58 Pericellular and perivenular fibrosis を示す肝疾患

肝胆膵

➡ 診断クルー 47

- Alcoholic steatohepatitis（ASH）（アルコール性脂肪性肝炎）
- Nonalcoholic steatohepatitis（NASH）（非アルコール性脂肪性肝炎）
- Chronic congestion（long-standing congestive heart failure）
〔慢性うっ血（長期にわたるうっ血性心不全）〕
- Congenital syphilis（先天性梅毒）
- Metabolic diseases（Gaucher's disease, etc）〔代謝性疾患（ゴーシェ病など）〕

Memo 59 好中球浸潤を認める主な肝疾患

肝胆膵

➡ 診断クルー 47

疾患名	病理所見
ASH and NASH	Centrilobular infiltrates with Mallory bodies
Ascending cholangitis（上行性胆管炎）	Neutrophils in lumens and walls of the bile ducts
Extrahepatic biliary obstruction（肝外胆管閉塞）	Numerous neutrophils in portal tracts
Medication reactions	Lobular and/or portal neutrophilic infiltrate
Sepsis（敗血症）	Neutrophils around ducts and in the sinusoids
Surgical hepatitis（surgical artifacts）	Neutrophilic infiltration in subcapsular and centrilobular foci in surgical wedge biopsy specimens
Cytomegalovirus infection（サイトメガロウイルス感染症）	Focal accumulations of neutrophils（neutrophilic microabscesses）

ASH：Alcoholic steatohepatitis （アルコール性脂肪性肝炎）
NASH：Nonalcoholic steatohepatitis （非アルコール性脂肪性肝炎）

剖検症例では，ascending cholangitis，extrahepatic biliary obstruction，sepsis などによく遭遇する．

Memorandum

Memo 60 急性拒絶反応の Banff 基準（肝移植）
肝胆膵 ➡ 診断クルー 49

全体的評価	基準
不確実	急性拒絶反応の診断基準を満たさない門脈域炎症細胞浸潤
軽度	少数の門脈域における拒絶反応による炎症細胞浸潤で，全般に軽度で門脈域内に限局する
中等度	ほどんとあるいはすべての門脈域に拡大する，拒絶反応による炎症細胞浸潤
高度	上記の中等度炎症に，門脈域周辺への炎症細胞浸潤の逸出を伴い，かつ中等度から高度の中心静脈周囲炎が肝実質に広がり，中心静脈周囲の肝細胞壊死に関与する

注：急性拒絶反応（acute cellular rejection, ACR）の診断には diagnostic triad のうち少なくとも 2 つの所見を認めることが必要で，ACR の診断が確定した時点で拒絶反応の重症度を Banff 基準に基づいて行う．

Memo 61 門脈域に好酸球を認める疾患
肝胆膵 ➡ 診断クルー 49

- Drug-induced liver injury（薬物性肝障害）（drug hypersensitivity or toxicity）
- Acute or chronic viral hepatitis（急性／慢性ウイルス性肝炎）
- Extrahepatic biliary obstruction（肝外胆管閉塞）
- Acute cellular rejection after liver transplantation（肝移植後の急性細胞性拒絶反応）
- Primary biliary cirrhosis（原発性胆汁性肝硬変）
- Parasitic disease（寄生虫症）
- Biliary tract disorders（胆道疾患）
  - Acute and chronic cholecystitis（急性／慢性胆嚢炎）
  - Choledocholithiasis（総胆管結石症）
  - Sclerosing cholangitis（硬化性胆管炎）
  - Biliary atresia（胆道閉鎖症）
- Hypereosinophilic syndrome（好酸球性増加症候群）
- Eosinophilic gastroenteritis（好酸球性胃腸炎）

Memo 62 胆嚢良性ポリープの肉眼的鑑別
肝胆膵 ➡ 診断クルー 50

		疾患名	肉眼的特徴	頻度
非腫瘍性 胆嚢良性ポリープの 90%		Cholesterol polyp（コレステロールポリープ）	1〜15 mm 径 黄色，柔らかい，多発，有茎性	50〜90%
		Adenomyoma（adenomyomatous hyperplasia）〔腺筋腫（腺筋腫様過形成）〕	5〜25 mm 径 底部の筋層内に好発，割面は嚢胞状	15〜25%
		Inflammatory polyp（炎症性ポリープ）	3〜15 mm 径 赤褐色，単発	15%
		Lymphoid polyp（リンパ性ポリープ）	<5 mm 径 灰色調，多発（20 個以上の小結節）	<5%
腫瘍性 胆嚢良性ポリープの 10%		Adenoma（腺腫）	3〜25 mm 径 赤褐色，通常単発	10%
その他		Heterotopia〔異所性（組織）〕，平滑筋腫，顆粒細胞腫など		<1%

Memo 63 膵臓の漿液性腫瘍：その分類の変遷

肝胆膵 ➡ 診断クルー 51

WHO 分類（2000）：Serous cystic neoplasms of the pancreas

- Serous microcystic adenoma
- Serous oligocystic adenoma
- Serous cystadenocarcinoma

WHO 分類（2010）：Serous neoplasms of the pancreas

Serous adenoma	Histological variant	Macrocystic serous cystadenoma
		Solid serous adenoma
		VHL-associated serous cystic neoplasm
		Mixed serous neuroendocrine neoplasm
Serous cystadenocarcinoma		

VHL：von Hippel-Lindau

Memo 64 膵臓の粘液性嚢胞腫瘍と膵管内乳頭粘液性腫瘍の臨床病理学的相違点

肝胆膵 ➡ 診断クルー 52

	MCN	IPMN
年齢	中年	中高年
性	女性	男性
部位	体尾部	頭部
膵の基本構造	逸脱・外方突出	保たれる（萎縮）
被膜	有（共通）	無（膵管壁）
膵管との交通	無	膵管内
卵巣様間質	有	無

MCN：mucinous cystic neoplasm（粘液性嚢胞腫瘍）
IPMN：intraductal papillary mucinous neoplasm（膵管内乳頭粘液性腫瘍）

Memo 65 膵管内乳頭粘液性腫瘍：その亜型と病理学的特徴

肝胆膵 ➡ 診断クルー 52

亜型	類似上皮病変	異型度	MUC1	MUC2	MUC5AC	MUC6	CDX2
Gastric type	胃の腺窩上皮	軽度	−	−	++	+	−
Intestinal type	大腸の絨毛腫瘍	中等度～高度	−	++	++	−	++
Pancreatobiliary type	胆道の乳頭状腫瘍	高度	++	−	++	+	−
Oncocytic type	好酸性細胞腫	高度	+	−/+	++	+	−

−：no labeling, ＋：may be positive, ＋＋：usually positive

Memorandum

Memo 66 膵管内乳頭粘液性腫瘍：gastric type と intestinal type の鑑別点
肝胆膵
➡ 診断クルー 52

	Gastric type	Intestinal type
粘液形質	MUC5AC＋，MUC2－	MUC5AC＋，MUC2＋
病変の部位	主膵管≪分枝膵管	主膵管＞分枝膵管
異型度	高≪低	高≫低
管腔内への結節状増殖	稀	高頻度
周囲膵実質組織の萎縮	強≪弱	強
間質内の粘液結節形成	稀	高頻度
幽門腺様構造	高頻度	稀
低異型度 PanIN 様構造	高頻度	稀
IPMN 由来浸潤癌	稀	高頻度
IPMN 由来浸潤癌の組織型	粘液癌＜浸潤性膵管癌	粘液癌＞浸潤性膵管癌

PanIN：pancreatic intraepithelial neoplasia（膵上皮内腫瘍性病変）
IPMN：intraductal papillary mucinous neoplasm（膵管内乳頭粘液性腫瘍）
Based on Ban, Shimizu, et al.: Am J Surg Pathol 2006, 30: 1561-1569

Memo 67 細胞質が顆粒状を呈する腎腫瘍
泌尿器
➡ 診断クルー 55

- Clear cell renal cell carcinoma with eosinophilia
（細胞質が好酸性顆粒状を呈する淡明細胞型腎細胞癌）
- Chromophobe renal cell carcinoma（eosinophilic variant）（嫌色素性腎細胞癌）
- Papillary renal cell carcinoma（eosinophilic variant）（乳頭状腎細胞癌）
- Collecting duct carcinoma（集合管癌）
- Oncocytoma（オンコサイトーマ）
- Epithelioid angiomyolipoma（血管筋脂肪腫）
- Others：rhabdoid tumor, metastasis etc.

Memo 68 肉腫様増殖を示す腎臓の上皮性腫瘍
泌尿器
➡ 診断クルー 55

- Clear cell renal cell carcinoma（淡明細胞型腎細胞癌）
- Chromophobe renal cell carcinoma（嫌色素性腎細胞癌）
- Papillary renal cell carcinoma（乳頭状腎細胞癌）
- Collecting duct carcinoma（集合管癌）
- Urothelial carcinoma（尿路上皮癌）

Memo 69　栄養膜細胞の形態学的特徴

婦人科

➡ 診断クルー 60

	CT	IT	ST
核	単核	単核〜多核	多核
核分裂像	中等度	少	無
形態	円形	多角形〜紡錘形	不定形
細胞質	少量	豊富	豊富
	淡明〜顆粒状	両染性	多空胞状
	細胞境界明瞭	時に空胞状	
発育様式	絨毛に付随	脱落膜内，特に血管周囲	絨毛に付随
	ST と混在	細胞外のフィブリノイド物質内	CT と混在
免疫組織化学 hCG	−	+	+++
免疫組織化学 hPL	−	+++	++
免疫組織化学 Keratin	+++	+++	+++

−〜+：陽性の細胞の割合，CT：cytotrophoblast（細胞性栄養膜細胞）
IT：intermediate trophoblast（中間型栄養膜細胞），ST：syncytiotrophoblast（合胞体栄養膜細胞）
hCG：human chorionic gonadotropin（ヒト絨毛性ゴナドトロピン）
hPL：human placental lactogen（ヒト胎盤性ラクトゲン）

Memo 70　卵巣の卵胞性嚢胞

婦人科

Measuring up to 1 cm diameter	Normal size（正常）
Between 1 and 2.5 cm	Cystic follicle
Above 2.5 cm	Follicular cyst

上記のように記憶しておくとよい．

Memo 71　卵巣の黄体嚢胞

婦人科

Measuring 1.5 to 2.5 cm diameter	（Mature）corpus luteum or（normal）cystic corpus luteum
Above 2.5 cm	Corpus luteum cyst

上記のように記憶しておくとよい．

Memo 72　播種性血管内凝固症候群の剖検症例でフィブリン血栓を認めやすい臓器

その他

➡ 診断クルー 10

- 腎臓（糸球体）
- 脳
- 肺
- 消化管

上記の細静脈や毛細血管でみられる頻度が高い．

Memorandum

Memo 73 核内細胞質封入体がみられる主な腫瘍
その他　➡ 診断クルー 20

- Papillary carcinoma of the thyroid（甲状腺乳頭癌）
- Bronchioloalveolar carcinoma（細気管支肺胞上皮癌）
- Hepatocellular carcinoma（肝細胞癌）
- Melanocytic nevus（母斑細胞母斑）
- Malignant melanoma（悪性黒色腫）
- Meningioma（髄膜腫）
- Giant cell glioblastoma（巨細胞膠芽腫）
- Pleomorphic xanthoastrocytoma（多形性黄色星細胞腫）

Memo 74 Chicken wire pattern を呈する疾患
その他　➡ 診断クルー 47

疾患名	特徴	説明
Chondroblastoma（軟骨芽細胞腫）	Chicken wire calcification	腫瘍細胞周囲に石灰化（calcific deposits）がみられ，鶏小屋の金網様を呈する．
Myxoid liposarcoma（粘液型脂肪肉腫）	Chicken wire capillary vasculature（＝ chicken wire configuration）	粘液状基質とともに，繊細で吻合状の毛細血管が網目状に認められる．鶏の足跡のようにみえることもあり，その場合は chicken-foot-print configuration, crow's feet configuration と呼ばれる．
Oligodendroglioma（乏突起膠腫）	Chicken wire pattern of vasculature	核周囲量輪（perinuclear halo）を有する腫瘍細胞がみられ，その間質では分岐と吻合を示す毛細血管網が網目状に発達し，鶏小屋の金網のようにみえる．また，fried eggs（目玉焼き）と呼称されることもある．
ASH and NASH	Chicken wire fibrosis	肝細胞を一つ一つ取り囲む像を呈することから chicken wire fibrosis と呼称されるが，通常は pericellular fibrosis と呼ばれ，小葉中心部の肝細胞周囲性の線維化をさす．

ASH：Alcoholic steatohepatitis（アルコール性脂肪性肝炎）
NASH：Nonalcoholic steatohepatitis（非アルコール性脂肪性肝炎）
Chicken wire とは，組織像が文字通り"鶏小屋の金網"のようにみえることから使用される用語で，chicken-wire とハイフン（hyphen, 連字符）を入れて使用することもある．

Memo 75 真珠腫でみられる 3 つの成分
その他

- Keratin（ケラチン）
- Stratified squamous epithelium（重層扁平上皮）
- Subepithelial fibrous and/or granulation tissue（上皮下の線維性組織／肉芽組織）

Memo 76 奇形腫を診断する際のチェックポイント
その他

組織成分は何か	外胚葉	表皮，皮脂腺，汗腺，毛包，中枢神経系組織，メラニン保有細胞など
	中胚葉	骨，軟骨，脂肪組織，筋肉組織，血管・リンパ組織など
	内胚葉	消化管粘膜上皮，気管支上皮，甲状腺組織など
成熟 (mature) 組織か，未熟 (immature) 組織か		neuroepithelial (神経上皮) elements, immature cartilage (未熟な軟骨組織) などの有無
他の悪性病変 (malignancy) の合併		squamous cell carcinoma (扁平上皮癌)，choriocarcinoma (絨毛癌)，embryonal carcinoma (胎児性癌)，yolk sac tumor (卵黄嚢腫瘍) などの有無

Memo 77 割面にて出血・壊死が目立つ腫瘍
その他

- Hepatocellular carcinoma (肝細胞癌)*
- Renal cell carcinoma (腎細胞癌)*
- Choriocarcinoma (絨毛癌)
- Embryonal carcinoma (胎児性癌)
- Angiomyolipoma (血管筋脂肪腫)*

*では黄色調もみられる．

Memo 78 術中迅速診断の手術室 (執刀医) への返事の仕方
その他

①インターホン (interphone) でまず「○○さんの手術，そちらの手術室でよろしいでしょうか？」と問いかけ，患者の名前と部屋が一致するかどうかを確認する．
②ついで，「病理診断科 (もしくは病理部)，●● (自分の氏名) ですが，」と言い，そのあと病理所見と診断名を述べる．
返答例　「さきほど提出された甲状腺は adenomatous goiter の像で，悪性所見はみられません*」
「良性腫瘍を第一に考えますが，提出された組織の量が少ないので，最終診断は permanent section (永久標本) に委ねたいと思います」
「切除断端として提出された組織に悪性所見はみられません*」

*：悪性所見がみられない場合，「no malignancy です」とは言わない方がよい．というのは，「no malignancy」の「no」の部分がインターホンの不具合などで聞き取れず，「malignancy です」と誤解されることがあるからである．

- 局所麻酔下で手術が行われる場合には，インターホンで診断名を答えてよいかを事前に確認しておく．

169

Memo 79 日常の病理診断における大きさ，細胞数の同定（簡便法）

その他

赤血球の大きさ（直径）	腫瘍細胞の大きさを同定する簡便法として，主な染色における赤血球の大きさを知っておくと便利である． • HE 染色：7.5 μm • Papanicolaou 染色：5 μm • Giemsa 染色：7～8 μm （注：細胞の大きさは，Giemsa 染色では Papanicolaou 染色の約 1.4 倍になる）
顕微鏡の視野の直径	• 4×10 の倍率では直径は約 5 mm • 10×10 の倍率では約 2 mm • 20×10 の倍率では約 1 mm （注：使用する顕微鏡の機種や社種により若干異なるため，あくまで大雑把な値として認識しておく必要がある）
骨髄標本における細胞数（cellularity）	Marrow cellularity ＝（100－患者年齢）％± 20% （例：50 歳とすれば 30～70% となる） • 年齢による差： ・10 歳未満では成人に比して，明らかに cellularity が高い． ・新生児では脂肪細胞はほとんどなく，20 歳までの間に脂肪細胞が次第に増加し，70 歳以降では cellularity の低下が進む． • 脂肪細胞と骨髄細胞の面積比（F/C ratio）で表してもよい（注：細胞数の比ではない）：成人では 1/2～2/1 が正常範囲

Memo 80 "断端"について：margin vs. stump

その他

	Margin	Stump
医学辞書での定義	An edge or border, such as the boundary of an organ or other anatomic structure	The distal end of the part of the limb left in amputation
外科病理における定義	体内から切除された臓器の断端を指す．したがって，取り出された臓器の切除断端，つまり外科切除標本の断端は **surgical margin** と呼ぶのが正しい．	患部を切除した後に，体内に残存する切除部の断端を指す．したがって，残存する臓器の切除断端は **resection stump** となる．

日本語索引

あ
赤玉細胞 148
亜急性壊死性リンパ節炎 65
悪性黒子 143
悪性黒色腫 15, 19, 71, 143, 168
悪性線維性組織球腫 141
悪性末梢神経鞘腫瘍 146
悪性リンパ腫 37, 63, 71, 151, 155, 156, 157
　B細胞型 15
アスベスト 79
圧挫標本 46, 47
アポトーシス 106, 161
アミロイドーシス 103
アメーバ症 161
アルコール硝子体 111
アルコール性肝炎 111
アルコール性肝硬変 111
アルコール性肝障害 111
アルコール性肝線維症 111
アルコール性脂肪性肝炎 110, 111, 163, 168
アレルギー性胃腸炎 87
アレルギー性接触皮膚炎 140

い
異栄養性石灰化 117
胃癌 97
異型子宮内膜症 133
異型上皮 132
異形成 125
異形成母斑 143
異型線維黄色腫 15, 141
異型腺腫 53
移行上皮腫瘍 131
萎縮した陰窩 102
萎縮性陰窩 103
移植肝 114
移植片対宿主病 107
異所性 164
胃腺癌 95
胃前庭部毛細血管拡張症 29
苺（イチゴ）胆嚢 116
胃のMALTリンパ腫 93, 159
陰窩炎 107
陰窩膿瘍 107, 162
陰窩の立ち枯れ 103
印環細胞癌 108, 109, 113
インスリン依存型糖尿病 43

う
ウィーン分類 95
ウイルス性疾患 59
ウェルズ症候群 13, 141
羽毛状形態 32

え
永久標本 169
エイズ腸症 161
衛星細胞 33
栄養膜細胞 137, 167
液性拒絶反応 115
エクリンらせん腺腫 145
壊死 65
壊死性肉芽腫性病変 154
エルシニア感染症 61, 154
円形体 145
円形無気肺 79
炎状構造 12, 13
炎症性筋線維芽細胞性腫瘍 37
炎症性ポリープ 164
エンペリポレーシス 36, 37

お
黄色腫 37
黄色腫細胞 109
黄色肉芽腫性膀胱炎 123
黄色肉芽腫性炎症 37
黄体化 121
黄体嚢胞 167
横紋筋芽細胞 148
横紋筋肉腫 33, 71, 148
オンコサイトーマ 166

か
介在導管上皮 77
外傷 154
外套細胞 33, 139, 149
外胚葉 169
外部コンサルテーション 91
外毛根鞘嚢腫 11, 140
潰瘍性大腸炎 105, 107, 162
化学療法に伴う腸管傷害 161
芽球型形質細胞様樹状細胞腫瘍 55
角化型 144
核溝 51
核周囲暈輪 168
核周明庭 127
核塵 63
角層 146
核内細胞質陥入 51
核内細胞質封入体 50, 51, 152, 168
核内封入体 87
核の重積性 51
核破砕物 63, 64, 65, 107
核片貪食マクロファージ 68
核崩壊 107
核崩壊産物 154
核膜の不整 127
芽出像 131
下垂体腺腫 151
仮性嚢胞 121
家族性慢性良性天疱瘡 144
滑膜肉腫 148
化膿性炎症 61
化膿性肉芽腫 61

化
化膿性肉芽腫性病変 154
過敏性大腸症候群 101
顆粒 145
顆粒球肉腫 55, 148
顆粒細胞癌 127
顆粒細胞腫 91, 164
顆粒状 166
顆粒小体 47
顆粒層 11
カルチノイド 134, 135
カルチノイド症候群 135
川崎病 154
肝移植 115, 164
　——後の急性細胞性拒絶反応 164
眼窩 147
肝外胆管閉塞 163, 164
汗管腫 21
管腔内ムチン 129
ガングリオン 11, 140
汗孔癌 41
肝細胞癌 111, 168, 169
カンジダ症 146
カンジダ食道炎 87
管状型 158
管状小葉型 150
乾癬 146
感染 154
汗嚢腫 140
簡便法 170
顔面神経麻痺 75
顔面肉芽腫 15
間葉性軟骨肉腫 148

き
奇怪核を持つ濾胞状腺腫 53
偽癌性過形成 90, 91
菊池病 65, 154
奇形腫 151, 169
器質化肺炎 158
偽上皮腫性過形成 91
寄生虫 141, 140187
寄生虫症 164
喫煙 83
基底細胞 129
基底細胞過形成 87
基底細胞癌 17, 21, 41, 142, 144
　表在型 20
基底細胞腫 21
基底細胞上皮腫 21
基底細胞腺癌 75
基底細胞腺腫 73, 75
キノコ状 105
　——の腫瘍突出像 52
偽封入体 50, 51
偽膜 105, 161
偽膜性大腸炎 105
逆流性食道炎 87, 159
嗅神経芽細胞腫 148
急性移植片対宿主病 106, 107, 161
急性ウイルス性肝炎 164

Index

急性間質性肺炎 81, 158
急性拒絶反応 115, 164
急性骨髄性白血病 55
急性胆嚢炎 164
急性痘瘡状苔癬状粃糠疹 146
強皮症 13
胸膜弯入 78
虚血 161
虚血性大腸炎 103, 105
巨細胞膠芽腫 168
巨細胞性血管線維腫 147
巨大膠原ロゼット 38, 39
巨大軸索神経障害 150
切れ込みを有する核 136
菌交代現象 105
菌状息肉症 15, 25, 41, 142
筋上皮細胞 73
筋上皮腫 73

く

空腸回腸バイパス 111
空胞細胞 76, 77
グリコーゲン 91, 119
クリスタロイド 128, 129
クリプトコッカス症 85
グローバー病 23, 145
クローン病 105
グロムス腫瘍 145, 148

け

蛍光抗体法 145
形質細胞 17, 37, 157
形質細胞腫 142
形質細胞浸潤 142
形質細胞様細胞 72
形質細胞様樹状細胞 154
形質細胞様単球 65
経時的変化 41
頸部リンパ節 138
結核 61
結核症 154
血管炎 154
血管芽腫 150, 151
血管筋脂肪腫 166, 169
血管脂肪腫 29, 145, 148
血管周囲性偽ロゼット 150
血管内筋膜炎 149
血管内皮炎 114, 115
血管平滑筋腫 148
血管免疫芽球性T細胞性リンパ腫 59
結合組織形成性小細胞腫瘍 148
結節型 144
結節様構造 156
結節性アミロイドーシス 142
結節性滑膜炎 147
結節性筋炎 32, 33, 146, 147, 149
結節性リンパ球優位型ホジキンリンパ腫 69, 156
ケラチン 168
嫌色素性腎細胞癌 127, 166

原始神経外胚葉性腫瘍 49, 71, 148, 151
腱鞘巨細胞腫 147
腱鞘線維腫 35, 147
原発性胆汁性肝硬変 111, 115, 164
顕微鏡的大腸炎 101
顕微鏡の視野 170

こ

口蓋 75
膠芽腫 151
硬化性血管腫 15
硬化性神経周膜腫 147
硬化性線維腫 147
硬化性胆管炎 164
硬化性類上皮線維肉腫 39
硬癌 45, 149
膠原線維性線維腫 147
好酸球 164
好酸球食道炎 87
好酸球性胃腸炎 87, 164
好酸球性筋膜炎 13
好酸球性増加症候群 141, 164
好酸球性膿疱性毛包炎 13
好酸球性肺炎 83
好酸球性蜂巣炎 13, 141
好酸球増加症候群 13
好酸球増加を伴う血管性浮腫 141
好酸性骨髄球 55
好酸性細胞 73
甲状腺機能低下症 43
甲状腺腫性カルチノイド 135
甲状腺腫瘍 152
甲状腺組織 134, 135
甲状腺乳頭癌 51, 53, 168
甲状腺被包型濾胞性病変 153
甲状腺濾胞癌 53
抗生物質関連大腸炎 161
抗生物質起因性腸炎 103, 105
梗塞 154
好中球減少性腸炎 161
好中球浸潤 111, 146, 163
後天性母斑細胞母斑 143
高度前立腺上皮内腫瘍 129
高内皮細静脈 59
——増生 58
紅斑性天疱瘡 23
項部線維腫 147
合胞体栄養膜細胞 137, 167
ゴーシェ病 163
呼吸細気管支炎 83
呼吸細気管支炎関連性間質性肺疾患 81, 158
黒子 143
コクシジオマイコーシス 61
骨芽細胞の縁取り 31
骨化性筋炎 146
骨化性筋膜炎 149
骨幹端線維性欠損 146
骨髄移植 106
骨髄肉腫 55

骨髄標本 170
骨折 139
骨肉腫 139
骨盤内リンパ節 139
古典的ホジキンリンパ腫 156
コラーゲン層の肥厚 100
コラーゲン大腸炎 100, 101, 160, 161
コレステロールポリープ 164
コロイド鉄染色 127
混合腫瘍 73
混合性炎症細胞浸潤 114, 115

さ

細気管支肺胞上皮癌 168
細菌性赤痢 161
再生異型 125
サイトメガロウイルス 111
サイトメガロウイルス感染症 85, 163
再発性急性虫垂炎 99
細胞質空胞 112, 113
細胞質内空胞 113
細胞質内小腺腔 45
細胞診標本 153
細胞数 170
細胞性栄養膜細胞 137, 167
索状カルチノイド 135
索状構造 135
柵状肉芽腫 61
柵状配列 20, 21
砂粒体 130, 131
サルコイドーシス 61

し

ジアスターゼ消化・PAS 87, 119
耳下腺 77
敷石状 127
色素型 144
色素失調症 140
子宮内膜間質肉腫 71
子宮内膜症 133
子宮内膜症性嚢胞 132, 133
子宮内膜掻爬検体 137
脂質小体 117
篩状型 158
視床下部 151
視神経 151
脂腺癌 41, 77
脂腺細胞 73
脂腺腺腫 77
脂腺嚢腫 11, 140
脂腺母斑 17
脂肪化 111
脂肪肝 111
脂肪沈着 111
ジャーミノーマ 151
若年性血管線維腫 147
重金属中毒 161
集合管癌 166
終糸 151
充実型 150, 158

172

縦走潰瘍	103
重層扁平上皮	168
絨毛癌	169
樹状細胞	113
手掌線維腫症	147
主膵管	166
数珠状	149
受胎産物	137
術中迅速診断	138, 139, 169
上衣下巨細胞性星細胞腫	151
上衣下細胞腫	151
上衣芽腫	151
上衣腫	150, 151
漿液性境界悪性腫瘍	131
漿液性腫瘍	119, 131
漿液性腺癌	130, 131, 133
漿液性腺腫	119
漿液性嚢胞腺癌	119
漿液性嚢胞腺腫	119
小円形細胞腫瘍	70, 71
小円形細胞性腫瘍	55, 148
消化管上皮性腫瘍	160
松果体芽腫	150
松果体嚢胞	150
松果体部	151
小空胞様構造	107
上行性胆管炎	163
小細胞骨肉腫	148
硝子化索状腺腫	51
硝子球	74, 75
硝子様血栓	29
小腸切除	111
小乳頭状突出像	88
小脳	151
小脳橋角部	151
小嚢胞付属器癌	21
小斑状類乾癬	25
上皮筋上皮癌	75
上皮下の線維性組織／肉芽組織	168
上皮内好酸球浸潤	86, 87
静脈硬化症	103
静脈の血管内皮炎	115
小葉癌	45, 139
小葉中心部の線維化	111
食道逆流症	87
食道乳頭腫	89
脂漏性角化症	41
真菌感染症	91
神経芽腫	63, 148, 150, 151
神経細胞性ロゼット	150
神経腫	148
神経周膜腫	146
神経鞘腫	145, 146, 151
神経節膠腫	49, 148
神経節細胞	149
神経節細胞腫	148
神経節細胞類似の大型の細胞	33
神経節神経芽腫	148
神経節神経腫	33, 148, 149
神経線維腫	33, 145, 149

腎細胞癌	169
真珠腫	168
腎腫瘍	166
浸潤型	144
浸潤性小葉癌	45, 149, 150
浸潤性膵管癌	166
尋常性天疱瘡	23, 144, 145
新生児壊死性腸炎	161
人畜共通感染症	61
蕁麻疹	141

す
髄外性骨髄腫瘍	55
髄芽腫	71, 150, 151
膵管内乳頭粘液性腫瘍	121, 165, 166
髄上皮腫	151
膵上皮内腫瘍性病変	166
膵臓	
──の漿液性腫瘍	165
──の漿液性腺腫	119
──の粘液性嚢胞腫瘍	121
水疱性類天疱瘡	13, 140, 141
髄膜腫	151, 168
水様性下痢	101
スピッツ母斑	19, 143
すりガラス状核	51, 153
すりガラス様陰影	31
スリット状の腺腔様空隙	130, 131

せ
生検標本	146
成熟奇形腫	135
成熟組織	169
星芒状肉芽腫	60, 61
星芒状	
──の線維化	119
──の線維性結節	82, 83
──の瘢痕	119
臍毛嚢腫	11
脊髄	151
脊髄円錐	151
石灰化滑膜肉腫	148
石灰化腱膜線維腫	147
石灰化小体	123
節外性濾胞辺縁帯リンパ腫	156
赤血球	170
セミノーマ	63
線維芽細胞巣	80, 81, 158
線維形成性毛包上皮腫	21
線維腫	35, 147
線維上皮腫型	144
線維性異形成	31
線維性骨	31
線維性骨異形成症	146
線維性閉塞	99
線維素血栓	29
線維肉腫	27
線維粘液腫	31
腺管	96
腺癌	97

腺管内壊死性物質	94, 95
腺管内赤血球	95
腺管内泡沫細胞集簇	95
腺筋腫	164
腺筋腫様過形成	164
腺頚部粘液細胞	109
穿刺吸引細胞診	74, 75
腺腫	153, 164
腺腫様結節	153
全身性エリテマトーデス	43, 65, 154
先天性梅毒	163
先天性母斑細胞母斑	142
前頭葉	151
腺房細胞	77
腺房細胞癌	75, 77
全胞状奇胎	137
腺様型	144
腺様嚢胞癌	75, 158
前立腺癌	129

そ
増殖性筋炎	33, 148, 149
増殖性筋膜炎	32, 33, 148, 149
増殖性天疱瘡	23, 144
総胆管結石症	164
足底線維腫症	147
側脳室	151
鼠径肉芽腫	142
鼠径リンパ肉芽腫	61, 154
阻血	161
組織球性壊死性リンパ節炎	65
組織球性リンパ腫	63
組織培養状形態	32, 33

た
退形成性星細胞腫	151
第三脳室	151
胎児性癌	169
胎児成分	137
代謝性疾患	163
帯状疱疹	145
苔癬状類乾癬	25
大腸炎	162
大腸生検	162
大腸腺腫	95
胎盤絨毛	137
大斑状類乾癬	25
第四脳室	151
大濾胞性腺腫	153
唾液腺腫瘍	73
多核巨細胞	87
タキゾイト	85
多形性黄色星細胞腫	151, 168
多形性型	150
多形性線維腫	147
多形腺腫	73
多形腺腫由来癌	73
多型低悪性度腺癌	75
脱落膜	136
ダリエー病	23, 144, 145

Index

胆管の炎症・傷害 ……………… 115
単球様 B 細胞リンパ球 …………… 93
単細胞壊死 …………………… 107
単純性汗腺棘細胞腫 ………………… 41
単純ヘルペスウイルス感染症 ………… 85
弾性線維腫 …………………… 147
弾性線維染色 ………………… 79
断端 …………………………… 170
胆道疾患 ……………………… 164
胆道閉鎖症 …………………… 164
胆道閉塞 ……………………… 111
丹毒 …………………………… 145
胆嚢コレステローシス ……………… 117
胆嚢良性ポリープ ………………… 164
淡明型腎細胞癌 …………………… 127
淡明細胞 ……………… 58, 59, 77
淡明細胞型腎細胞癌 ………… 127, 166
淡明細胞癌 ………………………… 127

ち
チモーゲン顆粒 ……………………… 77
中間型栄養膜細胞 ……… 136, 137, 167
虫刺症 ………………… 13, 140, 141
中心静脈周囲の線維化 ……………… 111
中心性星芒状瘢痕 ………………… 118
虫垂神経腫 ………………………… 99
虫垂内腔の閉塞所見 ……………… 98
中枢神経系原始神経外胚葉性腫瘍 … 152
中枢性神経細胞腫 ………… 49, 151, 152
中毒性表皮壊死（剥離）症 ………… 145
中胚葉 …………………………… 169
腸管型移植関連微小血管障害 ……… 161
長期にわたるうっ血性心不全 ……… 163
澄明細胞性棘細胞腫 ……………… 41
チョコレート嚢胞 ………… 132, 133

つ
通常型間質性肺炎 ………… 81, 83, 158
釣り針状 …………………………… 31

て
低悪性度線維粘液性肉腫 …………… 39
低悪性度粘表皮癌 ………………… 77
低異型度小腸型分化型腺癌 ………… 97
低分化型腺癌 …………………… 131
滴状類乾癬 ……………………… 25
デスモグレイン ………………… 23
手つなぎ状の融合像 ……………… 97
転移性癌 ………………………… 151
てんかん発作 …………………… 49
伝染性単核症 …………………… 61
天疱瘡 …………………… 23, 140

と
頭蓋咽頭腫 ………………… 150, 151
頭蓋筋膜炎 …………………… 149
陶器様胆嚢 ……………………… 117
凍結標本 ………………………… 153
洞組織球症 ……………………… 37
糖尿病 …………………… 42, 43, 111

糖尿病性乳腺症 …………………… 43
糖尿病性網膜症 …………………… 43
トキソプラズマ症 ………………… 85
トキソプラズマ脳症 ……………… 85
特異グリア神経細胞要素 …………… 49
特発性 PPFE ………………… 81, 158
特発性間質性肺炎 ………… 81, 158
特発性器質化肺炎 …… 79, 81, 158
特発性肺線維症 …………… 81, 158
特発性非特異性間質性肺炎 ……… 158
特発性リンパ球性間質性肺炎 …… 158
トルコ鞍 ………………………… 151

な
内視鏡的粘膜切除術 …………… 109
内胚葉 …………………………… 169
軟骨芽細胞腫 …………………… 168
軟骨粘液線維腫 ……………………… 31
軟性線維腫 ……………………… 147

に
肉腫様増殖 ……………………… 166
日光角化症 ………………… 41, 142, 144
乳癌 ……………………………… 45
　　──の皮膚転移 ………………… 21
乳管癌 …………………………… 45
乳腺症 …………………………… 43
乳腺の浸潤性小葉癌 ……………… 45
乳頭延長 ………………………… 87
乳頭癌 …………………………… 153
乳頭腫 …………………………… 89
乳頭状汗管腺癌 ………………… 17
乳頭状汗管嚢胞腺腫 …………… 17, 142
乳頭状構造 ……………………… 89
乳頭状腎細胞癌 ………………… 166
乳頭囊胞亜型 …………………… 77
乳房外パジェット病 …………… 40, 41
乳房パジェット病 ……………… 41
ニューモシスチス・イロベチイ …… 85
ニューモシスチス・カリニ ………… 85
ニューモシスチス肺炎 ……………… 85
尿細胞診 ………………………… 125
尿路上皮癌 ……………………… 166
妊娠性瘙痒性丘疹 ………………… 141

ね
猫ひっかき病 …………………… 61, 154
粘液型脂肪肉腫 ………………… 168
粘液癌 …………………… 75, 166
粘液球 ……………………… 74, 75
粘液性腫瘍 ……………………… 131
粘液性嚢胞腫瘍 ………… 121, 165
粘液乳頭状上衣腫 ……………… 151
粘表皮癌 ……………………… 75, 77
粘膜関連リンパ組織 ……………… 93

の
嚢腫型 …………………………… 144
嚢腫壁 …………………………… 10
脳腫瘍 …………………………… 151

は
バーキットリンパ腫 …………… 57, 65
胚芽異形成性神経上皮腫瘍 …… 49, 152
敗血症 …………………………… 163
肺好酸球性肉芽腫 ………………… 83
胚腫 ……………………………… 151
胚中心 …………………………… 68, 69
　　──由来のリンパ腫 …………… 69
胚中心細胞様細胞 ………………… 93
梅毒 ……………………… 142, 154
肺ヒスチオサイトーシスⅩ ………… 83
肺ランゲルハンス細胞組織球症 …… 83
白癬 …………………………… 146
剥離性間質性肺炎 ……… 81, 83, 158
剥離性膀胱炎 …………… 124, 125
パジェット現象 ………………… 41
パジェット病 …………………… 41
播種性血管内凝固症候群 ……… 29, 167
発疹性毳毛囊腫 ……………… 11, 140
鼻硬化症 ……………………… 142
花むしろ状 ……………………… 15
　　──増殖 …………………… 26
　　──パターン ……………… 31, 146
半月状核の組織球 ……………… 154
斑状強皮症型 …………………… 144
反応性異型 …………………… 125
反応性過形成 …………………… 69, 156
反応性過形成病変 ……………… 157

ひ
非アルコール性脂肪性肝炎 … 111, 163, 168
鼻咽腔血管線維腫 ……………… 147
鼻咽頭癌 ……………………… 154
鼻咽頭腫瘍 …………………… 70, 71
肥厚性瘢痕 …………………… 147
非骨化性線維腫 ………………… 146
微小乳頭状パターン …………… 131
微小膿瘍 ……………………… 154
非浸潤性小葉癌 ………………… 45
非浸潤性平坦状尿路上皮癌（上皮内癌）
　………………………………… 125
ヒスチオサイトーシスⅩ ………… 83
ヒストプラズマ症 ……………… 61
ピットフォール ……… 71, 91, 109, 139
非定型抗酸菌症 ………… 61, 91, 154
非特異型間質性肺炎 ……… 81, 158
非特異的エステラーゼ染色 ……… 55
ヒト絨毛性ゴナドトロピン ……… 167
ヒト胎盤性ラクトゲン ………… 167
ヒトパピローマウイルス ………… 89
皮膚細菌性血管腫 ……………… 61
皮膚糸状菌症 …………………… 146
皮膚線維腫 …………… 15, 27, 141, 145–147
皮膚線維性組織球腫 …………… 15
皮膚白血病 …………………… 15
皮膚平滑筋肉腫 ……………… 148
皮膚辺縁帯リンパ腫 …………… 17
被包型濾胞癌 ………………… 153
非ホジキンリンパ腫 ………… 63, 154
被膜浸潤 ……………………… 53

肥満 111	葡匐型上皮内癌 125	有核赤血球 137
びまん性大細胞型 B 細胞リンパ腫 67, 69, 154, 157	ホルマリン固定パラフィン包埋 153	**よ**
びまん性大細胞型リンパ腫 57, 65	**ま**	溶血性尿毒症症候群 161
表在拡大型悪性黒色腫 41	マックキューン・オールブライト症候群 31	**ら**
表在型 144	末梢性 T 細胞性リンパ腫 57, 59, 154, 156	らい腫型らい 15
表在性線維性組織球腫 15	マラコプラキア 123	落葉状天疱瘡 23
皮様腫 140	マロリー小体 111	卵黄嚢腫瘍 169
皮様嚢腫 11	慢性 GVHD 107	ランゲルハンス細胞組織球症 37, 41
表皮向性 25	慢性萎縮性肢端皮膚炎 15	ランゲルハンス細胞肉芽腫症 83
表皮内悪性黒色腫 143	慢性ウイルス性肝炎 164	卵巣 167
表皮嚢腫 11, 140	慢性うっ血 163	——の漿液性腺癌 131
ピンカス型 144	慢性拒絶反応 115	卵巣甲状腺腫 135
ふ	慢性胆嚢炎 164	卵巣明細胞腺癌 133
フィブリン血栓 28, 29, 154, 167	慢性虫垂炎 99	卵巣様間質 120, 121, 165
フィブリン様・硝子様間質 102	慢性毛嚢炎 142	卵胞性囊胞 167
副甲状腺 139	マントル細胞リンパ腫 57, 67, 69, 156	**り**
副細胞 109	マントル帯 69	リスク 163
フコース蓄積症 150	**み**	隆起性皮膚線維肉腫 15, 27, 141, 146
富細胞性血管脂肪腫 29	未熟組織 169	良性線維性組織球腫 15, 37
富細胞性多形腫 73	未分化癌 71	緑色腫 55
不整な癒合腺管 97	未分化大細胞型リンパ腫 63	リンパ芽球性リンパ腫 57, 156
ブドウ球菌性腸炎 161	未分化多形肉腫 141, 146	リンパ性ポリープ 164
部分胞状奇胎 137	脈絡叢乳頭腫 151	リンパ腺小体 62, 63, 71
ブルセラ症 61, 154	**む**	リンパ球性間質性肺炎 81
分枝膵管 166	ムッハー・ハーバーマン病 146	リンパ球性大腸炎 101, 161
噴火口状放出像 104	**め**	**る**
粉瘤 11	明細胞腫瘍 131	類乾癬 25
分類不能型特発性間質性肺炎 81	明細胞上衣腫 49, 152	類上皮血管内皮腫 33, 113
へ	明細胞腺癌 131, 132, 133	類上皮嚢腫 11
平滑筋腫 145, 164	明細胞肉腫 148	類線維素性壊死 65
閉塞性細気管支炎器質化肺炎 79, 81	メラニン 41	類澱粉体 129
閉塞性大腸炎 103, 161	メルケル細胞癌 148	類内膜腫瘍 131
平坦状尿路上皮内癌 125	メルケル細胞腫瘍 71	類内膜腺癌 131, 133
ヘイリー・ヘイリー病 23, 144, 145	免疫細胞腫 17	**れ**
ヘマトキシリン体 65, 154	**も**	レーズン様の核 127
ヘモジデリン 103	毛芽腫 21	裂隙形成 20, 21, 143
ヘルペス食道炎 87	毛細血管の輪切り像 108, 109	裂隙様腔 34, 35
ベルリンブルー染色 123	毛髪嚢腫 11	**ろ**
扁平上皮化生 73	網膜芽腫 150	漏斗部嚢胞型 144
扁平上皮癌 91, 142, 169	毛様細胞性星細胞腫 46, 47, 150, 151	ローゼンタール線維 46, 47, 150
ほ	木目込み状 149	ロゼット形成 148
乏血 161	門脈域の好酸球浸潤 115	ロゼット構造 39
傍骨性筋膜炎 149	**や**	濾胞型乳頭癌 153
放線菌症 13	薬剤性天疱瘡 144	濾胞樹状細胞 57, 59
蜂巣炎 13	薬剤性リンパ節腫脹 59	濾胞状腺腫 53
胞巣型 150	薬疹 140, 141	濾胞性リンパ腫 57, 66–69, 155, 156
蜂巣状 119	薬物性肝障害 164	濾胞の反応性過形成 156
——外観 26	野兎病 61, 154	**わ**
——の割面像 118	**ゆ**	ワルチン腫瘍 138, 139
乏突起膠腫 49, 151, 152, 168	ユーイング肉腫 63, 71, 148	
泡沫状の組織球 108		
ボーエン病 40, 41		
ポートリエ微小膿瘍 25		
ホジキンリンパ腫 59, 61, 63, 154		
墓石様外観 22, 23, 144		
母斑細胞母斑 41, 168		

175

Index

外国語索引

A

aberrant phenotype ... 155
aberrant phenotypic pattern ... 67
acinar cell ... 77
acinic cell carcinoma ... 75, 77
ACR ... 115, 164
acrodermatitis chronica atrophicans ... 15
actinic keratosis ... 41, 142, 144
actinomycosis ... 13
acute cellular rejection ... 115, 164
acute cellular rejection after liver transplantation ... 164
acute cholecystitis ... 164
acute graft-versus-host disease ... 107, 161
acute interstitial pneumonia ... 81, 158
acute myelogenous leukemia ... 55
acute self-limited colitis ... 160, 162
acute viral hepatitis ... 164
adenocarcinoma of the stomach ... 97
adenoid cystic carcinoma ... 75
adenoid type ... 144
adenoma ... 164
adenomyoma ... 164
adenomyomatous hyperplasia ... 164
AE1 ... 137
AE3 ... 137
AFX ... 15, 141
AIDS ... 85, 123, 157
AIDS enteropathy ... 161
AIP ... 81
AITL ... 59
alcian blue 染色 ... 75, 109
alcoholic cirrhosis ... 111
alcoholic fatty change ... 111
alcoholic fibrosis ... 111
alcoholic hepatitis ... 111
alcoholic hyalin (hyaline) ... 111
alcoholic liver disease ... 111
alcoholic steatohepatitis ... 111, 163, 168
Alexander's disease ... 47, 150
allergic contact dermatitis ... 140
alphabet soup pattern ... 31
alveolar variant ... 150
AMACR ... 129
amebiasis ... 161
AML ... 55
anaplastic astrocytoma ... 151
anaplastic large cell lymphoma ... 63
angioedema with eosinophilia ... 141
angioimmunoblastic T-cell lymphoma ... 59
angiolipoma ... 29, 145, 148
angiomyolipoma ... 169
antibiotic-associated (entero) colitis ... 161
apoptosis ... 106, 160
apoptotic bodies ... 107
apoptotic colonopathy ... 161
appendiceal neuroma ... 99
ARID1A ... 133
arthropod bites ... 13, 140, 141
ascending cholangitis ... 163
ASH ... 111, 163, 168
atelectatic pseudotumor ... 79
atheroma ... 11
atrophic crypt ... 102
atrophic micro-crypt ... 103
atypical adenoma ... 53
atypical endometriosis ... 133
atypical fibroxanthoma ... 15, 141

B

B. henselae ... 61
bacillary angiomatosis ... 61
back-to-back ... 156
balloon cells ... 159
Banff 基準 ... 115, 164
Bartonella henselae ... 61
Bartonella 菌感染 ... 61
basal cell adenocarcinoma ... 75
basal cell adenoma ... 73, 75
basal cell carcinoma ... 17, 21, 142
basal cell epithelioma ... 21
basal cell hyperplasia ... 87, 159
basal cells ... 129
basalioma ... 21
basket-woven orthokeratosis ... 11
basosquamous type ... 144
B-cell lymphoma ... 67
BCG 療法 ... 125
bcl-2 ... 69, 156
bcl-6 ... 57, 69, 156, 157
benign fibrous histiocytoma ... 15, 37
biliary atresia ... 164
biliary cystadenoma ... 121
biliary obstruction ... 111
biliary tract disorders ... 164
binucleation ... 127
biphasic pattern ... 47
bipolar piloid cells ... 47
blastic plasmacytoid dendritic cell neoplasm ... 55
blister cell ... 113
BOOP ... 79, 81
Borst-Jadassohn phenomenon (of intraepithelial epithelioma) ... 41
bowel preparation artifact ... 161
Bowen's disease ... 41
bridging of rete ... 143
bronchiolitis obliterans organizing pneumonia ... 79, 81
bronchioloalveolar carcinoma ... 168
budding ... 131
Bull's eye ... 45
—— pattern ... 45
bullous pemphigoid ... 13, 140

Burkitt リンパ腫 ... 69
B 細胞のびまん性シート状の増殖 ... 66
B 細胞性リンパ腫 ... 67, 155

C

C. difficile 腸炎 ... 105
calcified synovial sarcoma ... 148
calcifying aponeurotic fibroma ... 147
calponin ... 157
CAM5.2 ... 93, 137
candidiasis ... 146
cap polyposis ... 105
capillary network ... 119
cap-like space ... 19, 143
carcinoma ... 161
carcinoma ex pleomorphic adenoma ... 73
carcinoma in situ ... 160
cartwheel appearance ... 27
Castleman's disease, plasma cell type ... 157
cat scratch disease ... 61
CD1 ... 83
CD10 ... 57, 59, 69, 127, 156, 157
CD123 ... 154
CD1a ... 37
CD20 ... 66, 67
CD21 ... 57, 59
CD3 ... 67
CD31 ... 113
CD34 ... 27, 113, 141
CD43 ... 67, 155
CD5 ... 67, 93, 155
CD56 ... 55, 135
CD68 ... 37, 55, 154
cellular angiolipoma ... 29
cellular crowding ... 51
cellular PA ... 73
cellularity ... 170
cellulitis ... 13
central fibrous scar ... 119
central neurocytoma ... 49, 151, 152
central nevous system primitive neuroectodermal tumor ... 152
central stellate scar ... 118, 119
centrilobular fibrosis ... 111
centroblast ... 57, 155
centrocyte ... 57, 155
centrocyte-like cells ... 93, 159
chemopallidectomy wounds ... 150
chemotherapy ... 161
chemotherapy-induced intestinal damage ... 161
chicken wire calcification ... 168
chicken wire capillary vasculature ... 168
chicken wire configuration ... 168
chicken wire fibrosis ... 110, 168
chicken wire pattern ... 168
chicken wire pattern of vasculature ... 168
chicken wire vessel ... 152
chicken-foot-print configuration, crow's

feet configuration 168	concentric fibroplasia 143	desmoplastic trichoepithelioma 21
chicken-wire 168	congenital nevus 41	desquamative interstitial pneumonia
chinese characters 30, 31	congenital syphilis 163	.... 81, 83, 158
Chlamydia trachomatis 感染 61	COP 79, 81	destructive colitis 162
chloroma 55	corpora amylacea 129	DF 15, 27, 141, 146
choledocholithiasis 164	corps ronds and grains 145	DFSP 15, 27, 141, 146
cholesterol polyp 164	corpus luteum 167	diabetic mastopathy 43
cholesterolosis 117	corpus luteum cyst 167	DIC 29
cholesterosis of the gallbladder 117	Cowdry type A 85	diffuse 155
chondroblastoma 168	Cowdry type B 85	diffuse large B-cell lymphoma 57
chondromyxoid fibroma 31	CR 115	diffuse sheets of B-cells 66
chondromyxoid type 157	cranial fasciitis 149	dilated vessels in papillae 159
choriocarcinoma 169	craniopharyngioma 150, 151	DIP 81, 83
chorionic villi 137	crescentic nuclei 65	dirty fingers 14, 15
choroid plexuspapilloma 151	cribriform type 158	disseminated intravascular coagulation
chromogranin A 99, 135	crumbling brick wall 23, 145	 29
chromophobe renal cell carcinoma 166	crush smears 47	diversion colitis 162
chronic active gastritis 159	crushed ping-pong ball 85	DLBCL 57
chronic appendicitis 99	crushed ping-pong ball-like organism 84	DNT 49, 152
chronic cholecystitis 164	crypt abscess 107, 160, 161	drug eruptions 140, 141
chronic congestion 163	cryptitis 107, 160	drug hypersensitivity or toxicity 164
chronic folliculitis 142	cryptococcosis 85	drug-induced change 161
chronic indurative mastitis 43	Cryptococcus neoformans 85	drug-induced liver injury 164
chronic rejection 115	cryptogenic organizing pneumonia	drug-induced pemphigus 144
chronic viral hepatitis 164	.... 79, 81, 158	ductal carcinoma 45
chronology 41	crystalloids 128, 129	ductal carcinoma, not otherwise
circumorificial plasmacytosis 142	CSD 61	specified 45
CIS 125	CT 137, 167	dull pink globules 143
CK 73, 154	cutaneous ciliated cyst 140	dusty chromatin 153
CK7 41	cutaneous fibrous histiocytoma 15	dutcher body 17, 93
Clark 母斑 143	cutaneous leiomyosarcoma 148	dysembryoplastic neuroepithelial tumor
classical Hodgkin lymphoma 156	cutaneous marginal zone lymphoma 17	.... 49, 152
clear cell 58, 59, 77	cyclin D1 .... 69, 93	dysplastic nevus 143
clear cell acanthoma 41	cyst 140	
clear cell adenocarcinoma 131	cystadenocarcinoma 121	**E**
clear cell adenocarcinoma of the ovary	cystic corpus luteum 167	EBV 154
.... 133	cystic follicle 167	E-cadherin 45
clear cell carcinoma 127	cystic type 144	eccrine spiradenoma 145
clear cell ependymoma 49, 152	cytokeratin 157	EG 83
clear cell renal cell carcinoma 166	cytomegalovirus 111	elastica van Gieson 染色 79
clear cell sarcoma 148	cytomegalovirus infection 85, 163	elastofibroma 147
clear cell tumors 131	cytoplasmic vacuoles 112, 113	elongated papillae 159
clear cytoplasm 119	cytoplasmic yellow body 51	EMA 127, 147, 152
cleft 20, 21	cytotrophoblast 137, 167	embryonal carcinoma 169
cleft-like spaces 34, 35, 147		emperipolesis 36, 37
clinging type 125	**D**	emphigus vulgaris 23
clonal seborrheic keratosis 41	Darier's disease 144, 145	EMR 109
Clostridium difficile 162	dark cell 133	endometrial stromal sarcoma 71
Clostridium difficile 腸炎 105	decidua 136	endometrioid tumors 131
CNS PNET 152	dendritic cell 113	endometriotic cyst 132, 133
coexpression 155	dense core vesicles 152	endoscopic mucosal resection 109
collagen band 100, 101	dense keloidlike fibrosis 42	endothelialitis 115
collagen vascular disease 157	denuding cystitis 124, 125	endotheliitis 114, 115
collagenous colitis 101, 160–162	dermatofibroma 15, 27, 141, 145–147	ENGLAND 29, 145
collagenous fibroma 147	dermatofibrosarcoma protuberans	entrapped ganglion cells 139
collagenous micronodules 129	.... 15, 27, 141, 146	eosinophilc esophagitis 87
collecting duct carcinoma 166	dermatophytosis 146	eosinophilic cell 126, 127
comet-tail lesion 79	dermoid cyst 11, 140	eosinophilic cell feature 153
compact orthokeratosis 11	desmoplastic small round cell tumor	eosinophilic cellulitis 13, 141
complete mole 137	 148	eosinophilic fasciitis 13

177

Index

eosinophilic gastroenteritis　164
eosinophilic granular bodies　47
eosinophilic myelocyte　54, 55, 148
eosinophilic pneumonia　83
eosinophilic pustular folliculitis　13
Eosinophilic spongiosis　140
EP　83
ependymoblastoma　151
ependymoma　151
epidermal cyst　11, 140
epidermal inclusion cyst　11, 140
epidermal keratinization　11
epidermoid cyst　11
epidermotropism　25
epithelial membrane antigen　152
epithelial myoepithelial carcinoma　75
epithelial（clear）type　157
epithelioid angiomyolipoma　166
epithelioid hemangioendothelioma　33, 113
Epstein-Bar virus infection　154
eruptive vellus hair cyst　11, 140
erysipelas　145
estrogen receptor　45, 121
Ewing's sarcoma　63, 71, 148
exocytosis　25
extrahepatic biliary obstruction　163, 164
extramedullary myeloid tumor　55
extranodal marginal zone B-cell lymphoma of MALT　93
extranodal marginal zone lymphoma　156

F
F/C ratio　170
FA　53
Factor VIII-related antigen　35, 113
Factor XIIIa　27
familial benign chronic pemphigus　144
fatty change　111
fatty liver　111
FDC　59
feathery pattern　33
fetal parts　137
fibrin thrombi　28, 29
fibrinous sroma　102
fibroblastic foci　80, 81, 158
fibrocystic change　43
fibrocystic condition　43
fibrocystic disease　43
fibroepithelial polyp　147
fibroepithelioma of Pinkus　21, 144
fibroepitheliomatous type　144
fibroma　35
fibroma of the tendon sheath　35, 147
fibromuscular hyperplasia　29
fibromyxoma　31
fibrosarcoma　27
fibrosis of the breast　43

fibrous capsule　53
fibrous disease　43
fibrous dysplasia　31
fibrous dysplasia of bone　146
fibrous mastopathy　43
fibrous obliteration　99
fibrous obliteration of the appendix　99
fibrous tumor　43
fine dusty chromatin　148
fine powdery chromatin　153
FL　57
flame figures　12, 13
flat urothelial carcinoma in situ　125
——, clinging type　125
Flexner-Wintersteiner rosette　150
floating neuron　49
foamy histiocytes　37
foamy macrophage　108
focal active colitis　162
folded lung　79
folded pleura　78
follicular　155
follicular adenoma　53
follicular adenoma with bizarre nuclei　53
follicular carcinoma of the thyroid　53
follicular colonization　93
follicular cyst　167
follicular cyst of infundibular type　11
follicular cyst of isthmus-catagen type　11, 140
follicular dendritic cell　59
follicular germinative cell　21
follicular lymphoma　57, 69, 156
follicular neoplasm　53
Fontana-Masson 染色　85
fracture　139
fried egg appearance　152
FS　27
FS arising in DFSP　27
fucosidosis　150

G
gangliocytic paraganglioma　148
gangliocytoma　148
ganglioglioma　49, 148
ganglion　11, 140
ganglion cells　33, 148, 149
ganglioneuroblastoma　148
ganglioneuroma　33, 139, 148, 149
ganglion-like cells　32, 33, 148
gastric adenocarcinoma　95
gastric antral vascular ectasia　29
gastric MALT lymphoma　93
gastric type　165, 166
gastroesophageal reflux disease　87
gastrointestinal stromal tumor　163
Gaucher's disease　163
GAVE　29
GCB type　157

GERD　87
germinal center　68, 69
germinal center B-cell　157
germinoma　151
GFAP　73, 152
ghost-like appearance　103
giant axonal neuropathy　150
giant cell angiofibroma　147
giant cell glioblastoma　168
giant cell tumor of tendon sheath　147
giant collagen rosettes　38, 39
Giemsa 染色　63, 75, 170
GIST　163
gland in gland　95
glandular inclusion　139
glassy cell　109
glial fibrillary acidic protein　73, 152
glioblastoma　151
gliosis　150
glomus tumor　145, 148
Glut-1　147
glycogenic acanthosis　91
graft-versus-host disease　161
granular bodies　47
granular cell carcinoma　127
granular cell tumor　91
granulocytic sarcoma　55, 71, 148
granuloma faciale　15
granuloma inguinale　142
Grenz zone　14, 15, 27
Grocott 染色　84, 85
ground glass appearance　31
ground glass nuclei　51, 87
Grover's disease　144, 145
Grover 病　23
GVHD　107

H
H, Y, X 状　97
Hailey-Hailey disease　144, 145
Hailey-Hailey 病　23
Hale's colloidal iron stain　127
halo　127
haloed lymphocytes　25
Hand-Schüller-Christian 病　83
hCG　137, 167
heavy metal toxicity　161
helical atelectasis　79
Helicobacter pylori　93
helmet 状　85
——嚢子　84
hemangioblastoma　150, 151
hemangiopericytomatous appearance　148
hemolytic uremic syndrome　161
hepatobiliary cystadenoma　121
hepatocellular carcinoma　168, 169
hepatocyte Nuclear Factor-1β　133
herpes simplex virus　85
herpes zoster　145

herringbone pattern	27
heterotopia	164
HEV	59
HE 染色	170
HHV6B	59
hidroacanthoma simplex	41
hidrocystoma	140
high grade PIN	129
high grade prostatic intraepithelial neoplasia	129
high-endothelial venule	59
high-grade adenoma/dysplasia	160
histiocytic necrotizing lymphadenitis	65
HIV infections	157
HNF	133
Hodgkin lymphoma	154
Homer Wright rosette	150
honeycomb appearance	26, 152
honeycomb areas	158
honeycombed cut surface	118
hPL	137, 167
HPV	89
HSCTGR	39
HSV	85
HSV-1	85
HSV-2	85
human chorionic gonadotropin	137, 167
human papillomavirus	89
human placental lactogen	137, 167
humoral rejection	115
Hürthle cell	153
hyaline balls	74, 75
hyaline or plasmacytoid type	157
hyaline thrombi	28, 29
hyalinized stroma	102
hyalinizing spindle cell tumor with giant rosettes	39
hyalinizing trabecular adenoma	51
hyalinizing trabecular neoplasm	51
hyalinosis of the pleura	79
hybrid cyst	11
hypereosinophilic syndrome	13, 141, 164
hypertrophic scar	147

I

iatrogenic colitis	162
IBD	160
ICL	45
idiopathic interstitial pneumonias	81
idiopathic lymphoid interstitial pneumonia	158
idiopathic nonspecific interstitial pneumonia	158
idiopathic pleuroparenchymal fibroelastosis	81, 158
idiopathic pulmonary fibrosis	81, 158
IgG	145
immature	169
immature cartilage	169
immunocytoma	17
incontinentia pigmenti	140
IND	95
Indian file pattern	45
Indian filing	45
Indian-in-a-file	45
infarction	154
infection	154
infectious colitis	160, 162
infiltrative type	144
inflammatory bowel disease	160
inflammatory infiltrates on head and neck and periorificial areas	142
inflammatory myofibroblastic tumor	37
inflammatory polyp	164
infundibular cyst	11, 140
infundibulocystic type	144
intercalated ductal cell	77
intermediate trophoblast	136, 137, 167
interstitial eosinophilia	12
interstitial eosinophils	141
intestinal type	165, 166
intracytoplasmic inclusion	122
intracytoplasmic lumina	45, 113
intraductal papillary mucinous neoplasm	165, 166
intraductal papillary mucinous neoplasms	121
intraepidermal malignant eccrine poroma	41
intraepithelial bullae	145
intraepithelial eosinophils	86, 87, 159
intraepithelial lymphocytes	101, 160
intraglandular aggregation of red blood cell	95
intraglandular fibrinous exudate	95
intraglandular foam cell aggregation	95
intraglandular necrotic debris	94, 95
intranuclear cytoplasmic inclusion	50, 51
intranuclear cytoplasmic invagination	51
intraoperative rapid diagnosis	138, 139
intravascular bronchioloalveolar tumor	113
intravascular fasciitis	149
invasive carcinoma	160
invasive lobular carcinoma	45
invasive lobular carcinoma of the breast	45
IPF	81
IPMN	121, 165, 166
——由来浸潤癌	166
irregularly fused glands	96, 97
irritable bowel syndrome	101
ischemia	161
ischemic colitis	103, 105, 162
IT	137, 167
IVBAT	113

J

Jadassohn phenomenon	41
jejunoileal bypass	111
junction	152
juvenile angiofibroma	147

K

Kamino bodies	18, 19, 143
Kamino 小体	18, 19
karyorrhectic debris	65
karyorrhexis	107
Kawasaki's disease	154
keloid-like fibrosis	43
keloid-like stroma	43
keratin	167, 168
keratotic type	144
KFD	65
Ki-67	69, 156
Kikuchi disease	154
Kikuchi-Fujimoto disease	65
koilocytoid change	126
koilocytotic change	127

L

L26	67
lacuna	107
laminin	147
Langerhans cell granulomatosis	83
Langerhans cell histiocytosis	37, 41
Langerhans 細胞	82, 83
Leder 染色	55
leiomyoma	145
LEL	93
lentigo	143
lentigo maligna	143
lepromatous leprosy	15
Letterer-Siwe 病	83
leukemia cutis	15
LGB	63
LGFMS	39
light chain restriction	156
linear file	45
LIP	81
lipidic corpuscles	117
lobular carcinoma	45, 139
lobular carcinoma in situ	45
long-standing congestive heart failure	163
longstanding gliotic lesions	150
lookalike	109
low-grade adenoma/dysplasia	160
low-grade B-cell MALT lymphoma	93, 159
low-grade fibromyxoid sarcoma	39
low-grade neoplasia	160
luetic lymphadenitis	157
luteinization	121
lymphoblastic lymphoma	156
lymphocyte emperipolesis	37

Index

lymphocyte-mediated bile duct damage 115
lymphocytic colitis 160–162
lymphocytic exocytosis 101
lymphocytic interstitial pneumonia 81
lymphocytic mastitis 43
lymphocytic mastopathy 43
lymphoepithelial lesion 92, 93, 109
lymphoglandular bodies 62, 63, 71
lymphogranuloma venereum 61
lymphoid polyp 164
lymphoma 159

M

macrocystic serous cystadenoma 119, 165
macrovesicular fatty change 111
macrovesicular steatosis 111
malakoplakia 123
malignant fibrous histiocytoma 141
malignant lymphoma 37, 63, 71, 151, 155
　B-cell type 15
malignant melanoma 71, 168
malignant melanoma in situ 143
malignant peripheral nerve sheath tumor 146
Mallory bodies 111
MALT 93
MALT lymphoma 17, 43, 93
MALToma 93
MALTリンパ腫 17, 43, 67, 93, 109
mantle cell lymphoma 57, 156
mantle zone 156
mantle zone pattern 69
margin 170
marrow cellularity 170
Masson body 81
Masson trichrome 染色 101, 110
mastopath 43
Matts の生検組織分類 162
maturation 143
mature 169
McCune-Albright 症候群 31
MCL 57
MCN 121, 165
　—— with an associated invasive 121
　—— with high-grade dysplasia 121
　—— with intermediate-grade dysplasia 121
　—— with low-grade dysplasia 121
medication reactions 163
medulloblastoma 71, 151
medulloepithelioma 151
melanocytic nevus 41, 168
melanoma in situ 143
melting phenomenon 72, 73
meningioma 151, 168
Merkel cell carcinoma 148
Merkel cell tumor 71
mesenchymal chondrosarcoma 148

metabolic diseases 163
metaphyseal fibrous defect 146
metastasis 166
metastatic adenocarcinoma 139
metastatic carcinoma 151
metatypical type 144
MFH 141
Michaelis-Gutmann bodies 122, 123
microcystic adnexal carcinoma 21
microscopic colitis 101
microtubules 152
microvilli 152
Miescher 母斑 143
mimicker 108, 109
mixed ductal and lobular carcinoma 45
mixed portal inflammation 115
mixed serous neuroendocrine neoplasm 165
mixed tumor 73
modified myoepithelial cells 73
modified-Fletcher 分類 163
monocytic differentiation 55
monocytoid B-cell 93
morphea-like type 144
morphological discordance 57
MPNST 146
MPO 55
MRSA 105
MS 55
MUC2 166
MUC4 39
MUC5AC 166
Mucha-Habermann disease 146
mucinous carcinoma 75
mucinous cystadenoma 121
mucinous cystic neoplasm 121, 165
mucinous cystic neoplasm of borderline malignant potential 121
mucinous cystic neoplasm of the pancreas 121
mucinous tumors 131
muciphage 109
mucoepidermoid carcinoma 75
mucosal architectural distortion 160
mucous balls 74, 75
mucous neck cell 109
multiclefted nuclei 136, 137
multipolar cells 47
MUM1 157
muscle specific actin 121
mushroom-shaped 104, 105
mushroom-shaped tumor bud 153
mushroom-shaped tumor bud through capsule 52, 53
musoca-associated lymphoid tissue 93
mutant IDH1 152
Mycobacterium avium-intracellulare infection 123
mycosis fungoides 15, 25, 41, 142
myeloid sarcoma 55

myeloperoxidase 55
myoepithelioma 73
myoepithelium 157
myositis ossificans 146
myxoid fibrous dysplasia 31
myxoid liposarcoma 168
myxopapillary ependymoma 151

N

naphthol ASD chloroacetate esterase 染色 55
NASH 111, 163, 168
nasopharyngeal angiofibroma 147
nasopharyngeal carcinoma 154
necrotizing granulomatous disease 154
neonatal necrotizing enterocolitis 161
neurilemmoma 145
neuroblastoma 63, 148, 151
neurocytic rosette 150
neuroepithelial elements 169
neurofibroma 145, 149
neurofilament 152
neurogenic appendicitis 99
neurogenous hyperplasia of the appendix 99
neuroma 148
neuroma of the appendix 99
neutropenic enterocolitis 161
neutrophilic microabscesses 111
nevus of special sites 41
nodular amyloidosis 142
nodular fasciitis 33, 146, 147, 149
nodular lymphocyte predominante Hodgkin lymphoma 156
nodular tenosynovitis 147
nodular type 144
nonalcoholic steatohepatitis 111, 163, 168
non-destructive colitis 162
non-GCB type 157
non-germinal center B-cell 157
non-Hodgkin lymphoma 154
noninvasive carcinoma 160
non-ossifying fibroma 146
nonspecific interstitial pneumonia 81, 158
NOS 45
NSE 99
NSIP 81, 158
nuchal fibroma 147
nuclear debris 64, 65, 107, 154
nuclear dust 63
nuclear groove 51
nulcear debris 63

O

O157 162
obliteration of the appendiceal lumen 98, 99
obstructive colitis 103, 161
Ofuji's disease 13

OLC	49
old infarcts	150
olfactory neuroblastoma	148
Olig2	152
oligodendroglia-like cell	48, 49
oligodendroglioma	49, 151, 152, 168
oncocytic type	165
oncocytoma	127, 166
OP	158
OP pattern	158
organizing pneumonia	158
orphan Annie's eye nuclei	153
ossifying fasciitis	149
osteoblastic rimming	31
osteosarcoma	139
ovarian-like stroma	121
ovarian-type stroma	120, 121
ovarian-type subepithelial stroma	121
overlapping	51
owl's eye	85

P

p63	129
PA	73
Paget disease	41
Paget phenomenon	41
pagetoid	143
pagetoid Bowen's disease	41
pagetoid Spitz nevus	41
pagetoid spread	40, 41
pale cell	126
palisading granuloma	61
palmar fibromatosis	147
pancreatic intraepithelial neoplasia	166
pancreatobiliary type	165
panIN	166
Papanicolaou 染色	63, 75, 170
papillary carcinoma	53
papillary carcinoma of the thyroid	51, 168
papillary cystic variant	77
papillary dermal fibrosis	25
papillary renal cell carcinoma	166
parapsoriasis	25
parasite infestations	140, 141
parasitic cysts	150
parasitic disease	164
parathyroid adenoma	139
parathyroidal hyperplasia	139
paratrabecular pattern	57
parosteal fasciitis	149
partial mole	137
parvalbumin	127
PAS 染色〔反応〕	75, 87, 91, 109, 123
patchy epithelial atrophy	103
Pautrier's microabscess	25
pavement growth pattern	127
PC	53
pemphigus	23, 140
pemphigus erythematosus	23

pemphigus foliaceus	23
pemphigus vegetans	23, 144
pemphigus vulgaris	23, 144, 145
peptide YY	135
pericellular and perivenular fibrosis	163
pericellular fibrosis	110, 111, 168
periductal lymphocytic infiltration	42
perineurioma	146
perinuclear clearing	127
perinuclear halo	168
peripheral palisading	20, 21
peripheral T-cell lymphoma	59, 156
perisinusoidal fibrosis	110, 111
perivascular pseudorosette	150
perivenular fibrosis	111
permanent section	169
phosphaturic mesenchymal tumor	146
pigmented type	144
pilar cyst	11, 140
pilocytic astrocytoma	47, 150, 151
pineal cyst	47, 150
Pinkus 型線維上皮腫	21
pituitary adenoma	151
pityriasis lichenoides et varioliformis acuta	146
plantar fibromatosis	147
plantlike pattern	127
plasma cell	16, 17
plasma cell differentiation	93
plasmacytoid hyaline cell	72, 73
plasmacytoid monocytes	65
plasmacytoma	142
plasmacytosis	157
pleomorphic adenoma	73
pleomorphic fibroma of the skin	147
pleomorphic variant	150
pleomorphic xanthoastrocytoma	151, 168
pleural invagination	78
pleuroma	79
PLEVA	146
PNET	49, 71, 148, 150, 151
pneumocystic carinii	85
Pneumocystis jirovecii 肺炎	84
Pneumocystis jirovecii pneumonia	85
polygonal epithelioid fibroblast	43
polymorphous low-grade adenocarcinoma	75
poorly differentiated adenocarcinoma	131
porcelain gallbladder	117
porocarcinoma	41
primary biliary cirrhosis	111, 115, 164
primitive neuroectodermal tumor	49, 71, 148, 150, 151
products of conception	137
progesterone receptor	45, 121
proliferative fasciitis	33, 148, 149
proliferative myositis	33, 148, 149
prominent lymphoepithelial lesion	

	92, 159
prostatic adenocarcinoma	129
pruritic urticarial papules and plaques of pregnancy	141
psammoma bodies	131
psammomatous calcifications	31
pseudocarcinomatous hyperplasia	90, 91
pseudocyst	121, 158
pseudoepitheliomatous hyperplasia	91
pseudoglandular space	35
pseudoinclusion	50, 51
pseudolymphoma	93
pseudomembranous colitis	105
psoriasis	146
PTAH 染色	29, 129
PTL	59
pulmonary eosinophilic granuloma	83
pulmonary histiocytosis X	83
pulmonary Langerhans cell histiocytosis	83
PUPPP	141

R

radiation	150
radiation colitis	162
radiation therapy	161
raisinoid nuclei	127
RB	83
RB-ILD	81
reactive follicle	68
reactive follicular hyperplasia	156
reactive hyperplasia	63, 67
reactive lymphoid hyperplasia	93
reactive lymphoreticular hyperplasia	93
recurrent acute appendicitis	99
recurrent nevus	41
Reed-Sternberg 細胞	154
reflux esophagitis	87
renal cell carcinoma	169
resection stump	170
resolving appendicitis	99
respiratory bronchiolitis	83
respiratory bronchiolitis-associated interstitial lung disease	81
respiratory bronchiolitis-interstitial lung disease	158
retraction space	21
rhabdoid tumor	166
rhabdomyosarcoma	33, 148
embryonal type	71
rheumatoid arthritis	157
rhinoscleroma	142
RLH	93
Romanowsky 染色	63
ropelike	111
Rosai-Dorfman disease	37, 142
Rosai-Dorfman 病	37
rosary-like	149
Rosenthal fibers	46, 47
rosette-forming glioneural tumor	150

181

Index

round atelectasis ... 79
rounded atelectasis ... 79
Russell body ... 17

S

S-100 protein ... 152, 157
S-100 蛋白 ... 37, 73, 83, 91, 99
sarcomatoid transformation ... 127
satellite cell ... 33, 149
satellite nodule ... 53
satellitosis ... 49
scattered slit-like vascular channels
... 34, 35
schwannoma ... 146, 151
Schwann 細胞 ... 99
scleroderma ... 13
sclerosing cholangitis ... 164
sclerosing epithelioid fibrosarcoma ... 39
sclerosing hemangioma ... 15
sclerosing hyaline necrosis ... 111
sclerosing lymphocytic lobulitis ... 43
sclerosing perineurioma ... 147
sclerotic fibroma ... 147
sebaceous adenoma ... 77
sebaceous carcinoma ... 41, 77
sebaceous lymphadenocarcinoma ... 77
sebaceous lymphadenoma ... 77
See comment ... 91
See description ... 91
SEF ... 39
seminoma ... 63
separation artifact ... 20, 21
sepsis ... 163
serous adenocarcinoma ... 131
serous adenocarcinoma of the ovary
... 131
serous adenoma ... 119, 165
serous adenoma of the pancreas ... 119
serous atrophy ... 139
serous cystadenocarcinoma ... 119, 165
serous cystadenoma ... 119
serous cystic neoplasms of the pancreas
... 165
serous microcystic adenoma ... 119, 165
serous neoplasm ... 119
serous neoplasms of the pancreas ... 165
serous oligocystic adenoma ... 165
serous oligocystic and ill-demarcated
  serous adenoma ... 119
serous tumor ... 131
shigellosis ... 161
shoulder lesion ... 143
shrinking pleuritis with atelectasis ... 79
signet ring ... 109
signet-ring cell carcinoma
... 108, 109, 113, 139
signet-ring cell-like change ... 109
single cell necrosis ... 107
single file ... 45
sinus histiocytosis ... 37

skin tag ... 147
slit-ike vascular space ... 35
slit-like glandular spaces ... 130, 131
small blue cell tumor ... 55
small cell osteosarcoma ... 148
small papillary projections ... 88
small papillary projections of surface
  epithelium ... 89
small round cell tumor ... 54, 55, 63, 70, 71
smooth muscle actin ... 121
soft fibroma ... 147
solid serous adenoma ... 165
solid type ... 158
solid variant ... 150
specific glioneuronal element ... 48, 49
spindel-shaped type ... 157
Spitz nevus ... 19
Spitz 母斑 ... 143
Splendore-Hoeppli phenomenon ... 13
sponge-like pattern ... 119
squamous cell carcinoma ... 142, 169
squamous cell papilloma ... 89
squamous papilloma ... 89
squamous papilloma of the esophagus
... 89
ST ... 137, 167
staphylococcus enterocolitis ... 161
steatocystoma ... 11, 140
stellate astrocytes ... 47
stellate fibrotic lesion ... 83
stellate fibrotic nodule ... 82, 83
stellate granuloma ... 60, 61
stellate-shaped fibrotic scar ... 83
storiform ... 141
storiform pattern ... 15, 26, 27, 31
stratified squamous epithelium ... 168
strawberry gallbladder ... 116, 117
string of beads arrangement ... 25
string of pearls distribution ... 24, 25
struma ovarii ... 135
strumal carcinoid ... 135
stump ... 170
subacute necrotizing lymphadenitis ... 65
subependymal giant cell astrocytoma
... 151
subependymoma ... 151
subepithelial collagen band ... 160
subepithelial collagen layer ... 101
subepithelial collagen table ... 101
subepithelial fibrous and/or granulation
  tissue ... 168
submucosal fibrosis ... 99
summit-lesion ... 104, 105
superficial fibrous histiocytoma ... 15
superficial spreading melanoma ... 41
superficial type ... 144
suppurative granulomatous disease ... 154
suprabasal clefts ... 145
surgical artifacts ... 163
surgical hepatitis ... 111, 163

surgical margin ... 170
Swiss-cheese 様 ... 158
synaptophysin ... 135, 152
syncytiotrophoblast ... 137, 167
synovial sarcoma ... 148
syphilis ... 142, 157
syringoadenocarcinoma papilliferum ... 17
syringocystadenoma papilliferum
... 17, 142
syringoma ... 21
systemic lupus erythematosus ... 154

T

target-like ... 123
targetoid pattern ... 44, 45
T-cell lymphoma ... 63, 67
T-cell rich B-cell lymphoma ... 67
TdT ... 55
telescoping of glands ... 95
TEN ... 145
tenting of venular endothelium ... 114
teratoma ... 151
thick subepithelial collagen band
... 100, 101
thyroglobulin ... 135
thyroid gland tissue ... 134
tingible body macrophages ... 68, 69
tingible macrophages ... 156
tissue culture-like appearance ... 33
toluidine blue 染色 ... 129
tombstone appearance ... 22, 23
toxic epidermal necrolysis ... 145
toxoplasmosis ... 85
transient acantholytic dermatosis ... 144
transitional cell tumors ... 131
transparent cell ... 127
transplant liver ... 114
transplantation-associated（thrombotic）
  microangiopathy, intestinal type
... 161
trauma ... 154
trichilemmal cyst ... 11, 140
trichilemmal keratinization ... 11
trichoblastoma ... 21
trichrome 染色 ... 129
true histiocytic lymphoma ... 63
TTF-1 ... 135
tubular type ... 158
tubulolobular variant ... 150
type IV collagen ... 75, 147
T 細胞性リンパ腫 ... 63

U

UIP ... 81, 83, 158
—— pattern ... 81
ulcerative colitis ... 107, 160
unclassifiable idiopathic interstitial
  pneumonias ... 81
undifferentiated carcinoma ... 71
undifferentiated pleomorphic sarcoma

... 15, 141, 146
Unna 母斑 ... 143
UPS ... 15, 141, 146
urothelial carcinoma ... 166
urticaria ... 141
urticarial stage of bullous pemphigoid
... 141
usual interstitial pneumonia ... 81, 83, 158

V
vacuolated cell ... 76, 77
vascular leiomyoma ... 148
vasculitis ... 154
vellus hair cyst ... 11
VHL ... 165
VHL-associated serous cystic neoplasm
... 165
Vienna classification ... 95
villoglandular pattern ... 131
vimentin ... 73, 113, 121, 127, 157
volcanic eruption ... 104, 105

von Hansemann histiocytes ... 122, 123
von Hippel-Lindau ... 165
von Kossa 染色 ... 123

W
Warthin tumor ... 139
Warthin-Starry 染色 ... 61
watermelon stomach ... 29
Weibel-Palade body ... 113
Wells' syndrome ... 13, 141
WHO 分類 ... 165
WHYX lesion ... 96, 97
WHYX 状腺管 ... 96
wiry collagen ... 25
woven bone ... 31
wrinkled ... 127

X
xanthogranulomatous cystitis ... 123
xanthogranulomatous inflammation ... 37
xanthoma ... 37

xanthoma cell ... 109
X-cell ... 137
X 細胞 ... 137

Y
yellow body ... 51
yolk sac tumor ... 169

Z
Ziehl-Neelsen 染色 ... 123
Zoon's balanitis ... 142
zoonosis ... 61

その他
α-inhibin ... 121
α-Methyl-CoA racemase ... 129
β-カテニン ... 147
κ ... 69, 156
λ ... 69, 156
2 核細胞 ... 127
34βE12 ... 129

編者略歴

清水道生（MICHIO SHIMIZU, M.D., Ph.D.）

1981 年	神戸大学医学部 卒業
1990 年	神戸大学大学院医学研究科 病理学Ⅰ 修了
1990 年	川崎医科大学 病理学教室 講師
1998 年	北海道大学医学部附属病院 病理部 助教授
2001 年	埼玉医科大学 病理学教室 教授
2007 年	埼玉医科大学国際医療センター 病理診断科 教授

日本病理学会・学術評議員，日本病理学会認定病理専門医，日本臨床細胞学会・評議員，日本臨床細胞学会細胞診専門医，日本臨床細胞学会編集委員会・査読委員，日本臨床検査医学会臨床検査専門医，日本膵臓学会・評議員，日本膵臓学会・編集委員，International Academy of Cytology・Fellowship (F.I.A.C)，Pathology International・Associate Editor，Archives Pathology & Laboratory Medicine・Editorial Board，The International Academy of Pathology Japanese Division・Public Relations Committee・Chair

以前より，病理専門医および細胞診専門医の育成，指導に力を入れており，埼玉医科大学の教授に就任後は，毎年"彩の国さいたま病理診断セミナー"を主催し，2014 年で 12 回目を迎える．これまでに多くの受講者が専門医を取得している．専門とする領域は消化管，胆嚢・膵臓，皮膚，甲状腺，細胞診など幅広く，本書以外にも以下の編著書があり，ほぼ全臓器にわたる知識の習得に日夜精進している．

『カラーイラストで学ぶ集中講義・病理学』
『婦人科病理診断トレーニング What is your diagnosis?』
『病理医・臨床医のための病理診断アトラス〜"彩の国さいたま"病理診断セミナーからのメッセージ〜 Vol.1（消化器・呼吸器・縦隔・心臓・血管）』
『実用細胞診トレーニング これでわかる細胞の見方！』
『皮膚腫瘍Ⅰ 角化細胞性腫瘍，付属器系腫瘍と皮膚特有の間葉系腫瘍（腫瘍病理鑑別診断アトラス）』
『皮膚腫瘍Ⅱ メラノサイト系腫瘍とリンパ・組織球・造血系腫瘍（腫瘍病理鑑別診断アトラス）』

また，米国の Massachusetts General Hospital，Mayo Clinic，MD Anderson Cancer Center など海外との交流にも力を入れている．趣味は学生時代からやっていたジャズギターで，ジャズのスタンダード・ナンバーをこよなく愛し，年に数回近隣のジャムセッションに参加している．

病理診断を極める 60 のクルー

2014 年 4 月 25 日　第 1 版第 1 刷発行　Ⓒ

編　集	清水道生　SHIMIZU, Michio
発行者	市井輝和
発行所	株式会社金芳堂
	〒606-8425 京都市左京区鹿ケ谷西寺ノ前町 34 番地
	振替　01030-1-15605
	電話　075-751-1111（代）
	http://www.kinpodo-pub.co.jp/
印　刷	株式会社サンエムカラー
製　本	有限会社清水製本所

落丁・乱丁本は直接小社へお送りください．お取替え致します．

Printed in Japan
ISBN978-4-7653-1605-7

JCOPY ＜（社）出版者著作権管理機構 委託出版物＞

本書の無断複写は著作権法上での例外を除き禁じられています．複写される場合は，そのつど事前に，（社）出版者著作権管理機構（電話 03-3513-6969，FAX 03-3513-6979，e-mail: info@jcopy.or.jp）の許諾を得てください．

●本書のコピー，スキャン，デジタル化等の無断複製は著作権法上での例外を除き禁じられています．本書を代行業者等の第三者に依頼してスキャンやデジタル化することは，たとえ個人や家庭内の利用でも著作権法違反です．